HOW TO CHANGE YOUR MIND
by Michael Pollan

Japanese translation published by arrangement with
Michael Pollan c/o ICM Partners, acting in association with
Curtis Brown Group Limited through The English Agency (Japan) Ltd.

父へ

魂の扉は、いつもほんの少し開けておかなければならない。

——エミリー・ディキンソン

幻覚剤は役に立つのか

目次

※本文中の〔　　〕は訳注

プロローグ　新たな扉

　二〇世紀半ば、まるで家族のように似通った、まったく新しい奇妙なふたつの有機化合物が西欧世界で大爆発を起こした。やがてそれらの物質は、社会、政治、文化、いずれの歴史も、またそれぞれを脳に取り込むことになった何百万人という人々の人生をも、大きく捻《ね》じ曲げることになった。その恐るべき破壊力を持つ化学物質の誕生は、偶然にも、もうひとつの世界的かつ歴史的大爆発と時を同じくする。原子爆弾の投下である。このふたつの出来事を比較し、宇宙的シンクロニシティーだと騒ぎたてる人もいた。いまだかつてないほど莫大な新しいエネルギーが世界に解き放たれ、世の中は一変した。

　その物質のひとつは、偶然の発明だった。一般にＬＳＤとして知られるリゼルグ酸ジエチルアミドは、一九三八年、化学者アルバート・ホフマンによって開発された。物理学者たちがウラン原子の分離に初めて成功する直前のことである。スイスの薬品会社サンド社（現ノバルティスグループ）に勤務していたホフマンが見つけようとしていたのは循環器系を刺激する物質であり、精神に作用する薬品ではなかった。五年後、ごく微量うっかり口にしたとき初めて、自分がとてつもなく強力な、世にも恐ろしい物質を生み出したことに気づいた。

もうひとつの物質は大昔から存在していたが、先進国の人々は誰も知らなかった。やがてサイロシビン〔または「シロシビン」〕と名づけられることになるその物質を生成するのは化学者ではなく、一見地味な小ぶりの茶色いキノコで、メキシコや中央アメリカでは、先住民たちが何百年も前から聖なる儀式を執りおこなう際に使っていた。「神の肉体」を意味するテオナナカトルと呼ばれていたこのキノコは、アステカ帝国がスペインに征服されて以来、ローマカトリック教会によって厳に禁止され、使用者は地下に潜るしかなくなった。一九五五年、ホフマンがLSDを発見してから一二年ののち、マンハッタンで活躍する銀行家で、アマチュアの菌類学者でもあるR・ゴードン・ワッソンが、メキシコ南部のオアハカ州ワウトラ・デ・ヒメネスでマジックマッシュルームを試した。二年後、「ライフ」誌に〈奇妙な幻覚をもたらすキノコの発見〉と題した一五ページにわたる記事を発表し、意識の新形態に関するニュースが初めておおやけになったのである（一九五七年当時、LSDについて知っているのは研究者や精神医学の専門家にほぼ限定されていた）。その数年後にどんな大騒動が起きるか、人々はまだ知らなかったが、西欧の歴史はすでに大きく変化していたのだ。

このふたつの物質が世界に与えた衝撃は、生半可なものではない。LSDの発見は、神経伝達物質の脳内での役割が明らかにされた一九五〇年代を幕開けとする脳科学革命と、ある意味リンクしていると言えるだろう。わずか数マイクログラムのLSDで精神疾患に似た症状が引き起こされるのだとすれば、それまで原因は心理面にあると考えられていた精神障害にも脳内化学物質が関係しているのではないか、と考えた脳科学者たちが研究を始めたからだ。同時に、かつてはアルコール依存症や不安障害、うつ病といったさまざまな精神障害の治療がおこなわれていた心理セラピーの場でも、幻覚剤が利用されはじめた。一九五〇年代から一九六〇年代初頭にかけては、精神医学主流派の多くがＬＳＤやサイロシビンを奇跡の薬と考えていたのだ。

またこのふたつの物質の発見は、一九六〇年代のカウンターカルチャー、とくにその独特の雰囲気やスタイルとも結びつけられる。このとき人類史上初めて、若者が独自の通過儀礼を手に入れた。「幻覚体験《アシッド・トリップ》」である。通過儀礼というのは、基本的に若者を大人の世界に組み入れるためのものだが、これは、大人にはまったく理解を超えた世界に若者たちをいざなった。社会への影響は、控えめに言っても、破壊的だった。

ところが一九六〇年代末には、その社会的・政治的衝撃波はほぼ消え失せた。バッドトリップ、精神破綻《はたん》、フラッシュバック、自殺など、幻覚剤の持つ暗黒面が大々的に宣伝され、一九六五年には、この新物質を寿《ことほ》いでいた空気は、倫理的に危険と大騒ぎする声ですっかりかき消されてしまった。文化人も科学界も幻覚剤に我先にと飛びついたというのに、あっという間に矛先を翻し、鋭い突き上げを始めた。六〇年代末には、それまでほぼ全米で合法だった幻覚剤は禁止薬物となり、使いたければ地下活動を余儀なくされた。二〇世紀に作られた二大爆弾のうち、少なくとも片方は、抹殺されたかに見えた。

やがて、その後に大きな影響をおよぼす、思いがけない出来事が起きた。一九九〇年代に入ったとき、一部の科学者、セラピスト、それにいわゆる精神世界探求者《サイコノート》たちが、科学的にも文化的にも本来とても貴重だったものが失われてしまったと考え、幻覚剤の再評価を決めたのだ。しかしその試みは、一般の人々の目に入らないところでおこなわれていた。

　数十年にわたって封印され、無視されてきた幻覚剤だが、今あらためてルネッサンスを迎えつつある。新世代の科学者たちが、その多くは幻覚剤を個人的に試して触発され、うつ病や不安障害、トラウマ、依存症といった精神疾患の治療に役立てられないか探っている。また、幻覚剤と最新の脳画像化装置を組み合わせて、脳と心のつながりを研究し、意識の謎を解明しようとしている研究者もいる。

　複雑なシステムを理解する方法をひとつ挙げるとすれば、そのシステムを遮断してみて、何が起きるかを見るというものがある。たとえば、加速器は原子を破壊して、その秘密を明らかにする。同様に、慎重に計測した微量の幻覚剤を有志の被験者に投与することで、普段の覚醒時の意識を阻害し、自我構造を壊して、いわゆる神秘体験と言えるような体験を誘発する。そしてその間、脳画像化装置で脳内活動や神経接続パターンの変化を観察するのである。すでにこの実験によって、自己意識と神秘体験の〝神経相関関係〟について驚くべき可能性が明らかになっている。幻覚剤は意識を理解し拡張する鍵だ、という一九六〇年代の陳腐な決まり文句は、もはや少しも馬鹿げて見えない。

　本書は、この幻覚剤ルネッサンスについての本である。始まりは違ったとしても、現代アメリカ史でもあり、同時にかなり私的な個人史でもある。しかるべくしてそうなったと言うべきか、幻覚剤研究の歴史を第三者として調べるうちに、精神世界の新たな風景というものをどうしても体験してみたくなったのだ。幻覚剤によって意識が変化したとき実際にどんな感じがするのか、そして何より、それが私の心について何を教え、私の人生に何を与えてくれるのか、確かめたかった。

こんなことになるとは、自分としても思いもよらなかったのだ。ここにまとめた幻覚剤の歴史を、私はじかに体験したわけではない。生まれたのは一九五五年で、幻覚剤が米国科学界に初めて紹介され、衝撃を与えてからすでに約五年の月日が経っていたが、私がＬＳＤを試してみようかとようやく本気で考えるようになったのは、六〇代が視野に入ってきてからなのだ。ベビーブーマーなのにそんなのありえない、ＬＳＤは世代の義務みたいなものだから、ある意味怠慢だ、と人は思うかもしれない。だが、一九六七年当時、私はまだ一二歳だったわけで、〈サマー・オブ・ラブ〉〔ヒッピー現象が最盛期を迎え、約一〇万人の若者がサンフランシスコに集結した一九六七年の夏をさす〕のことも、〈サンフランシスコ・アシッドテスト〉〔一九六六年、作家ケン・キージーがサンフランシスコで開催したフェスティバルで、当時合法だったＬＳＤが入場者に配られた〕のことも、ぼんやりと見聞きした程度だったのだ。ウッドストックだって、一四歳だった私には、たとえ行きたくても両親に車で連れていってもらうしか手はなかった。一九六〇年代の大半を、私は「タイム」誌を通じて経験しただけだった。ＬＳＤを試すか試さないか意識して考えるようになる頃には、スピード勝負のメディアはＬＳＤを「精神疾病に効く夢の薬」から「カウンターカルチャーの神聖なる道具」

に、しまいには「若者の精神の破壊兵器」に貶《おとし》めた。

ある科学者が、ＬＳＤは染色体をめちゃくちゃにすると報告したとき（じつは間違いだったとのちにわかったのだが）、私は中学生だったはずだ。ありとあらゆるメディアが、そして保健の先生が、そのことを私たちの頭に叩き込んだ。その数年後、テレビの司会者アート・リンクレターが反ＬＳＤキャンペーンを始めた。実の娘がアパートメントの窓から飛び下り自殺をしたのはＬＳＤのせいだと彼は主張した。それに、チャールズ・マンソンが関わった連続殺人事件にもＬＳＤの影響があったとされた。私が大学に行く一九七〇年代初頭には、ＬＳＤにまつわる話を聞くたび、わざと人を怖がらせようとしているようにしか思えなかったが、私には効果抜群だった。どちらかと言えば私は、一九六〇年代のサイケデリック文化より、幻覚剤《サイケデリクス》が巻き起こした倫理的パニックの影響を強く受けた。

それに、私が幻覚剤に手を出さなかったことには、個人的な理由もある。ティーンエイジャーの頃、ひどい不安症で、このままでは正気を失うのではないかと心配で仕方がなかった（ある精神科医にもそう心配された）。大学に行く頃にはだいぶ安定したが、それでも幻覚剤で心を引っかきまわすような真似をするのはやめておいたほうがいいと思えた。

やがて二〇代後半になり、精神的な不安がほとんどなくなると、マジックマッシュルームを二、三度試した。友人が、ガラス製の密封容器いっぱいに入った、捻じくれた乾燥シビレタケをくれたので、記念日か何かに、パートナー（今は妻）のジュディスと喉を詰まらせながらなんとか呑み込んだ。一時的な吐き気の波を乗り越えると、ともに手を取り合って愉快な航海へと乗り出し、いつもの現実がイタリックみたいに歪んで見える素敵な世界を四、五時間ほど楽しんだ。

幻覚剤愛好家なら、私たちの体験は、自我をぶっ飛ばすような本格的なトリップではなく、せいぜい、少量摂取したときに起きる「美的体験」程度だと分類するだろう。たしかに、いつもの世界から離脱したわけではないし、神秘体験と言われるようなものでもなかった。でも、本当に面白かったのは事実だ。とくに記憶に残っているのは、木々の緑の異様なほどの鮮やかさで、とりわけベルベットのように柔らかそうなシダの黄緑色が印象的だった。外に出て素っ裸になり、金属やプラスチックでできたものと絶縁したいという、やむにやまれぬ欲求に駆られた。そのとき私たちは田園の中でふたりきりでいたので、そうしようと思えばできたのだ。その後、マンハッタンのリヴァーサイド・パークで土曜日にまたトリップしたときのことはほとんど覚えていない。あのときは、ハイになっていることをまわりに気づかれやしないかとはらはらして、あまり楽しめなかった気がする。

当時は知らなかったのだが、同じドラッグを試したのにこんなふうに体験の質が全然違うのは、幻覚剤のとても重要な特質に原因がある。つまり、「セットとセッティング」が体験を大きく左右するのだ。セットとは、人が幻覚剤を摂取するときの精神状態や期待であり、セッティングとは周囲の環境である。ほかのドラッグと異なり、幻覚剤が同じ人に同じ経験をもたらすことはめったにない。なぜなら、幻覚剤はまさにそのとき摂取者の頭の内外で起きていることを増幅する傾向があるからだ。

その短い二度のトリップのあと、マジックマッシュルームの瓶はわが家の食料庫の奥に何年も眠っていた。丸々一日使ってサイケデリック体験を楽しむなんて、もはやありえなかった。新たな仕事を始めたわれわれは働きづめで、大学時代（あるいは無職のとき）ならではの延々と続くのんきな自由時間などというものは忘れ去られた。それに、それまでとはまったく違う種類のドラッグが出まわりはじめ、マンハッタンで仕事をする者にとってはそちらのほうがはるかに手軽だった。コカインである。その白い雪のような粉と比べれば、皺くちゃの茶色いキノコは時代遅れに見えた。なにしろ、効果が不安定なくせに用意にひどく手間がかかる。ある週末、キッチンの棚を掃除した際に、存在さえ忘れていたその瓶を見つけ、底にわずかしか残っていない香辛料や賞味期限切れの食品とともに、ゴミ箱に放り込んだ。

あれから三〇年が経った今、とても後悔している。あのマジックマッシュルームの瓶を取り戻せるなら、何でもするだろう。私は思いはじめていた――あのありがたい薬を若者に与えても無駄だ、あれはもっと歳を重ねて考え方が凝り固まり、毎日同じ習慣どおりに行動するようになった、私たちのような年配者にむしろ役立つのではないか、と。かつてカール・ユングは、若者ではなく中年にこそ、人生の後半を切り抜けるために「神秘体験」が必要だと書いた。無事に五〇代に到達した今、数本の深い、しかし快適な轍《わだち》に沿って、日々走っているように思える。長く続いた幸せな結婚生活と、同様に長く続いている満足のいく仕事。誰もがそうだと思うが、この年になると、家庭や仕事でもし何か問題が起きてもすぐに対処できる、頼りになる思考アルゴリズムがすでに頭の中にできあがっている。人生に何か足りないものがあるだろうか？　考えても思いつかなかった。だが、幻覚剤の新たな研究が進んでいると聞いたとき、にわかに思いがこみ上げたのだ。幻覚剤は、人間の心を理解するのに役立ち、心の変革さえ起こす道具かもしれないのに、このまま見過ごしていいのか、と。

私がそう考える根拠となったデータが三つある。

二〇一〇年春、「ニューヨーク・タイムズ」紙の一面に〈再び幻覚剤で波長《チューンイン》を合わせる医師たち〉という見出しが躍った。記事には、ガンの末期患者に、死を目前にしたときの「実存的苦痛《エグジステンシャル・ディストレス》」に対処しやすくするため、マジックマッシュルームの有効成分であるサイロシビンを高用量与える措置がおこなわれているとあった。

ジョンズ・ホプキンズ大学、カリフォルニア大学ロサンゼルス校、ニューヨーク大学で同時に試行されているというこの臨床試験は、私からすれば、ありえないどころか常軌を逸していると思えた。もし余命を宣告されたら、幻覚剤を処方されることだけは絶対に避けたい。それは気持ちのコントロールを放棄することであり、そもそも精神的に弱っている状態で幻覚剤など摂取すれば、心の深淵を直視するはめになるかもしれない。ところが、有志の被験者の多くが、ガイド役がひとりつく幻覚剤による「旅《ジャーニー》」を試みたことで、ガンという病や死との向き合い方が変わったと答えていた。なかには、死ぬのがまったく怖くなくなったと話す人もいた。研究者のひとりは、「それぞれが、身体によって認識する自己というものを超越し、自我からの解放を経験する」と答えている。ジャーニーから「戻ったとき、患者さんたちは新たな視野を手に入れ、すべてを受け入れる境地に至っている」という。変化の理由としては興味深いとはいえ、どうもぴんとこない。

私はその記事をファイルに綴《と》じたまま忘れていたが、いやでも思い出すような出来事がその一、二年後に起きた。ジュディスと私は、バークレーヒルズの大邸宅で開かれたディナーパーティに出席した。長テーブルには一〇人以上の招待客が座っていたのだが、テーブルの反対側の端にいた女性がアシッド・トリップ、つまりLSDによる幻覚体験について話しはじめたのだ。私と同年代に見え、あとから知ったのだが、有名な心理学者だった。別の会話の真っ最中だったとはいえ、L－S－Dという単語がテーブルのこちら側まで聞こえてきたとき、私はつい（実際に）耳に手をあてがって聞き耳を立てた。

最初は、すっかりしゃべり慣れた大学時代の逸話を掘り起こしているのかと思ったが、どうやらほんの数日か数週間前の話で、しかも初めての体験らしい。出席者たちがいっせいに眉を吊り上げた。彼女と、引退したソフトウェア・エンジニアである夫は、ときどきLSDを使うと脳が活性化され、仕事もはかどると気づいた。もっと具体的に言うと、子どものような目で世界が見られるようになるという。子どもの知覚は、大人と違って、「それは見たことがある」「それはやったことがある」という予想や慣例の影響を受けない。大人の頭は、知識にもとづいた推測が介入するため、見たものをそのまま受け取ることはない。過去の経験を活かした予測によって、時間とエネルギーを節約しているのである。たとえば、視界に緑色の点がフラクタルなパターンで広がっていれば、それだけで「たぶん木の葉だろう」と考える。LSDはそういう慣例的かつ短絡的な知覚モードを遮断して、まるですべてを生まれて初めて目にするかのように、子どもさながらの即時的な現実体験を可能にし、驚きの感性《センス・オブ・ワンダー》を取り戻してくれるらしい（「葉っぱだ！」）。

私は思わず、それについてどこかに書くつもりはないのか、と尋ねた。その瞬間、全員の目がさっとこちらに向けられた。彼女は笑い、「あなた、どこまでおめでたいの？」と言わんばかりのまなざしで私を見た。ＬＳＤは規制物質法のスケジュール１に分類されている薬物で、それはつまり濫用《らんよう》の危険性があり、治療用としても認められないと政府に見なされているということだ。彼女のような立場の人間が、仮にも一般に出まわる印刷物で、幻覚剤は哲学や心理学の研究に貢献する可能性があり、人間の意識の謎を解く重要な道具となりうるなどと公言するのは、たしかに賢明とは言えない。幻覚剤に関する大学での本格的な研究は、一九六三年、ティモシー・リアリーによる〈ハーヴァード・サイロシビン計画〉が破綻したおよそ五〇年前に、ほぼ封印されたのだ。バークレー校でさえ、再開の目途《めど》は立っていないようだった。少なくとも今はまだ。

そして第三のデータ。そのディナーテーブルでの会話をきっかけに、数年前に、サイロシビン研究に関する学術誌の記事を、誰かが電子メールで送ってきてくれたことをふと思い出したのだ。そのときは忙しさに紛れて開封もしなかったのだが、自分のパソコンのゴミ箱で目に見えない山となっていたメールを「サイロシビン」で手早く検索すると、すぐにその論文に行き当たった。それを送ってきたのは、論文の共著者のひとり、ボブ・ジェスという人物だったが、名前に見覚えはなかった。精神活性物質を含む植物について私が書いた記事か何かを読んで、興味があるかもしれないと思ったのだろう。論文は、末期ガン患者にサイロシビンを投与しているホプキンズ大学のチームと同じ面々によるもので、「サイコファーマコロジー」誌に掲載されたばかりだった。同業の精神科医が審査する学術誌に載る論文としては、ちょっと普通ではない、こんな題名がついていた――「個人の人生およびスピリチュアル面で継続的に大きな意味合いを持つ神秘体験を、サイロシビンが引き起こす可能性について」。

「サイロシビン」という単語はまあいい。問題は、薬理学の学術誌からはかなり縁遠い、「神秘体験」や「スピリチュアル」、「意味合い」という言葉だ。この興味深い題名は、学術界の最前線では相容れないと一般に考えられてきたふたつの世界、科学とスピリチュアリティを跨《また》ごうとしていることを示唆している。

さっそく論文を読みはじめた私は、すっかり夢中になった。今まで一度も幻覚剤を使ったことがない三〇人の有志の被験者に、合成サイロシビンか、幻覚剤を与えられたと錯覚させる活性プラシーボ（メチルフェニデートかリタリン）か、どちらかの錠剤を投与する。その後被験者は目隠しをし、ヘッドホンで音楽を聴きながら、寝椅子に横たわる。その間つねにふたりのセラピストが付き添う。目隠しとヘッドホンは、より内面に入り込みやすくするツールである。三〇分後、サイロシビンを摂取した人々の精神に驚くべきことが起きはじめた。

この実験は、高用量のサイロシビンが、安全かつ確実に神秘体験を引き起こすことを明らかにした。神秘体験の典型的な例としては、自意識が溶解し、やがて自然や世界に溶け込んでひとつになるような感覚を覚えるという。幻覚剤を使ったことがある人や、一九五〇年代から六〇年代に最初に幻覚剤を研究した人たちにとっては、何も珍しくない話だろう。だが、この論文が発表された二〇〇六年当時の科学界にとって、そして私にとっても、ほとんど未知のことだった。

論文に報告されていた実験結果で何より特筆すべきなのは、被験者たちがサイロシビンを摂取した経験を、「初めての子どもの誕生や親の死」に匹敵するほど、人生における重大な出来事としていることだ。被験者の三分の二が、今回の実験の参加をこれまでの人生で「精神面で最も重要な経験」のトップ5に入ると語っており、三分の一がいちばん重要な経験だとした。一四ヵ月後に同じ質問をしても、そのランキングはわずかに下がっただけだった。被験者たちは「幸せを感じ、人生に満足感を覚え、行動が前向きになった」と答え、家族や友人もその変化を裏づけた。

当時は誰も知るよしもなかったのだが、現在の幻覚剤研究ルネッサンスは、この論文の発表をきっかけに本格的に始まったのだ。すぐにジョンズ・ホプキンズなどいくつかの大学で、サイロシビンを使ってさまざまな適応症の治療をする複数の臨床試験が続けざまに実行された。ガン患者の不安障害やうつ病、ニコチンやアルコールの依存症、強迫性障害、うつ病、摂食障害。この一連の臨床試験が人々を驚かせたのは、人の心を変化させる鍵は、薬の薬効ではなく、たとえば一時的に自我が消滅するというような、薬がもたらすある種の精神的経験である、という仮説だった。

これまでに一度でも「精神面で重要な経験」をしたことがあるかどうかさえはっきりせず、順位をつけるも何もないような私だったから、この二〇〇六年の論文にはいたく好奇心をくすぐられると同時に、疑念も拭《ぬぐ》えなかった。被験者の多くが、普通の物理法則が通用しない、「向こう側にある」別の現実を体験したとか、宇宙を動かす意識がさまざまな形で現れるのを見たとか、神が間違いなく存在するとわかった、などと表現していた。

何もかもが眉唾物に思えた（ドラッグが引き起こした幻覚にすぎないのでは？）のと同時に、強く心惹かれた。何であれ、本当であってほしいと願う自分もどこかにいたのだ。これには自分でも驚いた。自分がスピリチュアルな人間だとは思ったことがなかったし、まして神秘主義など興味すらなかった。それはおのれの世界観のせいでもあるし、怠慢のせいでもある。心の奥底を探求してみようなどと考えたことがなかったし、子どもの頃から宗教に親しむ環境ではなかった。私はつねに、達観した物質主義者の立場からものを見てきた。宇宙を構成するのは基本的に物質であり、そこで起きることはすべて、その物質が則る物理法則によって説明できると信じている。自然界はそこにあるもの以外の何物でもないという前提に立ち、現象の根拠となる科学的説明を信奉した。とはいえ、物質主義の限界には気づいていたし、すべてを科学で説明することはできないという考え方も理解していた。自然界（人間の精神も含む）に今も奥深い謎が残っているのは確かで、それを無視する科学は傲慢《ごうまん》で不当だとも思えた。

小さな錠剤か四角い吸い取り紙に染み込ませた幻覚剤を摂取するだけで起きる、サイケデリック体験ひとつで、世界観が瓦解するものなのか？　死との向き合い方も変化する？　本当に心に耐久力がつくのか？

その疑問が頭から離れなくなった。それは、いつも使っているおなじみの部屋——あなたの頭の中の部屋——に、今まであると気づきもしなかったドアを見つけた、そんな感じだった。しかも、信頼できる人たち（科学者その人！）が言うには、その向こう側でまったく新しい考え方が、まったく新しいあなたという存在が、待っているらしい。あとはそのノブを回して中に入るだけ。入ってみたいと思わない人間がいるだろうか？　人生を一変させたいとまでは思わないとしても、新しい世界観を知ること、この旧態然とした世界を新しい光で照らすこと、それが頭を占領しつつあった。私の人生に欠けていたのは、名づけるに名づけられない、「それ」なのかもしれない。

だがじつは、そういうドアがあることは前から知っていた。以前、精神に影響をおよぼす植物について書いてもいる。著書『欲望の植物誌——人をあやつる4つの植物』を書く際に驚いたのは、世界中の人が意識の変化を求めてきたという事実だ。目的が治療にしろ、慣習にしろ、宗教的儀式にしろ、頭の中身を変化させるある種の植物を利用していない文化は、地球上にいっさいない（いや、ひとつ*だけあるか）。そういうじつに興味深い、だが一見受け入れ*がたい欲求を、食べること、美しくなること、セックスといった基本的欲求と同じように私たちが持ちつづけてきたという事実については、基本的欲求には進化上だいたい説明がつくことを考えれば、理由を解明する必要がある。いちばん単純な解釈としては、こういう幻覚性物質は痛みを消し、退屈を紛らせてくれるということがある。だが、精神活性性植物の多くは、崇め奉られたり、手の込んだタブーや儀式に組み込まれていたりすることから考えて、それ以上の意味がありそうだ。

私の研究したところでは、人の意識をがらりと変える力を持つ植物や菌類は、心の病の治療や通過儀礼の補助、超自然界や霊界との交信を媒介するツールとして、古くから広く世界じゅうで使われてきた。これは、数多くの文化に太古から伝わる神聖な利用法だが、もうひとつ別の利用法もあったと私は考えた。一部の限られた人々がどこかよその土地から持ち帰った新しい考えやものの見方を伝えて、集団のイマジネーション、つまり文化を豊かにしようとするときにも、使われるのである。

精神活性物質の持つ可能性についてそうしてあれこれ吟味したら、試してみたくて仕方がなかったのでは、とみなさんは思うかもしれない。あのとき何を待っていたのか、自分でもわからない。たぶん勇気か、ここぞというタイミングか。だが、おおむね法を遵守《じゅんしゅ》する、清く正しい忙しい日々を送っていたら、そんなタイミングはまず巡ってこないように思えた。もっとも、リスクと可能性を天秤にかけるうちに、幻覚剤に対して人々が必要以上に恐怖心を持っていることを知り、驚いた。こんな危険性があるとまことしやかに挙げられていることの多くは、単なる誇張か、伝説だ。たとえば、ＬＳＤやサイロシビンの過剰摂取で死亡することは事実上ありえないし、どちらにも依存性はない。動物実験をしても、一度それを摂取したら二度目を欲しがる個体はなく、人が連続使用するとむしろ効果が薄れる。[*] 幻覚剤を摂取したときたまに起きる恐怖体験が、リスクの高い人に精神疾患を誘発する恐れがあることは事実なので、家族に精神疾患の病歴がある人や素因を持つ人は手を出してはならない。とはいえ幻覚剤が原因で緊急救命室に運び込まれる人はめったにいないし、精神破綻と医師が診断したケースも、一時的なパニック発作にすぎなかった場合が多い。

また、幻覚剤を摂取した人は、車道を歩く、高所から飛び下りる、まれには自殺を試みるというように、愚かな危険行動をとることがある。幻覚剤使用者にその体験について尋ねた大々的な調査によれば、「バッドトリップ」はとてもリアルで、「こんなにきつい体験は生まれて初めて」だという回答もあった。[*] だが、セットやセッティングに配慮せず、何の管理もされていない状況で使用したケースと、慎重なスクリーニングののち医療者の監督下で使うケースとは、区別して考えるべきだ。一九九〇年代初めに、きちんと認可を取って幻覚剤研究が再開されて以来、一〇〇〇人以上の被験者に幻覚剤が与えられたが、深刻な危険を伴う出来事は一件も報告がない。

ここまで来ると、いよいよ「スノードームを揺すって」（ある神経学者は幻覚剤使用経験をこう表現した）みたくなってきたが、恐怖心はまだ残っていた。

半世紀近くずっと一緒に過ごしてきた自分自身——頭の中でつねに聞こえている声であれこれコメントし、解釈し、評価判断し、自己弁護するこの「私」——と、少々なじみすぎているのだろう。自己認識とか何とか、そういう深遠な話ではない。とにかく長年のあいだに、日々直面する物事に対して、私たちは最も効率的な、定型化した反応をしがちになっているのだ。人はそれぞれ、毎日の出来事を処理し解決する、手短で迅速な独自のやり方を構築している。おかげで最小限の作業で仕事を終わらせることができ、適応力が高まるのは確かだが、やがて機械的になってくる。そして感覚が鈍り、注意力が退化する。

習慣というのは、新たな仕事や状況を前にするたびに頭の中で複雑な計算やら作業やらをする手間を省いてくれる、便利な道具だということは間違いない。しかし同時に、周囲につねに注意を払う必要性を奪う。注目し、感じ、考え、あえて行動する（つまり、何かに強いられてではなく、自由意思で行動する）ということがなくなってしまうのだ。習慣的な思考回路のせいで感覚が麻痺していることに気づきたかったら、未知の場所へ旅してみるといい。いきなり目が覚めて、日々の生活のアルゴリズムを一から練り直すことになるだろう。幻覚剤体験が旅にたとえられがちなのは、ここに理由がある。

大人の頭脳の効率化は、有用とはいえ、今この瞬間から目をそらさせ、前方にある次のことにすぐに飛びつかせる。私たちは何かを経験すると、人工知能（ＡＩ）のプログラムと同様の対応をする。つまり、つねに現在のデータを過去の経験をもとに解釈するのだ。即座に関連する過去の体験を参照し、それを利用して最適な予測をおこなって、未来を切り抜ける。

旅行や芸術、自然、仕事、ある種の薬物がもたらす体験がうまく私たちに作用すれば、過去や未来に向かいがちな思考が遮断され、現在という驚きに満ちた時間に身をゆだねることができる。驚きとは、無垢なまなざしで何かを初めて見たとき、あるいは今まで気づかなかったことに気づいたとき、その副産物として湧く感情であり、大人の脳みそは得てして排除しようとする（だって非効率じゃないか！）。ああ、私という人間は、たいてい近未来という時制で暮らし、心のサーモスタットはいつも不安や心配にセットされて小刻みに震えている。ありがたいのは、めったに驚かないことだ。そして残念なのは、やはりめったに驚かないことだ。

ここで私が書こうとしているのは、意識がデフォルトモードになってしまっているとどうなるか、ということだ。仕事を終わらせるにはとても効率よく働くが、人生を歩むうえで、本当にそれが唯一の、あるいは必然かつ最善のやり方なのだろうか？　幻覚剤研究は、この特別な薬物群が、精神疾患の治療はもとより、精神性や創造性の面で私たちに何か福音をもたらす、これまでとは違う意識モードにいざなってくれるかもしれないという前提のもとでおこなわれている。そういう意識の別モードへの扉はもちろん幻覚剤だけではなく、実際本書の中で私は薬物以外のやり方も試みているが、幻覚剤のドアノブはつかむのも回すのもより簡単に見える。

意識の範囲を広げようというアイデアそのものは、必ずしもいま降って湧いたわけではない。ヒンドゥー教や仏教はつねにそれを追究しているし、西洋科学にも興味深い先例がいくつかある。米国心理学の先駆者で『宗教的経験の諸相』の著者、ウィリアム・ジェイムズは、一世紀以上前にこれにみずから取り組んだ。その経験をもとに、彼は確信をもって、われわれの普段の覚醒時の意識は「意識の中の特定の一種類にすぎず、それとはごく薄い幕で区切られた、さまざまな可能性を持つまったく異なる複数の意識の形が存在している」と述べている。

ジェイムズは、私たちの意識にある、いまだ開かれていない扉のことを話しているのだ。このとき彼が使った、その扉を開き、向こう側の世界をあらわにする〝手〟は亜酸化窒素、いわゆる笑気ガスだった（アメリカ産のサボテン、ペヨーテを原料とする幻覚剤メスカリンも、当時研究目的での使用は可能だったが、ジェイムズには手を出す勇気がなかったらしい）。「世界全体をいくらとらえようとしてもその作業に終わりはなく、必然的にほかの形態の意識には配慮がおよばなくなる」

そしてジェイムズはこう結論する。「いずれにしても」このページのインクのごとく現実だと彼が考える別形態の意識が存在するかぎり、「探索がまだ終わってもいないのに、現実世界について考えるのをやめてしまってはならない」。

初めてこの文章を読んだとき、ジェイムズは私と同類だと知った。頑固な物質主義者であると同時にそこそこ年のいった大人として、私は現実世界について考えるのをすっかりやめてしまっていた。おそらく、探索がまだ終わってもいなかったのに。

では、ここで探索を再開しようではないか。

普段の覚醒時の意識は、この世界を構成する複数の意識形態のひとつにすぎないのだとしたら、いわゆる脳の多様性《ニューロダイバーシティ》を高めることに価値がありそうだ。それを念頭に置き、本書はこのテーマについて、語り口を変えながら、さまざまな角度からアプローチしていく。たとえば、社会史や科学史、自然史、回想録、科学ジャーナリズム、有志の被験者や患者のケーススタディなどである。その過程で、一種の心の紀行文のようなイメージで、私みずからおこなった研究（いや、探索と言うべきかもしれない）についても差し挟む。

　過去や現在の幻覚剤研究について述べる際、必ずしも総合的な内容にするつもりはない。科学史および社会史というふたつの軸でこのテーマを追おうとしたら、とても一冊ではまとめきれない。幻覚剤ルネッサンスの立役者を全員ここに紹介しようとするのではなく、特定の学派を形成する一部のパイオニアに限定しているため、ほかにも大勢いる研究者のことは簡単に触れる程度になっている。同様に、話の流れを混乱させないようにする意味で、限られた薬物に焦点を絞っている。たとえば、ＭＤＭＡ（別名エクスタシー）は心的外傷後ストレス障害《PTSD》の治療にとても効果があることが明らかになりつつあるが、ここではほとんど取り上げない。ＭＤＭＡを幻覚剤として扱う研究者もいるが、大半は除外しており、私もそれに従う。ＭＤＭＡは、いわゆる従来の幻覚剤とは違う脳の回路に働き、社会史上でも大きく異なる流れをたどってきた。また幻覚剤の中でも研究者たちの注目度が高いもの、つまりサイロシビンとＬＳＤにスポットライトを当てており、ほかにも同じように興味深く、強力な幻覚剤はあるものの、たとえばアヤワスカのように実験に使いづらいものにはあまり触れていない。

　最後に呼称について述べておきたい。サイロシビンやＬＳＤ（ほかにメスカリン、ＤＭＴなど数種類）を含む薬物群は、一般に知られるようになって以来数十年のあいだにさまざまな名称で呼ばれてきた。当初は「幻覚」を意味するハルシネーションからハルシノジェンと呼ばれたが、幻覚剤には幻覚以外にもさまざまな作用があること（実際、本格的な幻覚が起きることはきわめてまれ）から、研究者たちはもっと正確で総括的な名称を探した。これについては第三章に記している。本書ではおもにサイケデリクスという名称を使っているが、これにも欠点はある。一九六〇年代に採用されたこの呼称は、カウンターカルチャーのさまざまなシーンをどうしても想起させる。そうした連想を避け、精神医療薬としての側面を強調するため、一部の研究者が、「内在する神性」を意味するギリシア語を語源とするエンセオジェンという名称を提案した。だが、私からすると、言葉が際立ちすぎるように思える。一九六〇年代の罠にはまるとはいえ、一九五六年に作られたサイケデリクスという名が語源的にも正確だ。単純に「精神を操る」という意味のギリシア語がもととなっており、それこそがこの驚くべき力を持つ物質の本質だからだ〔日本語訳では基本的に「幻覚剤」と呼ぶ〕。

第一章　ルネッサンス

今の幻覚剤《サイケデリクス》研究ルネッサンスが始まったのはいつか、正確に特定するとすれば、まずは二〇〇六年に遡《さかのぼ》るのがいいだろう。とはいえ、当時それに気づいた人は多くなかった。歴史的変革となるような、法案が通過したわけでも、規制が緩和されたわけでも、何かの発見が発表されたわけでもない。だが、その年に三つの出来事がそれぞれ無関係に起き、感度のいい耳の持ち主なら、氷にひびが入りだしたのがわかっただろう。最初はスイスのバーゼルで、二件目はワシントンD.C.で、三件目はメリーランド州ボルチモアで。

最初の出来事は、まさに歴史の蝶番《ちょうつがい》のように時を前に後ろに鳥瞰《ちょうかん》することになるのだが、スイスの化学者アルバート・ホフマンの百回目の生誕祭である。彼こそが一九四三年、その後LSDの名で知られるようになる精神活性物質を（じつは五年前に）発見していたことに偶然気づいた人物だ。生誕百年祭としては珍しく、祝われる本人が出席した。世紀を跨いで生きる人にしては驚くほど矍鑠《かくしゃく》としていて、頭脳も明晰に見え、生誕祭に出演者として参加できた。生誕百年祭では、誕生会に続き、三日間のシンポジウムがおこなわれた。シンポジウムの開会式は、ホフマンの一〇〇歳の誕生日（彼はその後一〇二歳まで生きる）の二日後、一月一三日だった。バーゼル会議センターのホールに詰めかけた二〇〇〇人の聴衆は、ダークスーツにネクタイ姿の、身長一五〇センチそこそこの腰の曲がった老紳士が、杖をつきつきゆっくりとステージに現れて席についたとき、盛大な拍手を送った。

世界じゅうから二〇〇人のジャーナリストが集まり、治療師《ヒーラー》、求道者《シーカー》、神秘家、精神科医、薬理学者、意識に関する研究者、神経学者に至っては一〇〇〇人以上が来場した。そのほとんどは、舞台上の老紳士が半世紀ほど前に菌から分離し合成した驚異の物質によって、人生を大きく変えられた人々である。彼らはホフマンの誕生日を、彼の友人のスイス人詩人で、医師でもあるヴァルター・フォークトが「二〇世紀の発明品としては唯一楽しめるもの」と評した物質を、祝いにやってきた。会場にいる人々にとって、それはけっして大げさな言葉ではなかった。出席していた米国人科学者のひとりは、みんなここにアルバート・ホフマンを「崇拝しに」きたのであり、その意味でまさに宗教儀式の様相を呈していたと語った。

会場にいる人々の誰もがＬＳＤ発見神話を文字どおり諳《そら》んじることができたとはいえ、ホフマンはあらためてみずから語ってほしいと頼まれた（一九七九年に出版した自叙伝『ＬＳＤ――幻想世界への旅』で、すでに記憶に残る語り口で書き残している）。サンド社の研究所に勤務する若き研究者だったホフマンは、新薬発見のため薬草の有効成分の分離に取り組み、麦角《ばっかく》アルカロイドの成分を一つひとつ合成するプロジェクトをまかされていた。麦角は、おもに小麦、ときにライ麦にも寄生する菌で、これを含むパンを食べた人が何かに取り憑かれたように正気を失うことがあった。たとえば、一六九二年、マサチューセッツ州セーレムの魔女裁判で裁かれた女性たちの行動は、麦角の毒が原因だったという説がある。しかし、古くから産婆がお産の促進や分娩後の止血に麦角を使っていることから、サンド社側は、麦角アルカロイドから商品化できる薬効成分が分離できるのではないかと期待していた。一九三八年の秋、ホフマンは一連の成分合成の中で、二五番目にできた物質をリゼルグ酸ジエチルアミド、略してLSD‐25と名づけた。しかし予備の動物実験ではあまり芳しい結果は得られず（サンプルの動物たちは落ち着きがなくなったが、それだけだった）、結局LSD‐25は棚上げにされ、忘れられた。

そのまま五年の月日が経ち、第二次世界大戦中だった一九四三年の四月のある日、ホフマンはふと「妙な予感がして」、LSD‐25について再検討する気になった。ここで彼の話はにわかに神話めいてくる。将来性のない物質は完全に廃棄されるのが普通なのだが、ホフマンは「LSDの化学構造が気に入り」、直感的に「この物質には最初の実験で明らかになった性質以外にも何かがある」と思ったのだという。さらに、あらためてLSD‐25を合成したときに、もうひとつ普段ならありえない神秘的な出来事が起きた。麦角のような毒性物質を使う作業のときはいつも細心の注意を払うのに、ホフマンはどういうわけか、その合成物質にごく微量ながらじかに接触してしまった。「作業中に急に変な悪寒がして」手元が狂ったせいだという。

ホフマンは帰宅し、ソファに横たわって「夢見心地で目を閉じた……美しい映像が、万華鏡のように強烈な色合いの異様な図形の数々が、際限なく目の前を流れていった」。こうして世界初のLSDトリップが、第二次世界大戦が続く暗い時代に中立国のスイスで始まったのである。これは、いっさい何の期待もなくおこなわれた唯一のLSDトリップでもあった。

すっかり夢中になったホフマンは、数日後、自分自身を実験台にしてみた。これは、当時はそう珍しいことではなかったらしい。彼としては慎重に慎重を期して、グラスの水にLSDを〇・二五ミリグラム（一ミリグラムは一〇〇〇分の一グラム）溶かして飲んだ。ほかの薬物ならそれが最小投薬量ということになるかもしれないが、じつはこれまでに発見された中で最も強力な精神活性物質のひとつだということがのちに判明するLSDは、マイクログラム（つまり一〇〇〇分の一ミリグラム）単位の投薬量で効果が出るのだ。この驚くべき事実に触発された科学者たちが、まもなく脳受容体と、錠前と鍵のような関係でそれを活性化する内因性化学物質を探しはじめ、やがてセロトニンを発見する。なぜLSDがこれほどわずかな量で精神に多大な影響を与えるのか、説明をつけることが目的だった。こんなふうに、ホフマンの発見は一九五〇年代の現代脳科学の発展にも寄与したのである。

こうして世界初のバッド・アシッド・トリップが始まり、思いがけず狂気の世界にはまり込んでしまったホフマンは、自分はこのままここから脱け出せないに違いないと思い込んだ。気分が悪いので帰宅すると研究室の助手に告げ、戦時中ゆえ車の使用が制限されていたため、なんとか自転車を漕いで家にたどり着くと、助手が呼んでくれることになっていた医者を待つあいだ横になっていた（こんにちLSD信奉者は、毎年四月一九日を〈自転車デー〉として祝う）。「見慣れたものや家具がグロテスクに歪み、今にも襲いかかってきそうに見えた。いらいらしてじっとしていられないかのように、ずっと動きつづけていた」と彼は表現している。外界がばらばらに崩れ、自意識が解けだすのを感じていた。「悪魔が自分の中に入ってきて、体と心と魂を乗っ取った。私は飛び上がって大声で叫び、悪魔を振り払おうとしたが、また力が抜けて、ふがいなくソファに崩れ落ちた」そして、このまま永遠に正気を失うか、ひょっとすると死んでしまうのかもしれないと確信した。「私自身は宙のどこかに浮いていて、ソファで死んだように横たわっている自分の体を眺めていた」ところが、到着した医者が診察すると、心拍数、血圧、呼吸などのバイタル・サインは完全に正常で、唯一の異常は瞳孔が極限まで散大している点だけだった。

急性の効果がなくなると、今度はサイケデリック体験にしばしば伴う〝残照《アフターグロウ》〟を味わった。これは二日酔いとは正反対に心地よさが残るもので、春雨が降ったあと庭に出たとき、「新鮮な光を浴びて、すべてがきらきらと光って見えた。まるで世界がいま新たに創造されたかのようだった」という。幻覚剤体験は、当人の期待に強く影響されるということが今ではわかっている。これほど効果が暗示に左右される薬物はほかにない。しかし、ホフマンのこのときの体験は、唯一、過去の意見の影響を受けておらず、その点で興味深い。まもなくＬＳＤ体験には、東洋風あるいはキリスト教風の定型化したイメージがはびこることになるが、彼の描写にはそれがないのだ。とはいえ、見慣れたものが生き物のように動きだすとか、「まるで世界がいま新たに創造されたかのよう」といった体験談は、今後サイケデリック体験を表現する決まり文句となる。たとえばオルダス・ハクスリーは、アダムの体験にも似たこの至福の瞬間について、一〇年後に著書『知覚の扉』で鮮やかに表現している。

トリップから戻ったホフマンは確信した。第一に、彼がＬＳＤを発見したというより、むしろＬＳＤのほうが彼を発見したということ。第二に、ＬＳＤはいつか医学界におおいに貢献するようになり、とりわけ統合失調症のモデルを提供して、精神科の研究を発展させるに違いないこと。しかし、やがて彼自身ＬＳＤを〝問題児〟とみなし、世間では〝快楽ドラッグ〟と呼ばれて濫用されるようになるとは、思ってもみなかった。

それでもホフマンは、一九六〇年代にＬＳＤがユースカルチャーにもてはやされたのは、高度に産業化され、内面が貧しくなった物質社会が、自然とのつながりを失ったことを考えれば、充分納得できるとも考えるようになった。化学者たる彼は、おそらくどの学問の研究者より物質主義者だったはずだが、ＬＳＤ－25体験のあと、この物質は文明社会にとって、さまざまな可能性を秘めた治療薬となるだけでなく、精神的な癒しももたらすと確信した。彼の友人で翻訳家でもあるジョナサン・オットの言葉を借りれば、ＬＳＤは「物質主義的理性という堅固な建造物に」風穴を開けるのだ。

彼の信奉者たちと同様、すぐれた化学者ホフマンはある種の神秘主義者となり、心の更新と自然回帰を唱えた。二〇〇六年のバーゼルでの生誕祭にバラの花束を持って現れた彼は、会場に集まった人々に、「生きとし生けるものとともに生きるという感覚をもっと意識し、物質主義的で無感覚な先進技術開発とバランスを取れば、バラへ、花々へ、われわれが所属する自然へと回帰できる」と語った。聴衆は拍手喝采した。

この集会を懐疑的な目で見る人からすれば、舞台上の小柄な老人が新興宗教の教主で、集まっている人たちは信者ではないかと思うかもしれないが、あながち間違いではないだろう。だがこれが宗教だとすれば、大きな違いが一点ある。普通は、宗教の創始者とおそらくごく一部の初期信徒だけが実際に聖なる神秘体験をして、それを根拠に権威を主張するものだ。のちに従おうとする者はみな、彼らと比べれば聖なる物語や象徴物、信仰との結びつきは薄い。時とともに宗教創始時のパワーは弱まっていき、それを仲介し伝えるのが聖職者の役目となる。だが、幻覚剤の教会が人々に約束することの何がすごいといって、それは、幻覚剤の摂取という聖なる儀式をおこなうことで、原初の宗教体験をいつでも誰でも手に入れられることだ。ストイックに何かを信じる必要はないのである。

生誕祭のどこか宗教的な雰囲気とは裏腹に、もちろん科学者たちの熱気もあった。ホフマンの誕生日を祝ったあとにおこなわれたシンポジウムのあいだ、神経科学、精神医学、薬理学、意識研究から芸術に至るまで、さまざまな学問の研究者が、ホフマンの発明が社会や文化に与えたインパクトを確かめ、意識に対する理解をより深め、難治性の精神障害を治療する可能性を探った。幻覚剤の人への影響を研究するプロジェクトがいくつか承認され、スイスと米国で現在実施されており、シンポジウムに出席した科学者たちも、長らく中断されている幻覚剤研究が再開されることを希望すると述べた。この分野に携わる人々が必要以上にやる気満々なのは職業柄少々危険かもしれないが、二〇〇六年の時点では、実際に風向きが変わりそうな勢いがあったのだ。

二〇〇六年、転換点となったふたつ目の出来事は、そのわずか五週間後、アメリカの連邦最高裁判所で、新長官のジョン・G・ロバーツ・ジュニアが、最高裁判事全員の意見一致のもと、アヤワスカと呼ばれる幻覚性の茶を聖なる媒介物《サクラメント》として儀式で使う小規模な宗教団体UDVが、スケジュール1薬物であるジメチルトリプタミン（DMT）を含むこの茶を米国内に輸入することを許可したことだ。この裁定の根拠となったのは、一九九三年に成立した宗教的自由回復法で、これはアメリカ先住民が伝統のとおりに儀式でペヨーテを使う権利を（憲法修正第一条の宗教の自由の条項にもとづき）明確にしようとしたものだ。一九九三年の法律は、政府に「断念しえない利益」がないかぎり、宗教活動に介入することはできないと定めている。ブッシュ政権当時は、幻覚剤を儀式に使えるのは、アメリカ先住民が政府と「特殊な関係」にあることを考慮して、彼らに限定されると論じ、UDVのケースはこれに当たらないとした。しかも、アメリカ先住民についても、州はその権利を制限することができるとされた。

連邦最高裁は、一九九三年の法律は、国に断念しえない利益がない場合、連邦政府は認定済みの宗教団体に儀式での幻覚性物質の使用を禁止することはできない、という意味だと解釈し、政府の主張をきっぱりと否定した。もちろんこれには、幻覚作用のある茶（アヤワスケロと呼ばれるシャーマンは「薬草」と表現する）を飲み、儀式をおこなうことを目的とする、比較的新しい小規模な宗教団体UDVも含まれる。UDVは、キリスト教心霊主義の宗教団体として、一九六一年にブラジルで設立された。当時ゴムノキの樹液採取労働者だったジョゼ・ガブリエル・ダ・コスタが、その二年前にアマゾンのシャーマンからもらったアヤワスカを飲んで啓示を受け、教主となった。団体は六ヵ国に一万七〇〇〇人の信者がいると発表しているが、判決がくだった当時は米国国内にはわずか一三〇人しかいなかった。UDVは〈ウニオン・ド・ヴェジタル（植物連合）〉の略で、アヤワスカ茶の抽出には、バニステリオプシス・カーピとサイコトリア・ヴィリディスという二種類のアマゾン原産植物をまぜて使うことから、この名称がついた。

最高裁の判決を皮切りに、米国内でアヤワスカの儀式がにわかに流行しはじめた。こんにちではアメリカ国内のUDVの信者は五二五人近くに増え、九ヵ所で共同体を形成している。その信者のために、UDVは茶を煎じるのに必要な植物の栽培をハワイで始め、そこから直接本国の各共同体に輸送している。ところが、二〇〇六年以降、UDVの信者以外にもアヤワスカの儀式に参加する人の数が急増し、米国内のどこかしらで、ひと晩に数百は大げさだが、数十件は儀式が執りおこなわれるようになった（とくにサンフランシスコ・ベイエリアとブルックリンに集中している）。近年、連邦警察がアヤワスカの所持および輸入を厳しく取り締まり、おかげで当面は沈静化したようだ。

最高裁は二〇〇六年の裁定とともに、少なくとも宗教団体の儀式に使う場合には幻覚剤を法的に認める、狭いながらも権利章典にしっかりともとづいた道を開いたかのように見える。その道がどこまで広がり、人通りが多くなるかはまだわからないが、もしアメリカ人版ジョゼ・ガブリエル・ダ・コスタが現れて、みずから試した幻覚剤で啓示を得て新興宗教を興し、精神活性薬物を使った儀式を始めるようになったら、政府や裁判所はどうするのだろう？　幻覚剤コミュニティに所属する人々が言う「自己決定の自由」についての法制はまだ少なく、（宗教に）限定されているが、これが法的に肯定された今、薬物戦争の堅牢な建造物に新たなひびが入ったと言える。

幻覚剤を長い眠りから呼び覚ました二〇〇六年の三つの出来事の中でも、これまでのところその影響が最も広く波及したのは、その夏、「サイコファーマコロジー」誌に発表された論文である。プロローグで触れた、ボブ・ジェスから電子メールをもらったのにそのときは開封しなかった、あれだ。この出来事にもはっきりとスピリチュアルな傾向が現れている。実験そのものは、ローランド・グリフィスという、権威ある厳正な科学者がおこなったものだというのに。だが、およそ幻覚剤を研究するような学者とは思えないそのグリフィスが、みずから神秘体験をしたことに触発されて、幻覚剤サイロシビンの潜在力を調べる気になったのである。

金字塔となったグリフィスの論文〈個人の人生およびスピリチュアル面で継続的に大きな意味合いを持つ神秘体験を、サイロシビンが引き起こす可能性について〉は、幻覚剤の精神医学的効果を調べる臨床研究で、プラシーボを使った二重盲検法〔治験薬あるいはプラシーボを与える被験者を医師にも本人にもわからないようにして、客観性を高める実験法〕により、綿密な計画にもとづいておこなわれたものとしては、四〇年以上ぶりだった（かつて本当にその形でおこなわれていたとすれば、だが）。マスコミでも数は少ないながら取り上げられ、その大部分は熱烈に歓迎する論調だったので、一九六〇年代後半の幻覚剤を巡るあの倫理的パニックもようやく忘れ去られたのかと思われた。そんなふうにポジティブに受け止められたのは、グリフィスの強い希望で、新聞社が名だたるドラッグ研究者たち——その中には薬物戦争で戦った栄誉ある兵士たちもいた——にコメントを求め、この実験にたっぷりイデオロギー色を塗りたくったことが大きい。

コメンテーターはおしなべてこの論文を画期的だと評した。ジョージ・H・W・ブッシュ政権のときの国家薬物取締政策局局長だったウィリアム・ベネットの下にいた元副局長で、その後コロンビア大学の薬物乱用局局長を務めたハーバート・D・クレバーは、実験方法の厳密さを賞賛し、幻覚剤には精神障害の治療薬となる可能性がおおいにあり、「国立衛生研究所の支援を受ける価値のある」研究だと述べた。国立薬物乱用研究所（NIDA）所長としてふたりの共和党大統領に仕えたチャールズ・〝ボブ〟・シュスターは、「幻覚剤」という言葉は精神の拡大を連想させるが、「この歴史的な論文が〝研究分野の拡大〟を促すことを願う」と語った。そして、この「魅力的な」薬物群とそれが引き起こす心の体験が薬物濫用の治療に役立つかもしれないとも示唆した。

また、グリフィスの論文とそれに対する前向きな反応のおかげで、サイロシビン、LSD、DMTなどいわゆる従来型の幻覚剤と、メスカリンをはじめとする濫用薬物としてもっと一般的な幻覚剤は、毒性や濫用の可能性という点で、重大な違いがあるということが強調されはじめた。米国のドラッグ研究学会も、発行する主要学術誌で、この手の従来型幻覚剤については分けて考えるべきだと警鐘を鳴らし、あるコメンテーターの言葉を借りれば、「正しく使えば、今後さらに研究する価値のある、有用な画期的効果を発揮する可能性がある」としている。

この論文がどうやって発表されたのかという話を始めると、科学と、その科学が歴史的に軽蔑し無視してきた、人間が探求しつづけるもうひとつの分野、つまりスピリチュアリティとの、なんとも不安定な関係が浮かび上がってくる。グリフィスは、この現代初のサイロシビン研究を計画したとき、じつはサイロシビンの治療薬としての可能性——ほかの研究者たちは、たとえばＭＤＭＡのようなほかの禁止薬物からのリハビリ効果を期待している——ではなく、いわゆる健常者のスピリチュアル体験のほうにフォーカスすることを決めた。いったいどうして？

グリフィスの論文の掲載された学術誌の論説で、精神科医で薬物濫用の専門家のハリエット・ディウィットはこの対立軸について指摘しようとし、「普段の知覚から自分を解放してくれる体験を求め、普遍的な真実と啓示を探そうとすることは、人類に残された課題のひとつだが、主流科学からはこれまで胡散臭そうな目で見られてきた」と述べた。科学界も、「この個人の頭の中だけで起きるすばらしい体験について認識するべきときが来た……たとえ、究極の真実は科学の範疇外に存在するという主張があったとしても」。

ローランド・グリフィスは本来、幻覚剤になどけっして関わろうとはしない種類の科学者だと言える。だがだからこそ、幻覚剤研究を堂々と科学と名乗れる場に戻すことに成功したのだ。七〇代のグリフィスは一八〇センチの長身でがりがりに痩せているとはいえ、背筋はぴんと伸び、どこを見ても規律正しいが、ぼさぼさの白髪だけは例外で、櫛《くし》もお手上げだったように見える。まさに生真面目、実直、几帳面を絵に描いたような男だが、いま取り組んでいる研究について話がおよぶと突然顔がぱっと輝く。

一九四四年に生まれ、カリフォルニアのベイエリアにあるエル・セリートで育ったグリフィスは、オクシデンタル大学で心理学を専攻したあと、ミネソタ大学で精神薬理学を学んだ。一九六〇年代末にミネソタ大学に通うあいだ、革新的な行動主義心理学者B・F・スキナーの指導を受けた。スキナーは、心理学の方向性を、人の内面や個人的な体験の研究から、行動やそれを引き起こしたのは何かという外側から見た研究へとシフトさせた人物である。行動主義心理学は人間の心の底に下りていくことにはあまり重きを置かないが、グリフィスが専門とするようになるドラッグ使用や依存のような行動研究をするにはとても有用なアプローチ法だということがわかった。幻覚剤そのものには、公教育の場でも私生活の場でも、まったく触れる機会はなかった。グリフィスが大学院に行く頃には、ハーヴァード大学におけるティモシー・リアリーによる悪名高き幻覚剤研究プロジェクトはすでにスキャンダルまみれになって中止され、「指導教授たちから、幻覚剤に将来性はないときっぱり言われていた」という。

一九七二年に大学を卒業するとすぐにジョンズ・ホプキンズ大学に研究員として雇われ、以来ずっとそこで、アヘン、ジアゼパムのようないわゆる催眠鎮痛薬、ニコチン、アルコール、カフェインを含む、さまざまな違法・合法を問わない物質への依存のメカニズムを研究してきた。国立薬物乱用研究所からの助成金を得てさまざまな実験方法を開発し、たとえばヒヒやラットのような動物に、引くと静脈からドラッグを自己投与できるレバーを与えるという実験は、薬物の補給、依存、好みの選択（ランチかそれともコカインか）、離脱について観察する強力なツールとなった。カフェインの依存性について探り、発表した五五本の論文は、この分野の常識を変え、コーヒーは食品というより薬物に近いということを明らかにした。そして、〈カフェイン離脱症候群〉は、米精神医学会が発行する『精神疾患の診断・統計マニュアル』の最新版（ＤＳＭ－５：第五版）にも掲載された。一九九四年に五〇歳になる頃には、グリフィスは薬物濫用研究分野の第一人者となっていた。

しかしこの年、ふたつの偶然の出会いがきっかけとなって、グリフィスの研究者としての歩みは思いがけない方向転換をする。ひとつは、友人からシッダヨガを紹介されたことだ。研究者としては行動主義を志向していたにもかかわらず、グリフィスは以前から、哲学者が現象学と呼ぶ、意識の主観的経験に興味があった。大学生時代に瞑想を試したことはあったが、「ひどくいらいらして、じっとしていられなかった。三分が三時間にも感じられた」という。ところが一九九四年にあらためて試すと、「何かが開けたような気がした」。彼は定期的に瞑想をおこなうようになり、日常を離れ、東洋のさまざまな伝統的スピリチュアル思想をひもといた。そして、自分が「そうした神秘にどんどん惹きつけられていく」のがわかった。

そうこうするうちに、グリフィス自身は控えめに「妙なたぐいの目覚め」と表現するものが起きた。つまり神秘体験である。本人のオフィスで初めて会ったときにグリフィスがこの話をするのを聞き、私はあんまり驚いて、詳しく聞き出せないまま終えてしまったのだが、その後彼をもっとよく知るようになってからも、グリフィスは具体的にどんなことがあったのか話そうとしないし、そんな体験をしたことがない私としても、なかなかぴんとこなかった。とにかく、瞑想中に「物質世界をはるかに超えた何かと通じ合った」としか言いようがなく、「喩《たと》えやら推測やらでしか表現できないから、科学者としてはどうにももどかしくて、同僚にも話せないんだ」という。

やがて、瞑想中に学びつつあった「意識と実存の謎」のほうが、科学より魅力的に思えてきた。そして、しだいに孤立感が深まっていった。「近くにいる人たちは誰もそういう疑問には興味を持たなかった。それは、スピリチュアルというカテゴリーに入り、私とは縁遠い宗教家が話すようなことだった。私はがむしゃらに論文を発表し、いくつもの重要会議に出席する、正規の大学教授だ。なのに自分がペテン師になったような気がした」成人してからずっと携わってきた研究に関心が持てなくなっていった。「新しい睡眠鎮痛剤を研究してもいいし、脳受容体についての新発見に取り組んでもよかったし、FDA（米食品医薬品局）の別の委員会に加わったり、何かの会議に参加することもできた。だがそれでどうなる？　そのときはもうひとつの道がどこにたどり着くのか、頭も心も夢中だった。薬物研究がむなしくなっていった。仕事をしているふりをしているだけで、頭の中は、早く帰宅して瞑想したい、そればかりだった」研究の助成金申請をするのは、学生やポスドクの研究者たちへの「サービス」でしかなかった。

カフェイン研究の場合、なぜ毎日コーヒーを飲まずにいられないのか、という自分の経験から生まれた好奇心を実りある科学的探究に転換することができた。だが、瞑想によって意識が開かれたあと、どんどん深まっていくこの好奇心を、科学とどう結びつけていいかわからなかった。「そのことを科学的に研究する方法など、まるで思いつかなかったんだ」にっちもさっちもいかず、すべてにうんざりしたグリフィスは、研究者を辞めて、インドに行って行者にでもなろうかとさえ考えはじめた。

この頃、先だって国立薬物乱用研究所の所長を引退した、旧友で同僚でもあったボブ・シュスターから電話をもらい、最近エサレン研究所でボブ・ジェスという若者と会ったのだが、彼と話をしてみたらどうかと勧められた。ジェスは、かのカリフォルニア州ビッグサーの伝説的コミュニティ「エサレン研究所」で、研究者、セラピスト、宗教学者らを集めて小規模な集会を開き、幻覚剤をスピリチュアリティ開発や治療目的に使う可能性、幻覚剤をどうしたら復権させられるかについて話し合っているという。ジェス自身は医療の専門家でも科学者でもない。もともとはコンピューター・エンジニアで、現在はオラクル社でビジネス開発部門の副社長を務めており、幻覚剤研究を再開させることを自分のミッションと考えているが、医薬品というより精神開発のツールとして使いたがっているという。

グリフィスは以前シュスターに、最近瞑想をしていると話し、従来的な薬品研究にだんだん満足できなくなってきている現状についてもこぼしたことがあったのだ。

「あの男と会ってみるべきだ」シュスターは言った。「幻覚剤を使ったなかなか面白いアイデアを持っている。君なら共感するかもしれない」

幻覚剤研究の第二の歴史が幕開けしたとき、科学界の外から、そのために陰になり日向になりたゆまず働きかけをした米国人がふたりいて、そのひとりがボブ・ジェスだった。ふたりとも実際のところアマチュア科学者で、才気あふれるエキセントリックな人物だ。どちらも、サイケデリック体験で心身を揺さぶられて、幻覚剤には個人だけでなく人類全体を癒す力があり、その復権こそがおのれの使命だと悟った。そして、それには信頼の置ける科学的研究で裏づけをするのがいちばんだと考えた。知識はないながらもふたりはさまざまな実験を思いつき、そのあとその実行を託す科学者を探した（場合によっては資金援助もした）。論文を読めば、彼らの名前がたいてい最後尾に掲載されているのが見つかるだろう。

ふたりのうちもうひとりはリック・ドブリンで、彼のほうが長くこの仕事に携わり、今のところ知名度も高い。ドブリンは、一九八六年という幻覚剤暗黒時代にすでに幻覚剤学際研究学会（MAPS）を設立していた。MDMAまでも米国で違法薬物に指定され、学者たちの多くが幻覚剤研究の再開などまずありえないと考えていた頃である。

一九五三年生まれのドブリンは、くわえた骨は絶対に離さない毛むくじゃらの犬みたいな執念深い男だ。一九八七年にニューカレッジ・オブ・フロリダを卒業するとすぐ、幻覚剤政策を変えるよう、政府に対してロビー運動を始めた。学生時代にLSDを、その後MDMAを試したあと、幻覚剤セラピストこそ自分の天職だと心に決めたものの、一九八五年にMDMAが禁止されると、連邦法を変えないことには夢はかなわないと知り、まずはハーヴァード大学ケネディスクールで公共政策を学んで博士号を取ろうと考えた。そこでFDAの薬物承認プロセスの込み入ったからくりを学び、熟知すると、博士論文で幻覚剤承認までの険しい道のりを構想した。実際サイロシビンとMDMAは現在その過程をたどりつつある。

ドブリンはじつにあけっぴろげで（そうするほかないのかもしれないが）、政治的戦略だけでなく、現在の自分を形作った幻覚剤経験についても、喜んでマスコミに話した。ティモシー・リアリーに似て、ドブリンは陽気な戦士で、いつもにこにこしながら情熱的に仕事に取り組んできた。同じ壁にぶつかっては跳ね返されつづけてきた男が、よくもそんなふうに明るくしていられるなと誰もが驚くだろう。マサチューセッツ州ベルモントにあるだだっ広いコロニアル様式の自宅の屋根裏に、ディケンズ風の時代がかったオフィスがあり、そのデスクには、メモや学術誌、写真、古くは四〇年前に遡る記事の数々が天井に届くほど危なっかしく積まれている。そういう思い出深い記事には、ドブリンのキャリア初期の仕事ぶりがわかるものもあり、たとえばドブリンはかつて、宗教の各宗派の争いを収めるには、人と人とを隔てる障壁を壊して共感を育てる薬として知られるMDMAを、世界じゅうの導師たちに送りつけるのがいちばんだと考えて、実行した。彼は同じ頃、レーガン大統領と軍縮交渉をしていたソ連の軍人たちに何千錠ものMDMAを送る手配もした。

ドブリンにとって、幻覚剤の医療使用をFDAに認めさせること――いま現在、MDMAとサイロシビンについては実現が近いと彼は考えている――は、もっと野心的かつ論争の的になりそうな目的を達成する第一歩にすぎない。つまり、幻覚剤を医療目的だけでなく、アメリカ社会や文化にもっと自由に取り入れることだ。これはご存じのとおり、マリファナ解禁運動がたどったのと同じ戦略である。マリファナは、医療使用が進んだおかげでイメージが変わり、より一般的な受け入れにつながった。

驚くことではないが、この手のことを公言するドブリンに幻覚剤促進コミュニティの慎重派（ボブ・ジェスもそのひとり）は眉をひそめる。しかしそれでアクセルを緩めようとか、インタビューはオフレコにしようとか、考えるようなドブリンではなかった。そんなことをして運動が前進するかどうか疑問だと、あちこちから圧力がかかったが、とくにこの数年のあいだに、ＭＡＰＳが以前から解禁に向けて最も力を入れてきたＭＤＭＡについて、重要な研究が承認され、資金調達に成功したことは事実である。ＭＡＰＳは小規模な臨床試験についてすでにいくつか資金援助し、ＭＤＭＡがＰＴＳＤの治療に役立つことを明らかにした（ドブリンは幻覚剤をかなり広範囲に定義しており、ＭＤＭＡやマリファナさえ含めている。とはいえ、そうした物質の脳への働き方は、従来型幻覚剤とは大きく違う）。しかしドブリンとしては、幻覚剤は、ＰＴＳＤほかさまざまな精神障害を患う人々（たとえばＭＡＰＳは、自閉症の成人の治療にＭＤＭＡを使うカリフォルニア大学ロサンゼルス校の臨床研究に資金援助している）を助けるだけでなく、信仰を持つか持たないかにかかわらず、私たちすべてが共有する意識のスピリチュアルな側面を開放して、人類全体を進歩させると信じている。「神秘主義は原理主義の解毒剤さ」と彼はよく語る。

リック・ドブリンと比べたら、ボブ・ジェスはさながら修道士だ。髪や髭はおろか、身だしなみに手入れの行き届かないところはない。生真面目でメディア嫌い、何か話すときはピンセットで言葉を一つひとつ選ぶようなジェスは、現在五〇代で、人目のないところで仕事をするのを好み、実際、今はサンフランシスコの岩がちな山にある一部屋しかない小屋で、高速インターネット以外のすべてのメディアを絶って暮らしている。

「ボブ・ジェスは人形遣いみたいな人よ」二〇〇九年から二〇一三年までローランド・グリフィスの研究所で働いていた心理学者、キャサリン・マクリーンは言った。「人前に出ずにあれこれ考える夢想家」

ジェスから詳しく教えられた道順どおりに、私はベイエリアから北へと車を走らせ、狭い砂利道をくねくねと進むと、やがて、名前は明かさないでほしいと彼に頼まれた場所にある登山口にたどり着いた。そこに車を駐車し、〈立ち入り禁止〉という看板を横目に山道をのぼって、山頂にあるすばらしい眺めの野営地に到着した。魔法使いにでも会いにいくような気分だった。船みたいな形の小さな小屋はふたりで過ごすには狭すぎるので、ジェスはモミの木や岩のあいだに快適そうなソファと椅子、テーブルを設置しておいてくれた。アウトドアキッチンや、美しい山々が見渡せる岩棚にアウトドアシャワーまであり、家の内側と外側が逆になったような感じさえした。

私たちはその早春の日のほとんどを彼のアウトドアリビングルームで過ごし、ハーブティーを飲みながら、幻覚剤への敬意を取り戻そうとする、ほかに比べるとかなりおとなしい運動について話し合った。基本計画の主役を務めるのはローランド・グリフィスだ。「私はカメラが苦手なんだ。だから写真や録音は遠慮してもらえると助かる」

ジェスは細く引き締まった体の持ち主で、白髪まじりの髪を短く刈り込んでいるので、角ばった頭の形がよくわかる。縁なしの四角い眼鏡は気取らない感じなのにしゃれて見えた。めったに笑わず、エンジニアらしい気難しさがあるが、ふいに感極まることがあって、ぎょっとさせられるかもしれない。するとすぐに彼はこう説明するだろう。「幻覚剤のことを考えたら、急に涙がこみ上げてきた。君も気づいただろう。これには理由があるんだ……」彼はとても慎重に言葉を選んで話をするが、それは相手に対しても同じで、たとえば私がうっかり「娯楽《レクリエーション》目的」という言葉を使ったときも、いきなり話の途中でさえぎられた。「その言葉について再検討する必要があるな。だいたい、経験を矮小《わいしょう》化するために使われることが多い表現だ。だがなぜ？〝レクリエーション〟という言葉そのものは、〝レ（再）＋クリエーション（創造）〟というかなり重大な意味につながる。言いたいことはもっとあるが、この話はまたの機会に。先を続けてくれたまえ」私のメモを見ると、この最初の会話でジェスが五、六回は話を中断させたことがわかる。

ジェスはボルチモア郊外で生まれ育ち、ジョンズ・ホプキンズ大学でコンピューター・サイエンスおよび電気工学を学んだ。二〇代の数年間はベル研究所で働き、ボルチモアとニュージャージーを毎週行き来していた。このとき彼はカミングアウトして、社内のゲイ&レズビアン従業員グループの存在を経営陣に認めさせた（当時、ベル研究所の親会社AT&Tの従業員数は約三〇万人だった）。その後、ゲイ・プライド週間には本社でレインボーフラッグを掲揚し、代表団をパレードに送るよう経営陣を説得した。このことでジェスの政治的交渉術が磨かれ、大声で騒ぎたてたり名前を前面に押し出したりせず、黒幕として作業したほうが成果があがると学んだのだ。

一九九〇年にオラクル社に移ってベイエリアに引っ越し、従業員番号八七六六番となった。会社設立直後ではないが、株式をそこそこ手に入れられる程度には初期のメンバーだった。オラクル社がサンフランシスコ・ゲイ・プライドパレードに人を送り込むようになったのはまもなくのことだったし、ジェスが経営陣に軽く促しただけで、「フォーチュン」誌が選ぶ全米トップ五〇〇社のひとつとして初めて、従業員の同性愛カップルに異性カップルと同じ福利厚生を提供するようになった。

ジェスが幻覚剤に初めて興味を持ったのは、高校の化学の授業でドラッグについて学習したときだった。この部類のドラッグには精神的にも身体的にも依存性はありません、と先生は（正しく）生徒たちに伝えた。そして、意識や視覚に変化が起きることなど、さまざまな効果について説明し、ジェスはそこに興味を持った。「先生の話以上の何かがそこにはあると直感したんだ。だから記憶に刻んでおいた」しかし、実際に幻覚剤を試す心の準備ができるのは、それからずいぶん経ってからだった。それはなぜ？　ジェスは三人称を使って答えた。「カミングアウトしていないゲイの少年には、心の防御壁を下ろしたとき何が起きるか怖かったんだよ、たぶん」

ベル研究所に勤めていた二〇代の頃、ジェスはボルチモアで、あえて実験的に幻覚剤を試すグループと知り合った。助けが必要になったり、玄関の呼び鈴が鳴ったりしたときに対処するため、グループのひとりは必ず「地上に」残ることにして、少しずつ摂取量を増やしていった。土曜日の午後にボルチモアのあるアパートメントの一室でおこなわれたそうした実験の最中、二五歳だったジェスは高容量のＬＳＤを飲み、「主観と客観が消える強烈な一元化体験」をし、すべてが変わった。具体的に描写してみてくださいと頼むと、何度も咳払いしたり、あーうーと声を漏らしたりしたのち、「問題のありそうな箇所は書かないようにしてもらえるとありがたい」と言ってから話しはじめた。

「私はイチジクの木の下で横たわっていた。強力な体験になるってことはわかっていた。そして、ある時点で、わずかながら残っていた自分が溶けて消えはじめた。ボルチモアのアパートメントの床にいるという感覚がなくなり、目を開いているのか閉じているのかもわからなくなった。目の前に広がるのは、ふさわしい言葉が見つからないんだが、宇宙だった。普段私たちが思い浮かべるような宇宙ではなく、形も中身もない、純粋な広がりがそこにある感覚なんだ。そしてその広がりの中に天体が現れた。物質世界の始まりだよ。ビッグバンみたいなものだが、爆発も目のくらむような光もなかった。とにかく、物質世界がそこに誕生したんだ。ある意味とてもドラマチックだった。史上最大の出来事だろうからね。だが、それはただ単に起きた」

あなたはそのあいだずっと、どこにいたんですか、と尋ねた。

「私は拡散して存在する観察者だった。この〝始まり〟と同じ空間的広がりを持った存在」ちょっとわかりません、と伝えると、しばらく沈黙が続いた。「こんなふうにためらうのは、言葉がうまくはまらないからなんだ。言葉は制限が多すぎる」言葉の限界は神秘体験の典型的反応だ。「覚醒は、特定の知覚には収まらない現象なんだよ」説明に困って彼は言った。怖くはなかったんですか？ 「恐怖はなかった。すっかり魅了され、とにかく驚いた」そこで言葉を切る。「ああ、少しは怖かったかもしれない」

そのあとジェスは、すべての誕生（いや、べつに誕生でなくても好きに呼んでいいのだが）を目にした。そこでは叙事詩的物語がひもとかれていった。宇宙塵《じん》が現れたかと思うと、星が、そして太陽系が生まれた。やがて生命が誕生し、「いわゆる人類」が出現し、言葉を手に入れ、覚醒を体験した。「それが一気に個人へと集約し、そこで、その部屋で、私は友人たちに囲まれていた。私ははるか彼方から私がいるその場所へと戻ってきたんだ。時間にしてどれくらいだったか？ 見当もつかない。

何より印象深かったのは、体験した覚醒の質だった。自分がボブという自分として認識していたものとはまったく異なる世界だ。こんなに大きく広がった意識がどうやって物質の範疇に収まるというのか？ あの経験を事実とみなすかぎり——本当にそうなのか、いまだに自分でも確信できないのだが——意識は物質世界より上位にあるということだ。実際、物質世界を凌駕していた」つまり、意識は脳の外に存在すると考えるようになったということですか？ それはわからない、と彼は答えた。「だが、その逆が真実だと、つまり意識は灰色の脳みそが作ったものだと確信していた人間が、それに疑問を持つようになっただけでも大きな変化だ」ダライ・ラマが、脳が意識を作るという考え（科学者のほとんどは何の疑問もなく受け入れている考え）は「科学的な事実ではなく、形而上学的な仮説」だと言ったことがあるが、その意見に賛成ですかと尋ねてみた。

「そのとおりだ」ジェスは言った。「そして、私のような傾向の人間――科学を愛する不可知論者――にとっては、すべてを一変させる考え方だ」


ボブ・ジェスのような体験について、どうしても腑に落ちないことがある。なぜ自分が正しいと断言できるのか？　どうして単純に「面白い夢」だとか「ドラッグに誘発された妄想」だと片づけてしまえないのか？　だが、神秘体験の特徴として、現象を言語化できない感覚のほか、何か奥深い客観的真実が明かされたと確信を持つ、ということが挙げられる。それをもたらした原因がドラッグでも、瞑想でも、断食でも、鞭打ち苦行でも、感覚遮断でも同じだ。哲学者のウィリアム・ジェイムズは、この確信を認識的性質と名づけた。人は宇宙の真理に触れたと感じ、その確信をどうしても振り払えなくなるのだ。ジェイムズが書いているように、「夢ではとてもこの基準に達しない」。だからこそ神秘体験をした人の一部は新興宗教の開祖となって、歴史の方向を変えることさえあり、自分の人生が変わってしまう人はもっと多い。「疑いを持たない」という点が鍵なのだ。

この現象の原因としてふたつの説明が考えられるが、どちらにも完全には納得できない。ストレートだが受け入れがたい説明としては、単純にそれが事実だということだ。つまり、変性意識状態に突入した人には、従来の覚醒意識にとらわれている私たちには見えない真実が明らかになるのである。しかし、科学はこの解釈をなかなか認められずにいる。本人がどんな知覚を得たにしろ、通例使われる科学装置ではそれを証明することはできないからだ。実際、裏づけも何もない報告にすぎず、科学的価値はない。科学は個人の証言には関心を払わず、受け入れる度量もない。その点で興味深いのは、組織的宗教と似ている点だ。宗教でも、直接得た啓示の裏づけがとても難しい。だが、科学でも個人の証言に頼るほかないケースがあることは指摘しておきたい。たとえば、主観的意識の研究では、科学装置でとらえることができないため、経験した個人の表現に頼るしかない。この場合、現象論が唯一の重要データとなる。だが、頭の外側の世界について確認するのだとすれば、これには当たらない。

神秘体験の裏づけを取ろうとするとき、問題はまさに、自分の内側と外側の境界が消えるように思える点なのだ。ボブ・ジェスの言う「拡散する意識」も、自分の内側だけでなく外側にも意識が存在するかのように聞こえた。ここから、主知的な観点から見た第二の説明が導かれる。高容量の幻覚剤を摂取すると（あるいは熟練の瞑想者も）しばしば体験するように、主観的な「私」の感覚が崩壊し、どこまでが主観的な事実でどこからが客観的な事実かわからなくなるのである。自分が自分でないなら、何も疑いようがないではないか？

初めて強烈なサイケデリック・ジャーニーを経験したあと、ボブ・ジェスは次々にいろいろな体験をし、人生の方向性が大きく変わった。一九九〇年代のサンフランシスコで展開されていたレイヴ・シーンに参加し、幻覚性物質を使うにしろ使わないにしろ、最高に盛り上がったオールナイトのダンスパーティの〝集合的沸騰〟の中にいると、同じように主観と客観の二元性が溶解し、新たな意識の視界が開かれることがわかった。ジェスは、仏教、クエーカー教、瞑想などさまざまな伝統的スピリチュアリズムを試し、やがて自分の人生の優先順位が変わりつつあることに気づいた。コンピューター・エンジニアとして「それまでやってきたことより、この分野に携わっている時間のほうがはるかに重要で、満足感が得られるとわかりはじめたんだ」。

オラクル社から長期休暇をもらったとき（結局一九九五年に退職するのだが）、「より多くの人にじかに聖なる体験をしてもらう」目的で、スピリチュアル実践協議会（ＣＳＰ）というＮＰＯを設立した。ウェッブサイト（csp.org）では、組織がめざす幻覚剤《エンセオジェン》（ボブ・ジェスはサイケデリクスではなくエンセオジェンと呼ぶのを好む）の推進について明記はしていないが、「安全かつ効果的に宗教的体験を実際に味わえる方法を見つけ、発展させる」というふうに目的をほのめかしている。幻覚剤研究に関する文献の紹介は網羅的で、ジョンズ・ホプキンズ大学で実施中の試験結果も定期的に更新している。ＣＳＰはＵＤＶ裁判も支援し、それが二〇〇六年の最高裁判決につながった。

ジェスは体系的に幻覚剤文献研究をおこない、またサンフランシスコに引っ越してくるとすぐにベイエリアのサイケデリック・コミュニティを精力的に探訪したこともあって、ＣＳＰは組織としてどんどん大きくなった。ジェスは、彼ならではのやや過剰とも思えるほど慎重かつ恭《うやうや》しい姿勢で、地域の大勢の「幻覚剤の先達」たちと接触した。一九七〇年に規制物質法が制定されて、ドラッグのほとんどが禁止薬物となる前に、それを使った研究やセラピーを幅広くおこなっていた人々である。たとえば、スタンフォード大学で経験を積んだ心理学者、ジェイムズ・ファディマン。幻覚剤研究のパイオニアであり、一九六六年にFDAに中止を言い渡されるまで、カリフォルニア州メンローパークにあった国際先進研究財団で問題解決に取り組んでいた（一九六〇年代初頭には、少なくともハーヴァードと同じくらい、スタンフォード大学でも幻覚剤研究がおこなわれていた。ティモシー・リアリーのように大声で宣伝してまわるような目立つ研究者がいなかっただけだ）。それに、その財団のファディマンの同僚、マイロン・ストラロフ。彼はアンペックス社で上級役員を務め、磁気録音機器の製作を担当するすぐれたシリコンヴァレー電気工学エンジニアだったが、ＬＳＤトリップに触発されて技術者をやめ（まさにボブ・ジェスのように）、幻覚剤研究者およびセラピストとして再出発した。また、ジェスはサーシャとアンのシュルギン夫妻の内輪の集まりにも出席するようになった。ふたりはベイエリアの伝説的存在で、セラピスト、科学者、その他幻覚剤に興味を持つ人々を集めて毎週晩餐会を開いていた（二〇一四年に亡くなったサーシャ・シュルギンは優秀な化学者で、麻薬取締局から許可を得て幻覚性新薬の開発をおこない、大量に合成した。また、一九一二年にメルク社が合成し特許を獲得したがそのまま忘れられていたＭＤＭＡの再合成に成功した。これが人に多幸感と共感を与える向精神薬、いわゆるエンパソジェンだと気づくと、ベイエリアのセラピスト・コミュニティに導入した。ＭＤＭＡがエクスタシーの名で知られるクラブドラッグとなるのはだいぶ後のことだ）。ジェスはほかに、比較宗教学者のヒューストン・スミスとも仲良くなった。かねてから幻覚剤のスピリチュアルな可能性に目覚めていたスミスは、一九六二年マサチューセッツ工科大学で専任講師を務めていたときに〈聖金曜日実験〉にボランティアとして参加し、ドラッグによる神秘体験は瞑想などで起きるそれと何ら変わらないとあらためて納得した。

こうした「先達」たちの話を聞き、自分でも文献を読みふけるうちに、ジェスは幻覚剤研究第一波の鉱脈に突き当たった。その豊富な資料の大部分は科学界からすっかり忘れ去られていたのである。鉱脈を掘り起こしていくと、一九六五年以前に発表された幻覚剤療法に関する論文はじつに一〇〇〇本以上あることがわかり、研究件数は四〇〇〇以上にのぼっていた。一九五〇年代から一九七〇年代初頭まで、幻覚剤はさまざまな疾病や障害の治療に使われていた。アルコール依存症、うつ病、強迫性障害、終末期患者の不安障害。しかもその多くで印象的な結果を残していた。とはいえ、現在の臨床試験で用いられる厳しい基準下でおこなわれていたものは少数で、研究者が浮き足立ってミスや勇み足をしているような論文も散見された。

ジェスがとくに関心を持ったのは、彼が「健康体の人々の改善」という印象的な言葉で呼ぶものに、幻覚剤が寄与する可能性を探った初期の研究だった。「健常者」の芸術的・科学的創造性とスピリチュアリティについての研究がおこなわれていたのだ。最も有名なのは、ハーヴァード大学のティモシー・リアリー教授のもとで博士号を取ろうとしていた精神科医で聖職者でもあるウォルター・パンケが一九六二年におこなった、聖金曜日実験（あるいはマーシュ礼拝堂実験）である。二重盲検法を用いたこの実験では、ボストン大学内にあるマーシュ礼拝堂での聖金曜日のミサに際し、二〇人の神学生に白い粉末の入ったカプセルが渡された。カプセルのうち一〇個はサイロシビン、もう一〇個は活性プラシーボ（この場合、掻痒《そうよう》感を引き起こすナイアシン）だった。サイロシビンを渡された一〇人のうち八人の学生から強力な神秘体験の報告があったのに対し、対照群からはひとりしか報告がなかった（両グループを見分けるのは難しいことではなく、せっかくの二重盲検法もある種、無意味となった。プラシーボを飲んだ者はおとなしく会衆席に座り、それ以外は寝そべったり、「神は偏在する！」とか「ああ、栄光よ！」とかつぶやきながら礼拝堂内をうろうろ歩きまわったりしていたのだ）。パンケは、サイロシビンを摂取した者たちの体験は、過去の文献に報告されているような従来の神秘体験と「同等とは言えないまでも、明確な違いはない」と結論した。ヒューストン・スミスも同意見だった。一九九六年のインタビューで彼はこう語っている。「聖金曜日実験に参加したとき、生まれて初めて神とじかに遭遇した」

一九八六年、リック・ドブリンは聖金曜日実験の追跡調査をおこない、マーシュ礼拝堂でサイロシビンを渡された神学生を、ひとりを除いて全員探し当て、インタビューした。大多数は、あのときの経験で心を深く揺さぶられ、それはいつまでも続いた、そして人生が大きく変わったと話した。しかしドブリンは、パンケの論文に重大な欠陥があることに気づいた。パンケは、数人の対象者が神秘体験中に激しい不安に襲われたことを記録していなかったのだ。ひとりは、救世主の到来を世に知らせるために自分が選ばれたと信じ、礼拝堂から飛び出してコモンウェルス通りを駆けだしたため、抑制するしかなくなり、強力な抗精神病薬のソラジンを注射された。

この追跡調査に加え、同じくティモシー・リアリーが監督した、コンコード州立刑務所での犯罪常習性に関する実験を再評価したドブリンは、ハーヴァード・サイロシビン計画の研究の質に疑問を覚え、実験者が入れ込みすぎて結果に悪影響をおよぼしていると示唆した。そして、もしこの研究を再開してまともな評価を得ようとするなら、もっと条件を厳しくし、客観的に実験をおこなう必要があるとした。それでも聖金曜日実験の結果から得るものは多く、ボブ・ジェスとローランド・グリフィスはまもなくこの実験を再現することに決める。

一九九〇年代初め、ボブ・ジェスは、幻覚剤の公式研究が中止に追い込まれて以来、失われてしまったそれまでの研究の蓄積を掘り起こすことに時間を費やした。その意味で、修道院にしまい込まれていたわずかな手稿から、忘れ去られていた古典世界を再発見した、ルネッサンスの学者たちとどこか似ている。しかし、幻覚剤研究のほうは空白時間が比較的短いので、知識はまだあちこちに残されていた。たとえば、ジェイムズ・ファディマンやマイロン・ストラロフ、ウィリス・ハーマン（彼もまたベイエリアでエンジニアから幻覚剤研究者に転じたひとり）といった、質問しさえすれば何でも答えてくれる、今も存命の人たちの記憶の中や、ちょっと検索すれば何でも出てくる図書館やデータベースにある学術論文の中に。だが、世界じゅうの古典的知識が忘却から守られていた中世の修道院のイメージを現代に見出すなら、幻覚剤暗黒時代にその知識の炎が消えそうになってもたゆまず扇ぎつづけていた場所として、カリフォルニア州ビッグサーにある伝説の静養施設、エサレン研究所が挙げられるだろう。

太平洋を望む断崖絶壁にしがみつくように建っているエサレン研究所は、一九六二年に設立されて以来、ニューエイジ運動の非公式のメッカとして、米国のいわゆる人間性回復運動の中心地として、機能しつづけてきた。長年のあいだにここでさまざまな療法が開発され、指導がおこなわれてきたが、その一環として医療やスピリチュアリティに幻覚剤が役立つ可能性についても研究された。一九七三年以来、チェコから亡命してきた精神科医で、LSDを使ったセラピーのパイオニアのひとりでもあるスタニスラフ・グロフが常勤研究員を務めるようになったが、彼自身はその何年も前からワークショップをおこなっていた。何千回にもおよぶLSDセッションでガイド役を務めているグロフは、幻覚剤は「精神医学にとって、生物学における顕微鏡、あるいは天文学における天体望遠鏡のような役割を果たすだろう。そうした器具は、普通の状況で直接観察しても不可能な、きわめて重要な研究プロセスを可能にする」と予言した。何百人という人々が、この〝顕微鏡〟をのぞきにエサレン研究所にやってきた。施術に幻覚剤を取り入れたいと考えているセラピストのために、グロフは頻繁にワークショップを開催していたのである。現在、ひそかに幻覚剤を使ったセラピーや幻覚剤セッションのガイドをおこなっている人の全員とは言わないまでも多くは、エサレンの〈ビッグハウス〉でグロフの指導を受けた。

　LSDが違法となったあともエサレンでこういう指導が続いていたのかどうかは判然としないが、そうだとしても不思議ではない。大陸の縁にかろうじてしがみついているこの場所なら、さすがの連邦法執行機関の手も届かないような気がするからだ。だが、少なくとも公式には、幻覚剤ワークショップは幕を閉じたことになっている。グロフはかわりにホロトロピック・ブレスワークと呼ばれる、薬物の助けを借りずに変性意識状態を引き起こす呼吸法を教えはじめた。たいていは大きな太鼓の音が鳴る中で、深く速くリズミカルな呼吸をする技法である。それでもエサレンが幻覚剤の歴史で果たした役割はけっして終わってはおらず、幻覚剤をセラピーの補助剤として使うにしろ、何かのムーブメントを計画するうえで精神を高揚させる手段にするにしろ、カルチャー・シーンに取り戻したいと考える人々が集う場所となった。

一九九四年一月、ボブ・ジェスは、エサレンで開かれるそういう集会への招待状を手に入れた。シュルギン家の金曜の晩餐会のあと皿洗いを手伝っていたとき、セラピストや科学者がビッグサーに集まって、幻覚剤研究再開の可能性について話し合いをするという情報を小耳に挟んだのだ。一九六〇年代に政府が固く閉ざした幻覚剤研究の扉が、わずかとはいえ、開かれる兆しがあった。米食品衛生局（FDA）の新任検査官カーティス・ライト（じつはたまたまジョンズ・ホプキンズ大でローランド・グリフィスの学生だった）が、幻覚剤の研究計画について、その有用さから考えて、ほかの薬品と同様に検討するという方針を打ち出したのだ。この発言を試すように、ニューメキシコ大学のリック・ストラスマンという精神科医が、さまざまな植物に含まれる強力な幻覚性物質DMTの生理学的効果に関する研究を申請し、承認された。小さな挑戦ではあるが、一九七〇年代以来、FDAが初めて認めた幻覚剤実験だ。いま思えば、画期的な出来事だった。

同じ頃、リック・ドブリンと、UCLAの精神科医チャールズ・グロブが、初めてヒトを対象とするMDMAの実験を政府に承認させた（グロブは、セラピーにおける幻覚剤の再使用を最初に主張した医師のひとりで、のちにサイロシビンをガン患者に投与する現代版の臨床試験を主導した）。グロブとドブリン両方が出席したエサレンでの集会の一年前、パデュー大学の化学者で薬理学者のデヴィッド・ニコルズがヘフター研究所（一八九七年に初めてメスカリンの分離に成功したドイツ人化学者の名にちなんだ）を設立し、当時としてはやや無謀とも言えるのだが、本格的な幻覚剤研究に対する資金調達をめざした（しかしヘフター研究所は設立以来、数多くの現代版サイロシビン実験に資金援助している）。つまり、一九九〇年代初頭には希望の芽吹きがあちこちに見られ、条件的に幻覚剤研究の再開の機は熟しつつあったのだ。暗黒時代にも夢を持ちつづけた小さなコミュニティが、そろそろと組織化されようとしていた。

とはいえジェスはこのコミュニティでは新顔だったし、科学者でもセラピストでもなかったから、エサレン研究所での集会にもし出席できるなら何でもするし、たとえみんなのグラスに水を注いでまわることが条件だとしてもかまわないと訴えた。集会での議題は、幻覚剤の医学的応用の可能性と神経科学の基礎研究の必要性に集中していた。スピリチュアリティにおよぼす幻覚剤の影響にはほとんど関心が払われていないことに、ジェスはショックを受けた。そして、集会後、「よし、私にもチャンスはありそうだ」と確信した。「ボールを拾い、それを抱えて走る人間のひとりになれるかもと思っていたが、連中は別のボールのことで手一杯だった。だからオラクル社を休職することにしたんだ」ジェスは一年も経たずにスピリチュアル実践協議会を創設し、二年後の一九九六年一月には、幻覚剤復活キャンペーンの第二戦線を開くため、エサレンでみずから集会を召集するのである。

開催場所はエサレンのマズロー・ルーム。この集会にふさわしく、部屋の名は、「欲求の五段階」に関するさまざまな著書で、自己実現における「至高体験」の重要性を強調している心理学者アブラハム・マズローに由来する。一五人の出席者のほとんどは、たとえばジェイムズ・ファディマン、ウィリアム・ハーマン、当時ハーヴァード大学ケネディ・スクールで薬物政策を研究していた（そしてリック・ドブリンの博士論文の指導教官も務めていた）マーク・クレイマンのような〝幻覚剤の先達〟であるセラピストや研究者たち、そしてヒューストン・スミスやデヴィッド・スタインドル＝ラスト師、米国ＵＤＶ教会会長ジェフリー・ブロンフマンなどの宗教者だった。しかし賢明なジェスはコミュニティとは無関係な部外者も招待した。ロナルド・レーガン政権とジョージ・Ｈ・Ｗ・ブッシュ政権両方で国立薬物乱用研究所（ＮＩＤＡ）の所長を務めたチャールズ・〝ボブ〟・シュスターである。ジェスはシュスターと懇意だったわけではなく、ある会議で少し言葉を交わしたことがあるだけだったが、その顔合わせのあと、招待すれば来てくれるのではないかとなんとなく直感したのだ。

薬物戦争を支持している学術界主流派の中心的人物であるシュスターが、なぜ幻覚剤のスピリチュアルな効能について議論する集会にわざわざ出席する気になったのか、ずっと謎だったが、彼の未亡人クリス＝エリン・ジョハンソンと話をする機会があり、納得した。やはり薬理学者であるジョハンソンによれば、シュスターは驚くほど好奇心旺盛な人物だったらしい。「ボブは、それが欠点と言ってもいいくらい、オープンな人だったの」彼女は笑いながら言った。「誰にでも話しかけたものだわ」ＮＩＤＡの関係者の多くがそうだが、シュスターも幻覚剤が濫用薬物とは必ずしも言いきれないことをよくわかっていた。動物実験をすれば、サンプルは選択肢を与えられても、一度以上幻覚剤を自己投与しないし、従来型幻覚剤にはほとんど毒性が見られない。シュスターは自分で幻覚剤を試したことがあると思うか、と私はジョハンソンに訊いてみた。以前ローランド・グリフィスから、その可能性はあると言われたからだ(「ボブはジャズミュージシャンだったんだ。だから試したとしても驚かないね」)。だがジョハンソンはないと思うと答えた。「とても興味を持ってはいたわ。でも、不安だったんでしょうね。私たちは上品にマティーニを飲むたぐいの人間だったから」スピリチュアルな人だったんでしょうか?「そうでもないわ。そうだったらよかったのにと思っていたようだけど」

シュスターが集会をどう解釈するかわからなかったので、ジェスは心理学者のジェイムズ・ファディマンを同室にして、様子を探ってほしいと頼んだ。「翌朝早くにジェイムズが私のところに来て言ったんだ。『ボブ、任務は完了した。好人物を絵に描いたような男だよ』」

未亡人によれば、シュスターはエサレン研究所でのひとときを心から楽しんだらしい。ジェスが手配した太鼓セッションにも参加し(エサレンに来た人はこの手のイベントに必ず参加させられる)、自分がいともたやすくトランス状態に入ったことに驚いたようだ。しかし、集会での討議に一石を投じたのも事実だった。MDMAは、シュスターの見解としては、脳によくない影響を与えるし、当時すでにクラブドラッグとして芳しくない評判を取っていたから、この薬剤で実験を進めるのはやめたほうがいいと警告した。また、研究するなら、おもに政治的理由から、LSDよりサイロシビンを勧める、とも提案した。知名度がはるかに低いし、LSDの政治的・文化的イメージが与える偏見に煩わされずにすむからだ。

集会の終わりに、一同は目標を短いリストにまとめた。「スピリチュアル・ガイドのために倫理規定の草案を作る」といった穏当なものもあったが、もっと野心的なものもあった。「非の打ちどころのない完璧な研究者の揃った施設で」、理想的には「治療目的という口実なしに、公明正大で非難の余地のない研究をおこなう」。

「本当にそんなことが可能なのかどうか、われわれにはわからなかった」ジェスは言った。しかし、彼もそこにいた人々も、「医療しか視野にないというのは大きな間違いだ」と信じていたという。なぜ間違いだと？　結局のところ、ジェスは人の精神疾患より、スピリチュアリティの健康のほうに興味があったからだ。つまり、幻覚剤《エンセオジェン》を使って「健康体の人々の改善」をめざしたかったのである。

エサレンでの集会の直後、シュスターは、あとから考えてみれば幻覚剤の復権に最も役立ったと言える行動に出た。ボブ・ジェスに、旧友のローランド・グリフィスについて話したのである。彼こそまさにジェスの探している「非の打ちどころのない完璧な研究者」であり、「第一級の化学者だ」とシュスターは表現した。

「ローランドは何をするにも全力投球なんだ。瞑想をするにしてもね。その瞑想が彼を大きく変えたんだ」ジェスは、シュスターがそう話したのを思い出す。シュスターはグリフィスから、科学ではしだいに満足できなくなり、瞑想中に浮かび上がってきた「究極の問題」のほうに関心がどんどん移っていったと聞かされていた。それからシュスターがグリフィスに電話をし、エサレン研究所でなかなか面白い若者に会ったという話をした。君と同じようにスピリチュアリティに興味があるらしいから、ぜひ会ってみるといい。電子メールでやりとりしたあと、ジェスはボルチモアに飛び、ジョンズ・ホプキンズ・ベイヴュー医療センターのカフェテリアでグリフィスと昼食をとった。ふたりはその後も会話や会合を重ね、それが二〇〇六年に、ジョンズ・ホプキンズ大学でのサイロシビンと神秘体験に関する共同研究に結びつくのである。

しかしこの研究チーム結成のパズルには、まだピースがひとつ足りなかった。グリフィスが過去に実施した実験のほとんどは、ヒヒなど人間以外の霊長類が対象だった。自分に臨床経験がほとんどないことを考えると、経験豊富なセラピスト、彼に言わせると「臨床の達人」の参加が急務だと気づいたのだ。じつは、ボブ・ジェスは数年前の幻覚剤に関する会議で、条件にぴったり合致するだけでなく、ボルチモア在住でもある心理学者と出会っていた。さらに幸運だったのは、このビル・リチャーズという名の心理学者は、一九六〇年代から七〇年代にかけて、かのスタニスラフ・グロフに次いで（ビルは彼と一緒に一度仕事をしたこともある）、サイケデリック・ジャーニーのガイド役としての経験を積んでいたのだ。実際、一九七七年の春にスプリンググローヴ州立病院のメリーランド精神医療研究センターで、合法的にサイロシビンを使った最後の治療に携わった人物だった。以来この数十年間、ボルチモア近郊のウィンザーヒルズと呼ばれる地域にある緑豊かな自宅で、もっと一般的なセラピーに携わりながらチャンスをうかがい、再びサイケデリック療法ができるようになる日を辛抱強く待ちつづけていたのだ。

自宅オフィスで初めて会ったとき、リチャーズは言った。「長い歴史の中で見てみれば、幻覚剤は少なくとも五〇〇〇年前からあり、使用が一般的になっては規制され、というサイクルを何度もくり返してきた。あれもそのサイクルだったんだ。だが、キノコは今だってそこらに生えているんだから、そのうちまた使われるようになる。私はそう願っているよ」一九九八年にボブ・ジェスから電話をもらい、まもなくローランド・グリフィスとも顔を合わせることになったとき、自分の幸運が信じられなかったという。「わくわくしたよ」

もう七〇代なのに不思議なくらい陽気なビル・リチャーズは、サイケデリック療法のふたつの時代の橋渡し役だ。たとえば、ウォルター・パンケはビルの結婚式で新郎付き添い役を務めたし、スプリンググローヴ州立病院ではスタニスラフ・グロフと肩を並べて仕事をし、ニューヨーク州ミルブルックにティモシー・リアリーを訪ねたこともある。そこはリアリーがハーヴァードを出奔してたどり着いた場所だ。一九四〇年生まれのリチャーズが故郷を出たのはもう半世紀も前のことだが、今も中西部ミシガン州の田舎の訛《なま》りが抜けていない。現在は白い山羊《や》髭《ぎ》をたくわえている彼はげらげらと大声で笑い、それを聞くとこちらもつい笑ってしまう。そして言葉の終わりにたいてい「だろ?」という語尾を明るく加える。

心理学と神学の両方の学位を持つリチャーズが初めて幻覚剤を試したのは、一九六三年、イェール大学神学部の学生だったときだ。ドイツのゲッティンゲン大学に一年間留学して精神医学に興味を持ち、サイロシビンという薬物を使った研究プロジェクトがおこなわれていることを知った。

「それが何か知らなかったが、ふたりの友人が参加して、面白い体験をしたんだ」ひとりは、父親を戦争で亡くしたのだが、子どもに戻って父の膝にのっていた。もうひとりは、通りを行進するナチス親衛隊の幻覚を見た。「私は幻覚なんてものは見たことがなかったものでね」リチャーズはくすくす笑った。「それに、あの頃私は自分の子ども時代の気持ちを知ろうとしていたんだ。当時は自分の頭の中を心理学の実験場と考えていた。だから参加を申し出たんだよ。セットとセッティングの重要性など認識されていない時代だったからね。私は地下室に連れていかれ、薬剤を注射されたあと、ひとり置き去りにされた」バッドトリップ行きは確実と思えるが、このときのリチャーズはまったく正反対の経験をした。「アラビア語が書き込まれたイスラム建築のような、信じられないほど緻密なイメージの中に溶け込んでいるような感じだった。アラビア語のこともイスラム建築のことも、何も知らないのに。やがて、私自身がこの複雑で美しい模様になり、自分がいつもの自分でなくなった。とにかく私に言えるのは、神秘に満ちた無意識領域の持つ永遠の美が、そこに表出したってことだ。私の中には愛と美と穏やかさがあふれていた。あれほどまでの充足感は知らなかったし、想像もできなかった。頭に浮かんだ言葉は〝畏怖〟〝栄光〟〝感謝〟、ただそれだけだった」

神秘体験を言葉で表そうとしても、その人が受けた衝撃と比べれば、どうしても薄っぺらになってしまうものだ。人生を一変させるような出来事の前では、言葉はあまりにも力足らずに思えてしまう。私がそう指摘すると、リチャーズは微笑んだ。「穴居人をマンハッタンのど真ん中に連れてくると想像してみたまえ。バスやら、携帯電話やら、摩天楼やら、飛行機やらをいきなり目の当たりにするわけだ。そのあとまた洞窟にさっと連れ戻したとして、彼はその経験をどう表現すると思う？　『巨大で、うるさくて、とにかくものすごかった』彼の語彙には摩天楼もエレベーターも携帯電話もないんだ。目にしているものには何か意味や秩序があると直感的にわかるかもしれない。だが、それを表すのに必要な言葉が存在しないんだ。五万色を描き分けなければならないのに、五色のクレヨンしかないんだよ」

このサイケデリック・ジャーニーの最中、精神科医のレジデントのひとりがリチャーズの様子を見に立ち寄り、反射の検査をするから椅子に座ってくれないかと頼んできた。小さなゴム製のハンマーで膝蓋腱《しつがいけん》をとんと叩かれたとき、リチャーズは「科学の未熟さに同情」を禁じ得なかったという。「研究者には、私の頭の中で起きていること、このとても言葉にできない美しさも、われわれ人類すべてにとってそこにどんな可能性があるかということも、わからないんだから」その経験から数日して、リチャーズは研究室を再び訪ねた。「私が与えられた薬物は何だったんですか？　どう綴《つづ》るんですか？　あの経験以外の僕の人生なんて、もはや付け足しでしかない！」

しかし、その後何度かおこなったサイロシビンのセッションでは一度も神秘体験を味わえず、ひょっとして自分は初トリップを大げさに受け取りすぎていたのではないかと思いはじめた。その後しばらくして、ハーヴァード大学のティモシー・リアリーのもとで学部生として学んだウォルター・パンケがゲッティンゲン大学にやはり留学してきて、ふたりは友人になった

（パンケが初めてサイケデリック・トリップをおこなったのは、このドイツ留学時代で、ガイド役はリチャーズだった。ハーヴァード時代は、聖金曜日実験の目的を損なう恐れがあると考えて、LSDもサイロシビンも一度も試さなかったらしい）。パンケはリチャーズにもう一度だけ試してみてはどうかと促した。ただし、植物などを置き照明を落とした部屋で、音楽をかけ、もっと服用量を増やすこと。するとまた、「信じられないほど奥深い体験をしたんだ。自分は最初のトリップのことをけっして大げさにとらえたわけではないが、内容の八〇パーセントは忘れていたと知った。あの経験が実際に起きたのかどうか、疑ったことは一度もない。これこそ、シャンカラが語り、プロティノスが書き、十字架のヨハネとマイスター・エックハルトが書き残した、神秘的意識の世界だ。アブラハム・マズローの言っていた〝至高体験〟もきっとこれだと思ったが、アブラハムは薬がなくてもそこに到達できた」リチャーズはその後、ブランダイス大学でアブラハム・マズローを師とし、さらに心理学を学ぶことになるのだ。「アブラハムは生まれながらのユダヤ教神秘家だった。裏庭でただ横になっただけで、神秘体験ができたんだ。幻覚剤は、われわれのように生来の才能に恵まれなかった者のための福音だよ」

リチャーズはこの初期のサイケデリック・トリップの経験から、三つのことを確信した。ひとつは、偉大な神秘家たちの聖なる教えも、高用量の幻覚剤によるトリップをした人の話も、経験としては同じものであり、ただの空想の産物ではなく〝事実〟だ、ということ。

「意識に充分深く潜る、あるいは意識から充分遠く離れると、聖なるものに突き当たる。われわれが創りだすわけではなく、それは最初からそこにあり、見つけてもらうのを待っているんだ。そして信じる者だけでなく、信じない者も同じように見つけることができる」

ふたつ目は、薬物によって起こったにせよ別の方法で起こったにせよ、神秘体験こそがあらゆる宗教の基盤になっているということ（それもあって、リチャーズは神学部の学生の教育に幻覚剤を使うべきだと考えている）。そして三つ目は、意識は脳の中にあるのではなく、宇宙にあるのだということ。その点で彼は、人間の精神は無線受信機のようなもので、自身の外側に存在するエネルギーや情報の周波数にチャンネルを合わせせられると考えたフランス人哲学者アンリ・ベルクソンに賛同する。「昨夜番組でニュースを報じたブロンド美人を見つけようとしたら」リチャーズは喩え話をした。「テレビをこじ開けて中を探しても無駄だってことさ」テレビ受像機は、人間の脳と同じく必要なものだが、それだけで役割を果たすわけではない。

一九六〇年代後半に大学を卒業すると、リチャーズはボルチモア郊外にあるスプリンググローヴ州立病院で研究員として勤務を始めた。じつはそこでは、ティモシー・リアリーの起こした華々しい騒動からは遠く離れて、幻覚剤研究が静かに始められていたのだ。ありえないと思うかもしれないが、史実である。リアリーがハーヴァード大学で始める前も、彼がハーヴァードを解雇されたあとも、幻覚剤の本格的な研究はおこなわれなかったと大多数の人が考えているわけだが、これこそが、リアリーによる強烈な物語によって一般の歴史認識が大きく歪められた典型例と言えるだろう。スプリンググローヴ州立病院では、一九七七年にビル・リチャーズが最後の有志の被験者にサイロシビンを投与するまで、たいていは米国立精神衛生研究所の助成金のもと、幻覚剤研究が精力的に、しかもたいして批判も受けずに、続けられていたのだ。対象は、統合失調症、アルコールその他の依存症、不安に苛《さいな》まれるガン患者、宗教家や精神医学の専門家、深刻な人格障害を抱える患者たちである。一九六〇年代初めから七〇年代半ばまでのあいだに、スプリンググローヴでサイケデリック療法を受けた患者や有志の被験者は数百人におよぶ。多くのケースで、きちんと計画された実験で好ましい結果が導き出され、「JAMA」や「アーカイヴズ・オブ・ゼネラル・サイキアトリー」といった学術誌に定期的に論文が掲載された（ローランド・グリフィスは、そうした研究の大部分は「疑わしい」という意見の持ち主だが、リチャーズはそれに反論して、「ローランドのような研究者たちが言うほどひどくなかった」と私に言った）。こんにちジョンズ・ホプキンズやニューヨーク大学などでおこなわれている研究の多くについて、スプリンググローヴですでに前例があることに、実際驚かされる。当時まだおこなわれていなかった実験を探すのが難しいくらいなのだ。

少なくとも当初は、スプリンググローヴ州立病院の幻覚剤プロジェクトは広く支援されていた。一九六五年には『CBSニュース』で、「LSD：スプリンググローヴ州立病院の実験」と題した、アルコール依存症の幻覚剤療法を賞賛する一時間にわたる「特別レポート」が放映された。この番組が好評を博し、メリーランド州議会は何百万ドルもかけて、メリーランド精神医学研究センターという研究施設を州立病院の敷地内に設立するに至ったのである。スタニスラフ・グロフ、ウォルター・パンケ、ビル・リチャーズらが運営に携り、ほかにも数十名のセラピスト、精神科医、薬理学者、支援スタッフが集められた。それだけでも信じがたいが、さらにリチャーズはこんなふうに話した。「人を雇うたび、その人の訓練のために、何度かL

SDセッションがおこなわれた。それがおおやけに認められていたんだよ。だが訓練しなければ、患者の頭の中で何が起きているか、感じ取れるようになるはずがない。ジョンズ・ホプキンズでも同じことができれば、と心底思うよ」

こんな野心的な研究プログラムが一九七〇年代の半ばすぎまでスプリンググローヴで続けられていたという事実からわかるのは、幻覚剤研究が禁止された周辺事情は、一般に考えられているほど一律ではなかったということだ。たとえばパロ・アルトでジェイムズ・ファディマンがおこなっていた創造的実験のように、政府から即座に中止命令が出されたものもある一方、長期的な助成金によってまかなわれていたプロジェクトの中には、資金が枯渇するまで細々と続けられていたものもあったのだ。幻覚剤関係者の多くが信じているように、あらゆる研究が一気に中止に追い込まれたわけではなく、政府は単に認可を取るのを難しくしただけであり、その結果、資金がしだいになくなったというわけだ。時とともに、研究者はこうした認可問題と資金欠如というハードルに加え、〝にやにや笑い〟の関門にも対処しなければならなくなった。だってそうだろう？　LSDを使った実験をしているなんて言ったら、同僚たちがどんな反応をすると思う？　一九七〇年代半ばには、幻覚剤は科学界では〝恥ずべきもの〟となった。治療薬として失敗だったというだけでなく、カウンターカルチャーやティモシー・リアリーのような汚らわしい科学者たちをいやでも連想させるからだ。

だが、一九六〇年代末から一九七〇年代初めにかけてスプリンググローヴ州立病院でおこなわれていた幻覚剤研究には、恥ずべきところなど何もなかった。当時そこでは、幻覚剤こそが未来のように見えた。「精神医学の最前線として、画期的な研究だと自負していた」リチャーズは回想する。「会議室のテーブルを囲んで、この療法を実施するには、少なくとも数百人単位でセラピストを養成しなければならない、なんて話し合っていたんだ（なんと、今日われわれは同じ会話をしてたんだぞ！）。幻覚剤研究に関する国際会議があちこちで開催され、同じ研究をする同僚たちがヨーロッパじゅうにいたんだよ。出発したばかりの分野だった。だが結局、社会的な圧力のほうが強かった」

一九七一年、ニクソン大統領は、すでに用済みとなった心理学教授ティモシー・リアリーに対し、「アメリカで最も危険な男」との烙印を押した。幻覚剤がカウンターカルチャーを繁栄させ、そのカウンターカルチャーがアメリカの若者の戦闘意欲を殺《そ》いでいる。だからニクソン政権は、カウンターカルチャーの神経科学的基盤を叩いて、カウンターカルチャーそのものの勢いを鈍らせようと考えたのだ。

幻覚剤研究の抑圧は不可避だったのだろうか？　私がインタビューした研究者の多くは、実験室内にとどめておきさえすれば避けられたと感じているようだ。それもこれもティモシー・リアリーの「ふざけた振る舞い」や「不品行」、「伝道者気取り」のせいだと、正当な非難かどうかは別にして、彼らの多くがはっきりとリアリーを名指しにした。

スタニスラフ・グロフは、一九六〇年代アメリカで幻覚剤が「ディオニュソス的要素」を解放し、いずれは拒絶される運命だった厳格なピューリタン的価値観を揺るがしたのだと考えている（同じことがいずれまた起こるだろうとも言った）。またローランド・グリフィスは、幻覚剤を危険視した文化はわれわれが初めてではないと指摘した。R・ゴードン・ワッソンがメキシコでマジックマッシュルームを再発見しなければならなかったのは、異教徒が使う恐ろしい道具だとして、スペイン人がじつに巧妙に禁止したからだ。

「幻覚剤がもたらす意識変化を学術界主流派がなぜここまで恐れるのか、という重要な問いの答えがここにはある」グリフィスと初めて会ったとき、彼は言った。「これまでだって、重大な神秘体験から生まれた数多くの権威が、既存のヒエラルキー構造を揺さぶる脅威となってきたからね」

一九七〇年代半ばには、スプリンググローヴ州立病院でのLSD研究は、資金の大部分が州の予算でまかなわれていたため、州議会で議論の的となっていた。一九七五年、CIA疑惑の調査をしていたロックフェラー委員会は、メリーランド州のデトリック基地において、CIAもMKウルトラ計画と呼ばれる洗脳プロジェクトの一環としてLSDの実験をおこなっていたことを暴いた（委員会が発表した内部メモに、CIAの目的が簡潔に明記されている。「みずからの意思や、自衛本能のような原初の自然法則にさえ逆らって、人をこちらの命令に従わせることはできるだろうか」）。CIAは、何も知らせないまま、政府職員と一般市民の両方にLSDを摂取させ、少なくともひとりを死亡させたのだ。だから、メリーランド州民の血税がLSD研究に注ぎ込まれていたとわかったとき、たちまち大スキャンダルとなり、スプリンググローヴ州立病院の幻覚剤研究を中止しろという世論にとても抵抗できなくなった。

「まもなく研究所には、私とふたりの秘書しかいなくなった」ビル・リチャーズは回想する。「そしてすべてが終わった」

今、スプリンググローヴが紡いできた研究の途切れた糸を拾い上げようとしているローランド・グリフィスは、こんなに有望な可能性を秘めていた幻覚剤研究の第一波が、科学とはまったく無関係な理由で終止符を打たれたという事実に驚き、呆れている。「結局幻覚剤は呪われてしまった。何十年ものあいだあらゆる研究が中止に追い込まれるほど、タブー視されている科学分野をほかに思いつくかい？　現代科学では前例がないよ」おそらくだからこそ、大量の科学的知識が単純に消去されてしまったのだ。

一九九八年、グリフィス、ジェス、リチャーズの三人は、聖金曜日実験にほぼもとづいたパイロット版の研究を計画しはじめた。「心理療法研究ではなかった」リチャーズは指摘する。「サイロシビンが本当に神秘体験を誘発するかどうか、確認するための実験だ。健康体の被験者にそれを投与する許可が下りたのは、ローランドが粘り強く努力し、ジョンズ・ホプキンズ大学内でも、さらにはお上からも、敬意を勝ち取ったからこそなんだ」一九九九年に計画案が承認されたが、それはジョンズ・ホプキンズでだけでなく、食品医薬品局（FDA）と麻薬取締局（DEA）の五段階におよぶ検討をのろのろと通過した末のことだった（ホプキンズ大学のグリフィスの同僚の多くは、幻覚剤研究などしたら政府からの助成金が切られるのではないかと、この申請に慎重だった。ひとりはこんなふうに話した。「精神科だけでなく、幅広い学部の人々が、この研究に疑問を投げかけていた。幻覚剤にはどうしても六〇年代のいやなイメージがつきまとうからね」）。

「承認委員会の人たちはみなまっとうな科学者に違いないと信じていた」リチャーズは言った。「運よく、何人かは、大学時代にマジックマッシュルームを試したことがあったんじゃないかな」予備実験の主任研究員にはローランド・グリフィスが就任し、ビル・リチャーズが臨床部長、ボブ・ジェスは今回も表舞台には立たなかった。

「長い二二年の冬眠のあと、初めておこなったセッションのことは、今も鮮明に思い出せる」リチャーズは回想した。彼と私はそのときジョンズ・ホプキンズ大学のセッション・ルームにいた。私は、サイケデリック・ジャーニーのあいだ被験者が横になる寝椅子に腰かけ、リチャーズは椅子に座っていた。彼はそこで、一九九九年以降、計一〇〇回以上のサイロシビン・セッションのガイド役を務めてきたのだ。そこは実験室というより、居心地のいい居間のような雰囲気だった。高価そうなソファ、壁にはなんとなくスピリチュアルなイメージの絵画、サイドテーブルには仏像、そして棚には巨大なマッシュルームの石像など、いわく言いがたいスピリチュアルな置物、それに小鉢もある。被験者はこれで錠剤を渡されるのだ。

「被験者は今あなたが座っているまさにその寝椅子に横たわり、涙を流す。そして思う。なんて有意義で美しい経験なんだ、と。まさに聖なる経験だよ。どうしてこれがずっと違法のままなのか？　ゴシック様式の礼拝堂や美術館に入るのを禁じるようなものだよ。あるいは、夕陽を見ることを！

こんなことは人生でもう二度とないだろうと正直思っていた。ところが見たまえ！　ホプキンズ大での研究はもう一五年も続けられている。スプリンググローヴ州立病院での研究よりすでに五年も長い」

一九九九年、ボルチモアとワシントンD.C.地域の週刊誌に、〈スピリチュアル・ライフに興味はありませんか?〉と題した、奇妙だがなんとも心そそられる広告が出た。

「大学で幻覚剤《エンセオジェン》(ペヨーテや聖なるキノコのような、神とつながるための物質をそう呼びます)研究が再開されました。薬理学、心理学、創造性向上、スピリチュアリズムといった観点から研究がおこなわれます。この部外秘のエンセオジェン研究プロジェクトへの参加にご興味がある方は、こちらにご連絡ください 1-888-585-8887(無料)。www.csp.org」

まもなく、ビル・リチャーズと、幻覚剤セッションのガイド役として彼が雇った、ソーシャルワーカーでスクールカウンセラーでもあるメアリー・コシマーノは、アメリカでは二二年ぶりとなる合法的サイロシビン・セッションをおこなった。以来、ジョンズ・ホプキンズ大学チームは三〇〇回以上のサイロシビン・セッションを主導した。ベテランあるいは初心者の瞑想家、ガン患者、禁煙したがっている喫煙者、宗教家など、対象はさまざまだ。対象タイプによってどんな視界が開けるのか興味深いが、私はとくに健康体の人たちについて知りたかった。歴史的にとても重要だったといずれわかる研究だということもあるが、彼らは比較的私に近い人々だからでもある。専門家のガイドがついた適切な環境で、しかも合法的に、安心して高用量のサイロシビン体験ができるというのはどういう感じがするものなのか？

しかし実際のところ、初期の臨床試験に参加した有志の被験者たちは、必ずしも私に近い人々ではなかった。あの頃の私なら、〈スピリチュアル・ライフに興味はありませんか？〉という見出しを見たら、それ以降の記事を真剣に読んだとは思えないからだ。初期の被験者グループには無神論者はおらず、一〇人ほどから話を聞いたが、その多くは、程度の差はあれスピリチュアリズムに傾倒している人たちだった。エネルギー療法のヒーラー、グリム童話の「鉄のハンス」の旅をすべて実践した男、元フランシスコ派修道士、ハーブ専門家、禅に興味を持つ物理学者や、神学に関心が高い哲学科教授もいた。ローランド・グリフィスもそれを認めていた。「みんな、スピリチュアルな効果に興味があり、当初は［その方向に］バイアスがかかっていた」

それでもグリフィスは実験の設計をする際に、〝期待効果〟を抑制するありとあらゆる努力をした。それはグリフィスが、瞑想での体験と同じものが薬物で起こるのかどうか、疑っていたせいでもある。「ビルにとっては揺るぎない真実だったが、私にはまだ仮説だった。だからビルのバイアスを制御しなければならなかった」被験者は全員「幻覚剤未経験者」だったから、サイロシビンを摂取したらどうなるか予想がつかなかったし、どのセッションでも、被験者もモニター役も、与えられたものがサイロシビンかプラシーボか知らされず、そもそもプラシーボが砂糖なのか、複数ある精神活性薬のひとつなのかもわからずに臨んだ。実際にはプラシーボは向精神薬リタリンで、モニター役も、被験者が与えられた錠剤はどちらかと訊かれたとき、四回に一度ぐらい間違えた。

実験に参加して何年も経った今でも、私が話を聞いた被験者たちは経験について細かく鮮明に覚えていて、延々と話しつづけ、インタビューは何時間も続いた。彼らには語りたいことが山ほどあった。直接会った人も、スカイプや電話で話した人もいたが、人生で最も意味のある経験だったと言い、私に物語りながらそれを再体験するのを心底楽しんでいるようだった。被験者は実験直後にレポートを書くことを義務づけられていたので、読ませてほしいと頼んだところ、誰もが快諾してくれたし、実際に目を通してみると、奇妙で魅力的な話ばかりだった。

私がインタビューした被験者の多くは、最初は恐怖と不安でいっぱいだったが、ガイド役に促されて、やがて経験に身をまかせたと話した。ガイド役は、ビル・リチャーズが何百回というガイド経験にもとづいて準備した、〈飛行指示書〉をもとに作業をする。実験を開始する前に、被験者は全員八時間の講習を受けなければならないが、ここでガイド役は彼らとともにこの指示書をひととおり読む。

〈飛行指示書〉はガイド役に、一種の呪文を使うようアドバイスする。たとえば「軌道を信じろ」とか、「TLO――トラスト、レット・ゴー、ビー・オープン（信じ、身をまかせ、心を開け）」とか。ガイド役の中にはジョン・レノンの『トゥモロー・ネヴァー・ノウズ』の詞を引き合いに出して、「心を無にし、緊張を緩め、流れに身をまかせる」と唱える者もいる。

ときには「死そのものや、自我や普段の自分が変化する」のを体験するかもしれないが、「必ず生き返るし、いつもの時空世界に戻ってくる。日常に戻るいちばん安全な方法は、自分を信じ、経験を無条件に受け入れることだ」と、ガイド役は被験者に告げる。そして、けっしてひとりにはしないし、旅の最中は、体のことはガイド役が注意を払うので、気にしなくていい、と安心させることを義務づけられている。「死にそうだとか、体が溶けるとか、爆発するとか、頭がどうにかなる、などなど、いろいろと感じるとは思うが、そのまま受け入れて」彼らは被験者に尋ねる。「ドアが現れたらどうする？　階段が見えたらどうする？」。「開ける、のぼる」が正しい答えだ。

こんなふうに周到な準備をするのは、ある程度の期待効果はおそらく避けられないからだ。だから、死や再生、変身の可能性を秘めた特大級の体験に向け、被験者に心の準備をさせる。「そういうことが起きる可能性について被験者に警告しないのは、無責任すぎるだろう」被験者が神秘経験に〝酔って〟しまうことはないんですか、と私が尋ねると、グリフィスはそう答えた。ある被験者——例の物理学者——は、セッションのたびに〈神秘体験質問票〉を記入させられたことで、期待を植えつけられたと語った。「この質問項目がほのめかしているような経験をぜひしてみたい」彼は、せっかく受けたセッションにがっかりさせられて、レポートにそう書いた。たぶん与えられたのがプラシーボだったのだろう。「すべてに命があって、自分とつながり合っているように思えるとか、無や何か神的なものと出合うとか、その手のことだ」こんなふうに、そしてほかにもさまざまな面で、彼らの経験は、この強力な化学物質だけの賜物だとは言いきれない。被験者自身の準備や期待、ガイド役の技術と考え方、ビル・リチャーズの〈飛行指示書〉、室内の装飾、目隠しや音楽のおかげで自分の内面に意識が集中すること（音楽そのものも、私には明らかに宗教的に聞こえた）、さらには、これを指摘すると主催者側が不快に思うかもしれないが、実験を設計した人々の思惑、そのすべてが造りあげたものでもあるのだ。

摂取すれば幻覚が見られるだろうと誰もが考えるのは、幻覚剤の幻覚剤たるゆえんでもあるため、ジョンズ・ホプキンズ大の実験計画の当初の被験者の多くが強烈な神秘体験をしたのは、ある意味不思議ではない。そもそも実験は、神秘体験に強い関心を持った三人が設計したものなのだ（同様に考えれば、私がインタビューしたヨーロッパ人研究者たちが、アメリカの研究者ほど多くの神秘体験の例を集められなかったのも、不思議ではない）。だが、そうしたさまざまな下地があったとしても、プラシーボを与えられた被験者が、ぶっ飛ぶような神秘体験をしなかったという事実は現実としてある。

被験者が小鉢から錠剤を取って口に含んだ直後、まだ効果の出ないうちに、ローランド・グリフィスがたいていセッション・ルームに現れて、「よい旅を」と声をかける。このときグリフィスが独特の喩えを使ったことを、私が話を聞いた被験者たちの多くが印象深く覚えている。「自分を、ロケットで宇宙に打ち上げられた宇宙飛行士だと思ってください」リチャード・ブースビーはグリフィスの言葉を思い出す。ブースビーは哲学科の教授で、ホプキンズ大で実験に臨んだときは五〇代前半だった。「ぜひ、見るものをすべて受け入れ、出会うものすべてと関わり合ってください。ほかのことにはわれわれがしっかりと注意を払っていますので、どうぞご心配なく。われわれを地上管制スタッフだと考えてください。あなたをきちんとサポートします」
ロケットで宇宙に飛びたつ宇宙飛行士にとって、離陸時の激しい振動、体にかかる強烈な重力負荷は苦しく、恐ろしくさえあるだろう。自分がものすごい勢いでばらばらになっていくような感じがして、必死に命にしがみつこうとした様子を描写している人もいる。当時四四歳で、機密取り扱い許可を持って軍事産業企業に勤務していた物理学者、ブライアン・ターナーは、こんなふうに表現していた。

脚から順に体が消えていき、とうとう残ったのは顎の左側だけとなった。とてもいやな感じだった。数えてみるともはや歯が五本と、あとは下顎しかない。このままでは私が消えてしまうと自分でもわかった。そのとき、言われたことを思い出した。恐ろしい出来事に出合ったら、あえてそちらに進め。すると、死ぬのが怖いというより、何が起きているのか興味が湧いてきた。もう死ぬのを避けようとは思わなかった。怯《おび》えて縮こまることなく、調べてみようと考えた。すると、すべてが溶けだして、なんとも心地のよい浮遊感に包まれ、私はしばらく音楽になった。

その直後、ふと気づくと「巨大な洞窟の中にいて、過去に自分と関係があった人たちがすべて氷柱となって天井から垂れ下がっていた。二年生のときに隣の席に座っていた子、高校の友人たち、最初のガールフレンド、みんなが氷に閉じ込められてそこにいた。すごくクールだった。一人ひとりのことを順に考え、どんな関係だったかを思い出した。人生の軌跡を振り返っているような感じだった。そこにいる人たちが今の私を作ったんだ」。

三〇代の栄養士でハーブ研究家でもあるエイミー・チャーネイは、人生の挫折を味わったあと実験に参加した。陸上競技のランナーで、森林環境学を学んでもいた彼女は、樹木から落下して足首を折り、ランナーとしても、森林環境学の分野でも、道を閉ざされた。サイケデリック・ジャーニーの入り口のあたりで、エイミーは罪悪感と恐怖に呑み込まれた。

「目の前に広がっていたのは一八〇〇年代の光景で、私は舞台の上に立っていました。横にいるふたりが私の首に縛り首用の縄をかけ、大勢の観衆が私の死を喜び、歓声をあげていました。私は罪悪感に浸り、とにかく恐ろしくてたまらなかった。そこは地獄でした。そのときビルが私に尋ねたのを覚えています。『今どうしてる?』

『罪の意識に苛まれています』と答えると、ビルが言いました。『人間なら誰もが経験する感情だよ』すると、突然絞首刑のイメージがぼやけだし、ふっと消えたんです。かわりにとても自由な、すべてとつながり合っているような圧倒的な感覚が押し寄せてきました。本当に押しつぶされそうなほどでした。もし罪悪感を認めて、誰かに打ち明けることができたら、たぶん解放されるんだと思いました。あの頃より少しは大人になり、賢くもなった今なら、自分でそれができる」

しばらくすると、エイミーは自分が鳥の背中に乗って、世界じゅうを飛びまわっていることに気づいた。「体が寝椅子に横たわっているのは充分わかっていたのですが、自分自身は体を離れ、そういうことを体験していた。次に気づくと、どこかで先住民たちと輪になって太鼓を叩いていました。私は癒され、同時に人を癒してもいた。とても深遠な体験でした。伝統的なヒーラーの師匠がいるわけではないので、自分は自己流で薬草を処方する偽者だといつも感じていたんです。でもこの経験のおかげで、植物とつながり、それを使う人々ともつながっていると思えるようになりました。儀式で使うのであれ、幻覚剤として使うのであれ、サラダとして食べるのであれ」

それに続くセッションで、エイミーは、一九歳で交通事故死した昔のボーイフレンドと再会した。「突然私の左肩にフィルの一部が住みついたんです。そんな経験は初めてでしたが、とてもリアルだった。どうして彼が黄色い色をしていて、私の肩に住んでいるのかはわかりませんでした。第一、どういう意味があるのか？　でも、かまいませんでした。彼が私のもとに戻ってきてくれたのだから」

こういう死者との再会は珍しいことではない。哲学科教授リチャード・ブースビーの息子は長年薬物依存に苦しみ、前年、二三歳で自殺した。リチャードは私に言った。「あのときほどオリヴァーを身近に感じたことはなかったよ」

たとえどんなに恐ろしくても、あるいはどんなにへんてこでも、経験に身をまかせることの大切さは、準備セッションでとことん強調される。そうすることでその人だけのサイケデリック・ジャーニーが形作られ、先々の人生に活かされるからだ。ブースビーはこの助言を肝に銘じ、同じ考え方が現実の経験にもツールとして使えると気づいた。彼はこう書いている。

私は早くから、幻覚剤の効果は主観的な決断に大きく左右されると気づいていた。経験がどんどん強烈になっていくにつれ、不安で緊張しはじめたりすると、幻覚そのものもなんとなく緊張感が増すように見える。ところが、意識してリラックスを心がけ、経験に身をまかせようとすると、効果が劇的になるのだ。自分のいる空間が、すでに充分巨大なのに、突然ぱっかりと口を開けてさらに大きく広がり、目の前で揺れ動いている模様がいっそう派手に爆発した。無限が別の無限によって増幅する、その圧倒的な感覚を何度も味わった。帰宅する車を運転する妻に、私は冗談めかして、神の尻の穴にくり返し吸い込まれるような感じがしたと話した。

ブースビーの話は、古くからある典型的な神秘体験と酷似しているとはいえ、太古からいる大勢の神秘家の中でも、神のかなり特殊な穴からその体内に入った初めての人物だろう。

譫妄《せんもう》状態の中、自分は死にかけていると思えた。いや、妙な話だが、すでに死んでいるような気さえした。現実と自分をしっかりとつなぎ留めていた堅固な金具がすべてはずれてしまった。それで何が悪い？　本当にいま死にかけているのなら、それはそれだ。やめてくれとは言えないではないか。

経験に深く浸っていたさなか、夢と覚醒、生と死、内側と外側、おのれと他者など、自分の中のあらゆる対立概念が壊れて、一緒くたになっていく感じがした。現実は脆くも崩れ、どこか人をうっとりさせる、ある種の論理的カタストロフを起こして内部崩壊した。ところが、そんな幻視のハリケーンに揉みくちゃにされながらも、奇妙な絶頂感を覚えていた。私は心の中で何度もくり返していた。「すべてはどうでもいいことだ、もはや全部どうでもいい。ついにわかったぞ！　何もかもどうでもいいんだ！」

そしてそれは終わった。

最後の数時間で、ばらばらになっていた現実がゆっくりと、いともたやすく縫い閉じられていった。えもいわれぬ美しい合唱曲に合わせて、輝かしい目覚めの感覚が湧き起こり、胸を揺さぶられた。まるで、長く狂おしい嵐の夜が明け、新たな一日が始まるかのように。

リチャード・ブースビーをはじめ当時の被験者たちにインタビューするのと同時に、私は自分の方向性を見出したくて、ウィリアム・ジェイムズの『宗教的経験の諸相』を読み、神秘体験に関する彼の考えをひもといた。実際ジェイムズの意見が、そのとき集めた大量の言葉やイメージに埋もれていた私に、どちらに進めばいいかヒントをくれた。ジェイムズは、神秘主義についての章の冒頭部でこう認めている。「私自身の性質として、神秘的状態を楽しむことはほとんどできないのである」この〝ほとんど〟がミソで、つまりジェイムズが知る神秘的状態というのは、書物から集めてきた話だけでなく、亜鉛化窒素を含む薬物によってみずから経験したことも含まれているのだ。

ジェイムズは神秘体験を一般人には把握しづらいものと決めつけるのではなく、私たちでもそれと認識できるよう、四つの〈サイン〉を提示した。ひとつ目に、ジェイムズからすれば「最も手軽な」ものとして挙げたのは、「言葉にしようがないこと」である。「これ（神秘体験）を経験した人はすぐに、『表現できない』とか『報告しようとしても適切な言葉がない』と言う」ブースビーは例外かもしれないが、私がいろいろな機会に話を聞いた被験者たちはみな、自分の経験の迫力をなんとか言葉にしようと果敢に挑戦したが、結局断念した。「やっぱり実際に経験しないと」が決まり文句だった。

ふたつ目の〈サイン〉としてジェイムズが挙げたのは、「認識的性質」である。「神秘的状態は、それを経験した人にとっては、ある種の認識のようなものでもあるようだ……それは啓蒙であり、重要な意味に満ちた啓示でもあり……決まって不思議な説得力を伴っている」

私がインタビューしたどの被験者にとっても、神秘経験は疑問をもたらすというより、答えをくれるもので、薬に誘導された体験だというのに、その答えを絶対的に確かなものととらえている。ジョン・ヘイズは五〇代のセラピストで、ジョンズ・ホプキンズ大での初期の実験に参加した有志の被験者のひとりだ。

今までわからなかったさまざまな謎が解決しつつあるという感じがするのに、何もかもが懐かしく、むしろ、すでに知っていたことを再認識しているようにも思えた。ほかの人はまず存在を知らない別の空間に入っていくような印象だった。同時に、死とは架空のもので、別の存在状態に移るドアにすぎず、私たちは永遠から生まれ、そこにいずれは帰っていくのだ、という明確な認識を得た。

そうかもしれないとぼんやりとは思うが、神秘体験をした人にとっては、真実が開示されたということが強烈なパワーで迫ってくるのだ。

神秘体験のあいだに見つかった数多くのそうした認識は、深遠なものに落ち着くか、凡庸さに転ぶか、そのあいだで危ういバランスを保ちながら存在している。鋭い諧謔《かいぎゃく》のセンスの持ち主である知識人のブースビーは、サイロシビン・ジャーニーのあいだに明らかにされた、人間性にまつわる奥深い真実を言葉にするのに苦労していた。

ときどき、照れくささささえ感じたよ。愛の勝利をうたいあげる宇宙的真理なんて、言葉にしたら、いつもならふんと鼻で笑いたくなるお誕生日カードの陳腐な台詞になってしまうからね。それでもやはり、セッション中にもたらされた根本認識にはすっかり圧倒され、納得してしまった。

彼を圧倒した根本認識とは何だったのか？

「愛こそはすべて」

ジェイムズもこの神秘的な悟りの凡庸さに触れている。「格言や慣用句の持つ深い意味をふいに悟ることがある。『そんなの、今まで年じゅう耳にしてきたよ』私たちは叫ぶ。『でも、今の今までその意味を完全には実感できなかった』」サイケデリック・ジャーニーは、いかにも明々白々なことを教える大学院教育のようなものかもしれない。それでも、実際に神秘体験をした人は、そういう当たり前のことをあらためて理解する。これまではただの知識だったことが実感になる。心の奥深くで納得することで、ある種の説得力を持つのだ。しかも、それはたいてい「愛の至高の重要性」と関わっている。

五〇代のライフ・コーチで、エネルギー療法ヒーラーでもあるカリン・ソーケルは、自分の体験は「すべてを一変させ、私を奥深く開眼させてくれたんです」と表現する。ジャーニーの最高潮にさしかかったとき、彼女はみずからを「至高の私《アイ・アム》」と呼ぶ神と対面した。そのとき「私のチャクラのすべてが爆発しました。そして愛と崇高さにあふれた混じりけのない光が輝き、それは私とともにあって、言葉など必要ありませんでした。純粋な神の愛の前に私はいて、その爆発的なエネルギーの中に溶け込んでいました……こうしてお話しするだけで、指に電流が走ったようにぴりぴりします。何と言うか、エネルギーが私に流れ込んできた感じでした。私たちの存在の中心は愛だ、そのときそうわかりました。状況が最高潮に達したとき、私は文字どおりオサマ・ビン・ラディンの顔を両手で包み、その目をのぞき込んで、彼の純粋な愛を感じ、私も彼に愛を与えました。人の核にあるのは悪ではなく、愛なんです。ヒットラーを相手に同じ経験をしたし、北朝鮮のトップの人も登場しました。だから私たちは誰もが神聖な存在なんです。頭で考えてわかるのではなく、心の底で最初からわかっている」

なぜそれがただの夢ではなく、薬に誘導された空想でもないと確信が持てるんですか、と私はソーケルに尋ねた。この私の疑問は、深い悟りとしてそれを知っているという彼女の感覚の前では吹けば飛ぶようなものだった。「絶対に夢なんかじゃありません。今こうしてあなたと会話をしているのと同じように、現実でした。実際に体験していなかったら、私だってきっと理解できなかったと思います。今ではこの経験は私の脳みそにしっかりと埋め込まれているので、いつでもつながれるし、よくつながってみます」

彼女の言葉の最後の部分についてもジェイムズは触れていて、「暫時性《ざんじ》」を神秘体験の三つ目の〈サイン〉としている。神秘的状態は長続きはしないが、記憶に残って何度もよみがえり、「そうしてくり返しよみがえるうちにしだいに成長して、内面を豊かにする、とても重要なものだと思えてくる」。

最後に四つ目の〈サイン〉としているのは、神秘体験は根本的に「受動」だという点だ。「神秘体験者は自分の意志が一時的に停止し、場合によっては至高の力によってわしづかみにされ、とらえられているような気さえする」この至高の力に一時的にひれ伏す感覚によって、人は自分が何か別のものに変化したと感じるのだ。

私がインタビューした、ホプキンズ大の実験に参加した人たちがサイケデリック・ジャーニーを体験したのは一〇年から一五年も前のことだが、その効果は依然として鮮明に残り、人によっては毎日のようによみがえるという。「サイロシビンが、それまで経験したことがないほどの共感と感謝の気持ちを呼び覚ましたんです」名前は伏せてほしいというある心理学者は、効果の持続について尋ねたとき、そう答えた。「信頼、解放、開放感、神の存在こそが、私にとってあの経験の本質です。今ではそれをただ信じているのではなく、知っているんです」彼女はビル・リチャーズの〈飛行指示書〉を自分の人生マニュアルにしたという。

リチャード・ブースビーも同じように、自分を解放するという悟りを人生の指針とした。

セッションのあいだに知った、肩の力を抜く方法そのものが、私にとってはとてつもない啓示となった。このリラックスの精神、信頼して精神を完全に解放することが、人生の真髄であり、目的だと、ふいに思えたんだ。生きるうえで大事なのは、いかに恐怖や期待を捨てるか、つまり現在というもののインパクトに純粋に身をまかせることだ。

セラピストのジョン・ヘイズは「不安でいっぱいの状態」で参加したのに、終わってみれば、そこにあったのは「ふだん知覚している現実の背後に、もうひとつの現実がある」という確信だった。「この世界の向こうにも別の世界がある、というのが今の私の宇宙観だ」ヘイズはとくに中年の人たちに神秘体験を勧める。カール・ユングが示唆したように、人生の後半をどう生きるか考えるうえで、神秘体験が役に立つと思えるからだ。「若い人にはけっして勧めない」とヘイズは付け加えた。

エイミー・チャーネイはホプキンズ大学でのサイケデリック・ジャーニーのおかげで、ハーブ医療の道を極めようと決めた（今は北カリフォルニアのサプリメント・メーカーに勤めている）。そして、夫と別れる決意も固めた。「あのとき何もかもがはっきりしたんです。セッションが終わったとき、迎えにくるはずだった夫は遅刻した。問題はこれなんだ、と気づきました。私たちはあまりにも違いすぎていた。ものすごい体験をしたばかりだった私としては、夫にそこにいてほしかったんです」彼女は帰宅する車の中で夫に決意を告げ、その後はけっして後ろを振り返らなかった。

こんなふうにサイケデリック・ジャーニーによって人生が一変した人たちの話を聞くと、やはりジョンズ・ホプキンズ大のセッション・ルームは一種の「人間変身工場」なのではないかと思ってしまう。この表現を使ったのは、たぶんほかの誰よりガイドとしてそこで過ごしてきた、メアリー・コシマーノだ。ある被験者はこう私に言った。「私の人生はサイロシビン前とサイロシビン後に分かれていると思う」また、物理学者のブライアン・ターナーは神秘体験のあと軍事産業企業での仕事を辞め、コロラドに移住して禅を学びはじめた。体験前も瞑想はしていたのだが、「一度到達点の味をしめたら、モチベーションができたんだ」厳しい禅の修行も厭《いと》わないつもりだという。なにしろ、禅を極めたときにもしかしたらたどり着けるかもしれない新たな意識領域を、すでに垣間見たのだから。

ターナーは今では階位を持つ禅僧となったが、ヘリウムネオン・レーザーを作る企業で勤務してもいる。科学者としての自分と禅僧としての自分のあいだに軋轢《あつれき》を感じることはないのかと尋ねてみた。「矛盾は感じないな。それでも、ホプキンズ大学での経験は物理学者としての私に影響をおよぼしている。科学では到達できない領域があると実感したからね。科学でビッグバンを解明することはできるかもしれないけど、その向こうには連れていってくれない。向こう側をのぞくには別の装置が必要なんだ」

〝変身〟に関するさまざまな逸話は、健康体の人が被験者だった最初のグループへのきめ細かなフォローアップ研究のおかげで、数多く残っている。研究者チームの一員である心理学者、キャサリン・マクリーンは、五二人の被験者の実験結果に加え、被験者の友人や家族への実験後のインタビューについても分析し、多くのケースで被験者の人格変化が持続していたことを明らかにした。とくに、「完全な神秘体験」をした被験者〈パンケーリチャーズ神秘体験質問票〉の点数で評価〉は心身の健康状態の継続的な向上に加え、「経験に対する開放性」という性格特性の向上が長期的にうかがえる。心理学者が人格評価に使う五つの性格特性のうち、この「開放性」というのは（ほかの四つは真面目さ、外向性、協調性、精神的安定性）、美に対する感性、空想力や想像力の高さのほか、他者の価値観に対する寛容さを指向する。また、芸術と科学の両分野での創造性が高く、当然ながら、主流科学に対立する考え方を積極的に受け入れる傾向も見られる。こんなふうに成人の人格が継続的に目に見えて変化するというのはきわめてまれなことだ。

しかも、こうして開放性が増す傾向は被験者に限られたことではなかった。サイケデリック・ジャーニーを目撃したガイド役たちも自身の変化について報告し、ときには劇的に変わったと語っているのだ。ホプキンズ大の実験で何十回とガイド役を務めたキャサリン・マクリーンは私にこう話した。「当初は無神論者だった。でも、毎日仕事の場で、自分の信念と真っ向から対立するものを目撃するようになったわけ。サイロシビンを摂取した人たちの横に座るうちに、私の世界がどんどん神秘色を帯びていったわ」

日曜日、リチャード・ブースビーへの最後のインタビューをしながら、ボルチモアの現代美術館でのんびり食べていたブランチが終わりかけた頃、彼が私をじっと見た。そのときの表情には、ホプキンズ大での実験で彼が垣間見た〝宝物〟に対する伝道師さながらの熱意と、まだ幻覚剤を試したことがない相手への一抹の憐れみが入りまじっていた。

「羨ましいとあなたが思ったとしても、当然だ」

ジョンズ・ホプキンズ大学の被験者たちと会い、なんとなく羨ましいと思うようになったのは確かだが、同時に、答えより疑問のほうがはるかに増えてしまった。サイケデリック・ジャーニーから戻ってきた人たちの「悟り」をどう評価すればいいのか？　それにはどれほどの重みがあるのか？　そうした白日夢（被験者のひとりはそれを「自己内映画」と呼んだ）の素材はいったいどこから来るのか？　無意識の中から？　ガイド役がほのめかす言葉から？　実験のセッティングから？　あるいは、被験者の多くが信じているように、どこか「外側」か「現実の向こう」から？　この意識の神秘的状態は、人間の心や宇宙を理解するうえで、結局のところ何を意味するのか？

ローランド・グリフィスはというと、二〇〇六年の研究で被験者たちから話を聞いて科学への情熱が再燃したが、同時に、科学ではまだわからないこと、つまり彼が満足げに「謎」と呼ぶものを尊重する気持ちもさらに強くなった。

「［初期のセッションの］データを見て……こんな言葉は使いたくないんだが、頭がぶっ飛びそうになった。だがそこで目にしたのは前例のないもので、神秘体験の効果にどれだけ深い意味があるか、長期的にどこまで心に影響をおよぼすか、はっきり表していた。私が今まで大勢の人にたくさんの薬物を与えてきたのは確かで、あれらは薬物に誘発された経験だ。幻覚剤のユニークなところは、その経験が本人に与える意味なんだ」

でも、その意味はどこまで本物なのでしょう？　グリフィス自身も不可知論者だが、被験者たちが〝向こう側の何か〟（彼らがそれをどう定義しているにせよ）についてじかに訴えても、驚くほど寛容に受け入れる。「その経験が事実でもそうでなくても、私は喜んで可能性に賭けたい。何が楽しいかといって、それは手元にあるさまざまなツールを使い、この謎を探究し解明することなんだ」

彼の同僚たちがみなこんなふうに寛大なわけではない。ボルチモア郊外にある彼の質素な牧場小屋のサンポーチで朝食を食べながら、グリフィスはジョンズ・ホプキンズ大の同僚で、有名な精神科医のポール・マクヒューについて触れた。マクヒューは、幻覚剤による神秘体験は

「中毒性の譫妄」の一種にすぎないと、見向きもしないという。ぜひグーグルでマクヒューのことを調べてみてくれ、とグリフィスは私に言った。

「このように奇妙で色鮮やかな精神状態は、かなり進行した肝臓、腎臓、および肺疾患を患う患者によく見られるもので、毒性物質が体内に蓄積し、LSD同様に脳や精神に影響を与えることから起きる」マクヒューは、「コメンタリー」誌に掲載した、ハーヴァード・サイロシビン計画に関する本の書評の中でそう書いている。「色覚の鮮明さ、消失する身体感覚、幻覚、失見当識、歓喜や恐怖が交互に湧き起こり予想外の感情や行動を引き起こす――これらは残念ながら、医師が毎日のように対処している、よくある症状だ」

グリフィスは、自分が見ているものが一種の急性精神疾患である可能性は認めており、今後の実験で妄想かどうか調べる計画を立てているが、被験者の身に起きていることを医学的な診断で正確に把握できるのかどうか真剣に疑っている。「妄想を抱えている患者は症状をとても不快なものとして苦しむものだ。それに、何ヵ月もしてから『ああ、あれは生涯で最高に有意義な体験でした』なんてけっして報告したりしない」

ウィリアム・ジェイムズも、意識の神秘的状態についての議論の中で、この「真実か否か」という問題に取り組み、こう結論づけている。こうした経験の重要性は「経験した各個人に対して説得力を持ち、説得力を持つべき」ものであり、そのほかの人間が「それを無批判に受け入れる」理由はない。それでも、人にこういう神秘体験が可能だということそのものが、精神と私たちを取り巻く世界をどう理解するかに影響すると彼は考える。「神秘的状態が存在するとすれば、非神秘的状態こそが、いま存在しているとされる世界の唯一最高の独裁者だという主張を、完全にひっくり返す」。こういう意識の別形態は、「解明が難しいとはいえ、最終的な完全なる真実に近づくうえで不可欠な段階かもしれない」。ジェイムズは、精神が「より広い包括的な視野を持つことになる」こういう体験の中に、重大な形而上的「和解」のヒントがあることに気づいた。「世界に存在するさまざまな反対勢力の軋轢が、難しい問題やトラブルを引き起こしているわけだが、この反対勢力が溶け合ってひとつになるような感じがする」究極の一体感はただの妄想ではありえないと彼は考えたのだ。

今のローランド・グリフィスは、自分の研究に打ち込んでいるように、いや、再び打ち込みはじめたように見える。「初めて瞑想したとき、職業人生から自由になったように感じ、すっぱり辞めてしまおうかと思った。でも今は、これまでにないくらい真剣に取り組んでいる。究極の疑問や人間存在の真実、瞑想で得た幸福感や共感、愛の感覚のほうに興味があるんだ。こうやって手にした恩恵を実験室に持ち込んでいる。それって、すばらしい気分だよ」

科学というツールを使って意識の神秘的状態にアプローチするという考えこそが、今のグリフィスの原動力だ。「人生で最も有意義な経験だったと七〇パーセントの人たちが言うような状態を、科学的現象として創出できるとしたら……科学者にとっては望外の喜びだよ」彼にとって、二〇〇六年の試験結果の何が重要といって、それは意識の神秘的状態について「将来性のある研究ができるようになった」ことだという。「かなり高い確率で神秘体験を引き起こせるようになったおかげだ。そうやって初めて科学が本物の牽引力を持つ」サイロシビン計画が人間の意識の科学的研究に新たな地平を開くことになると、彼は信じている。

「私は今、お菓子屋さんにいる子どもみたいな気分なんだ」

一九九八年、グリフィスは幻覚剤と神秘体験の研究に身を投じる決心をし、研究者として大きな賭けに出たわけだが、賭け金はすでに回収されたと言える。私たちが朝食ミーティングをした一ヵ月前、彼は薬物依存学会議からエディー賞を授与された。エディー賞は、その分野での業績を称える最高の賞だと考えられている。推薦者はみな、グリフィスの幻覚剤研究を彼の仕事の中でも最も顕著な成果だと述べた。研究規模は二〇〇六年の論文以来、めざましく拡大した。二〇一五年に最後にジョンズ・ホプキンズ大学を訪ねたとき、幻覚剤研究には二〇人もの人が携わっていた。スプリンググローヴ州立病院以来、施設全体で幻覚剤研究をこれほど強力に支援したことはなかったし、ホプキンズのように名高い研究施設が、意識の神秘的状態なるものの研究にここまで資金を投じたこともかつてなかった。

ホプキンズ大の研究室は今もスピリチュアリティと「健常者の幸福」を探究することに強い関心を持っているが（ベテラン瞑想家や宗教家にサイロシビンを与える実験が実施されている）、神秘体験が人を変身させる効果に治療面での潜在力があることも確かだ。すでに結果の出ている研究によれば、サイロシビンは、いやもっと端的に言えばサイロシビンが引き起こす神秘体験は、依存症（禁煙に関するパイロット実験では成功率が八〇パーセントに達した。これは前例のない数値だ）や余命宣告された人をしばしば衰弱させる実存的苦痛の治療に有効だということが示唆されている。最後に会ったときに、グリフィスは、ガン患者の不安やうつ症状の処置にサイロシビンを使う臨床試験で出た、驚くべき結果を報告する論文を提出するところだと語った。精神医学的手法を用いたものとしては、過去最大の治療効果が表れたという。神秘体験をした被験者の大多数が、死の恐怖が大幅に減った、あるいは完全に消えたと報告したのだ。

あらためて、神秘体験の意味とそれが説得力を持つ範囲という難しい問題が持ち上がる。とくに、意識は脳内に収まるものではなく、おそらく死後も残る、と人に確信させることについて考える必要がある。しかしグリフィスはこうした問題も好奇心を持ってオープンに受け入れる。「神秘体験内で起きる現象は人を根本から改革し、強烈な説得力を持つ。われわれには理解できない謎がそこにはあると私は思うよ」

グリフィスは、かつて彼の科学者としての世界観を形作っていた厳格な行動主義から、ずいぶんはるばると旅して、今の場所にたどり着いたようだ。自分自身および被験者たちが意識の別の側面を垣間見た経験が、科学者ならめったに公然とは話さないような可能性に彼を開眼させたのだ。

「では、死んだら人はどうなるか？　ほんの一パーセントでも［疑いが］あれば私にはそれで充分なんだ。自分が死んだときにどんな発見をするのか、あるいはしないのか、楽しみでたまらない。今はそれがいちばんの関心事だよ」だからこそ、バスに轢《ひ》かれて死んだりするのではなく、痛みに邪魔されずに死の経験を充分〝楽しむ〟時間が欲しいと熱望している。「西洋式物質主義では、スイッチが切られてそれでおしまい、ということになっている。だが、ほかの文化にはもっと別の要素がたくさんある。もしかしたらそこから何かが始まるかもしれない。だとしたら、すごいと思わないか？」

そのときだった。グリフィスがいきなり私にお鉢を回し、スピリチュアリティに対して私自身がどんな立場を取るかと踏み込んできたのだ。私は完全に不意をつかれた。

「死後に何もないとどうしてわかる？」そう尋ねられた。答えをためらっていると、彼はさらに追い討ちをかけてきた。「死後にも何かある確率はどれくらいだと思う？　パーセンテージにすると？」

「さあ、どうでしょう……」私は口ごもった。「二、三パーセント？」いま考えてもどこからそんな数字が出てきたのかわからないが、グリフィスは聞き逃さなかった。「それはかなりの割合だ！」そこで私はまた彼にお鉢を返し、同じ質問をした。

「答えようか答えまいか、迷うな」彼は私のテープレコーダーのほうを見て笑った。「どの立場を取るかによって、答えが変わってくる」

グリフィスの立場はひとつではないのか！　一方で自分の立場はひとつしかないと気づき、彼が少し羨ましくなった。

多くの科学者と比べ、いや、スピリチュアリストたちと比べても、ローランド・グリフィスは、詩人のキーツがシェイクスピアのことを表現した〝ネガティヴ・ケイパビリティ〟をたっぷり持っている。つまり、科学の絶対概念、あるいはスピリチュアリティの絶対概念、そのどちらにも手を伸ばさずに、不安定さや謎、疑念の中に留まりつづける勇気の持ち主なのだ。

「物質世界のものの見方が一〇〇パーセント正しいと断言することも、聖書のすべてが一〇〇パーセント正しいと言ってのけることも、無意味だよ」

ボルチモアの彼の自宅近くのビストロでディナーを食べたのが最後だったが、このとき私は、科学とスピリチュアリティのあいだにあると思われる軋轢について、グリフィスに水を向けてみた。科学の道かスピリチュアリティの道か、結局は誰もがどちらかを選ばなければならないと書いた、社会生物学者E・O・ウィルソンに賛成するかどうか尋ねた。しかしグリフィスは、ふたつの考え方が相互に排他的だとは思わないと答え、そうして真っぷたつに分かれているとされる考えそれぞれの絶対論者には我慢がならないと言う。彼としては、両者がおたがいに情報を与え合い、欠点を補い合い、そういう交流の中からもっと大きな問題が提起されて、できれば答えが導き出されれば申し分ないと思っている。私はそれから、一九六二年の聖金曜日実験に参加したという比較宗教学者のヒューストン・スミスの手紙を彼に読んで聞かせた。それは、二〇〇六年にグリフィスのかの画期的な論文が発表された直後に、ボブ・ジェス宛てに届いたもので、ジェスから私に託されたものだ。

「ジョンズ・ホプキンズ大学での実験は、きちんと管理された実験計画のもとで使われれば、サイロシビンは純粋な神秘体験を起こすことができると証明した。現代社会が信用する科学を使って、現代社会の非宗教主義の屋台骨を揺るがした。そうすることで、社会の自然な再神聖化、スピリチュアリティの再生への道筋が示されたのだ。それが、魂の喪失から身を守る最善の方法であるだけでなく、狂信的な熱狂からの防衛策にもなるのである。そして、科学を使った彼らのやり方は、現在の薬物法にこめられた非科学的な偏見を払拭することにもなる」

こうして私がスミスの手紙を読んで聞かせるうちに、グリフィスの顔に笑みが広がった。見るからに感動している様子だったが、こうひと言告げただけだった。「すばらしい」

第二章 博物学──キノコに酔う

ジョンズ・ホプキンズ大学のオフィスでローランド・グリフィスと初めて会い、彼自身の神秘体験、死後の世界が存在する可能性を私がどう思うか、人の人生を変えてしまうサイロシビンの潜在能力について話したあと、最後にグリフィスは立ち上がり、ひょろっとした体を伸ばすと、ズボンのポケットに手を入れて小さなメダルを取り出した。

「ちょっとした記念品だ。でも、まずは私の質問に答えなければならない」グリフィスは私の目をじっと見て切りだした。「いま君は、自分が覚醒しているとわかっているか?」私はとまどい、自分を意識しながらしばらく考え込んだが、結局「はい」と答えた。メダルを渡されたので、きっと正解だったのだろう。片側には、マジックマッシュルームの中でも最も一般的な種であるシロシベ・クベンシス(ミナミシビレタケ)が四つ描かれ、その裏側には「知識を得る真の方法は実験である」というウィリアム・ブレイクの言葉が刻まれていた。あとで気づいたのだが、かの神秘家とグリフィスの手法はまったく同じということだ。

どうやら去年の夏、グリフィスが初めて〈バーニング・マン〉のイベントに参加したときに（そんな話聞いたことあったっけ？）、その仮設の町ではお金は通用せず、取引は物々交換だけと聞いて、プレゼントしたり交換したりするのによさそうなものをと考え、そのキノコのメダルを鋳造してもらったらしい。現在は、研究プログラムに参加してくれた有志の被験者たちに記念品として配っている。彼に驚かされたのはそれで二度目だった。いや、三度目か？　まず、グリフィスがネヴァダ砂漠で開催されるそのアートと幻覚剤の祭典に参加していたこと。次に、贈り物を選ぶのに、サイロシビン・マッシュルームそのものを堂々とモチーフに用いたこと。

だが、キノコのメダルというのは、なるほどとも思う。この一五年間、グリフィスと同僚たちが臨床試験で使ってきた化学物質は、結局のところそのキノコが原料なのだから。キノコもその精神活性成分も、一九五〇年代にメキシコ南部で発見されるまで科学界では知られていなかった。そこに住むマサテコ族は、スペイン人侵略者が現れるはるか昔から、治療や占いのためにその「神の肉体」をひそかに使いつづけてきたのである。それでも、セッション・ルームの棚に置かれた陶製のキノコの置き物を別にすれば、マジックマッシュルームを連想させるものは研究室内にほとんどない。ジョンズ・ホプキンズ大で私が話を聞いた人は、人生を一変させる体験を引き起こすのは、自然界に存在する化学物質、それもキノコの成分の作用だという驚くべき事実に、誰ひとりとして触れなかった。

研究室という環境では、このことに注意が払われなくなったとしても不思議ではない。こんにち幻覚剤研究をするすべての研究者が、合成サイロシビンのみを使っている（マジックマッシュルームの精神活性成分を一九五〇年代末に初めて特定し、合成し、名づけたのは、ＬＳＤを発見したあのスイスの化学者アルバート・ホフマン）。だから被験者が研究室で摂取するのは白い小さな錠剤であって、片手一杯分のぐにゃぐにゃした、えぐみのあるキノコではない。彼らのサイケデリック・ジャーニーは、比喩的に言うと、白衣を着た男女がいる病室のような光景の中で始まる。これは、現代科学特有の冷ややかな距離感を作る目的もあると思うが、この臨床試験の場合、サイロシビンを、一九六〇年代のカウンターカルチャーやアメリカ先住民のシャーマニズム、そしておそらくは自然そのものと分かちがたく絡まったルーツ（私としては「根《ルーツ》」ではなく「菌糸」という言葉を使いたいのだが）から、切り離す意味もあるだろう。それを食べた動物の意識を変化させる力を持つ小さな茶色いキノコの謎——その答えは、自然界の中にしか見つからない。これも忘れがちだが、ＬＳＤもクラビセプス・プルプレア、つまり麦角菌という菌から分離合成されたものだ。とにかく、この驚異のキノコは胞子を生むのはもちろんだが、どういうわけか、人の心にも重要な意味を生むのである。

ホプキンズ大の研究室周辺で何日も過ごし、サイロシビン・ジャーニーの経験談について被験者たちに長時間インタビューをするうちに、私は別の側面についても掘り起こしたくなってきた。つまり、マジックマッシュルームとその奇妙な能力に関する博物学である。マジックマッシュルームはどこでどうやって生育するのか？　なぜその種のキノコが、神経伝達物質セロトニンにとても近い成分を生成する能力を発達させ、その成分が血液脳関門（血液と脳組織液とのあいだの物質交換を制限する機構）をすり抜けて、一時的に哺乳動物の脳を乗っ取ることができるようになったのか？　外敵を毒で撃退する防御物質だったのか？　そう考えるのがいちばんわかりやすそうだが、幻覚成分は子実体（食べてもらうといちばんありがたい部分）でしかほとんど生成されないことから、それが正解とは思えない。食べた動物の脳内を変容させることで、キノコに何か利益があるのだろうか*？

　人の意識を変えるだけでなく、強烈な神秘体験をも引き起こすキノコの存在は、もっと哲学的な問題も提示する。これについては、ふたつのまったく異なる解釈ができる。ひとつは、意識やスピリチュアリティというものを、どうしても物質主義的観点から理解せざるを得ないということ。なぜなら、意識の変化が起きるのは、サイロシビンという化学物質あってのことと考えられるからだ。化学物質以上に物質主義的なものがほかにあるだろうか？　神とは、化学物質に誘発された単なる空想の産物だ、と結論づけようと思えばできるわけだ。

　ところが驚いたことに、実際に神秘体験をした人の大多数は、いっさいそういう考え方をしない。経験者の中でスピリチュアルな世界から最も遠い人でも、物質主義的な現実を超越する何かが、ある種の〝あの世〟が存在すると確信していた。とはいえ、基本的な自然主義的概念を否定しているわけではない。ただ別の解釈をしているだけだ。

　もし神秘体験に、われわれの脳内と自然界の植物や菌類どちらにも存在する物質が介在しているなら、科学のこれまでの主張とは違って、自然はもっと積極的だということかもしれない。そして、定義はどうするにしろ、とにかく向こう側に存在する「聖なる魂《スピリット》」は、無数の前近代的文化が信じてきたように、自然の中にあるということだ。私のような（スピリチュアリティに乏しい）人間にとっては、世界には「魔法などない」と主張する格好の材料だと思えることが、幻覚剤経験のある人にとっては、世界は根本的に魔力にあふれていると証明する反駁《はんばく》不可能な材料となるのだ。キノコはまさに神の肉体なのである。

ここに興味深い矛盾が生じる。物質主義者にとっては、スピリチュアリティや宗教的信念の謎を科学的に説明する現象そのものが、人に強烈な神秘体験をもたらし、実際にそれを経験した人は非物質主義的現実の存在を確信する――そしてこれこそが宗教的信念の基盤なのだ。

この矛盾をきっかけに向精神性ＬＢＭ（菌類学者が使う「小さな茶色のキノコ "little brown mushrooms"」の略語）についてもっと知れば、矛盾の謎が明確になり、ひょっとしたら解明できるかもしれない。キノコ狩りならお手のものだし、森で採れる食用種のうちいくつか（アンズタケ、アミガサタケ、クロラッパタケ、ポルチーニ）は間違わずに特定でき、食べることにもほとんど不安はない。それでも、ＬＢＭの世界は思う以上に厄介で危険だと師匠たちからさんざん言い聞かされてきた。食べたら死んでしまうＬＢＭもかなり多いのだ。だが、専門家に案内してもらえれば、シロシベ（シビレタケ属）を一、二種類、キノコ狩りのレパートリーに加え、その過程で、マジックマッシュルームが存在する謎と不気味な力について多少なりとも解明できるかもしれない。

私には指南役にぴったりな人物の当てがあり、彼なら喜んで協力してくれそうな気がしていた。ワシントン州に住む菌類学者であるポール・スタメッツは、一九九六年に『*Psilocybin*

Mushrooms of the World（世界のサイロシビン・マッシュルーム）』と題した、シビレタケ属の正式なフィールドガイドを執筆した人物だ。これまでにシビレタケ属の新種を四種類発見して学術誌で発表しており、その中のひとつ、息子の名前アズレウス*にちなんで名づけたシロシベ・アズレセンスは、これまで見つかったシロシベの中で最も強力な精神活性効果を持つ種だ。とはいえ、スタメッツは米国一敬意を払われている菌類学者のひとりではあるが、つねに学術界の外で活動し、学位もなく、ほとんどの研究を自費でおこなっている。*自然界における菌類の役割について、主流科学とは一線を画した見解を持っており、キノコを間近で観察し頻繁に食べることで、キノコそのものからひらめきを得た、と胸を張って語る。

　スタメッツのことは何年も前から知っているが、とくに親しいわけではなく、はっきり言って、その胡散臭さからいつも少々距離をとるようにしていた。キノコの潜在能力を大げさに称え、ＤＡＲＰＡ（米国防総省の国防高等研究計画局）やＮＩＨ（国立衛生研究所）と共同でおこなったキノコ研究を、こちらがげっそりするほど自慢するその様子を見ていると、ジャーナリストなら〝嘘発見器〟が発動してしまいがちだ――反応が正しいにしろ、間違っているにしろ（じつは彼が相手の場合、たいていが誤作動だ）。

　長年のあいだに同じ会議で顔を合わせることも多く、彼の講演を聞く機会が何度かあった。ハードサイエンスと非現実的な憶測をとりまぜて話し、そのあいだに引かれるべき一線がわからなくなることもある、人を惹きつけてやまない（ときには拍手喝采したくなる）話しぶりだった。その典型とも言える二〇〇八年のＴＥＤトークは、オンラインで四〇〇万回も視聴されている。

一九五五年オハイオ州セーレムで生まれたスタメッツは、毛深い大男で、髭を生やし、クマのような風貌で、かつて太平洋北西岸で材木伐採に携わっていたと聞いても、なるほどと思える。演台に上がるときにはたいていフェルト製のアルペンハットをかぶっているが、のちに本人から聞いたところ、じつはそれはアマドウと呼ばれるものでできたルーマニアのトランシルヴァニア製の帽子なのだという。アマドウというのは、枯れた、あるいは枯れかけたある種の樹木で育つ多孔菌、ツリガネタケ（フォメス・フォメンタリウス）の内側のスポンジ状の層のことだ。燃えやすく、古来、火口《ほくち》として、あるいは火を移す際などに使われた。一九九一年にアルプスの氷河でミイラ化した姿で発見された、エッツィの愛称で知られる五〇〇〇歳の〝アイスマン〟が携帯していた小さな袋にも、アマドウのかけらが入っていた。アマドウには抗菌作用があるため、傷を覆ったり、食品を保存したりするのにも使われた。キノコの世界にどっぷり浸かっているスタメッツだから、頭にもひとつのせているというわけだ。

キノコは、地球上で最も理解が進んでいない、評価の低すぎる生物王国を築いている。有機物を分解し土を作るという意味で、地球の健康保持に欠かせない存在だというのに、軽視されているどころか、毛嫌いされている。スタメッツは、このキノコ恐怖症を一種の「生物学的種差別」と呼ぶ。食べると毒に当たる恐れがあることは脇に置くとして、じつは意外にも、発生学的に言って、私たちは植物よりキノコのほうに近いという。私たち同様キノコも、植物が日光から取り入れるエネルギーを使って生きているからだ。スタメッツはキノコの代理人として発言し、キノコには世界のさまざまな問題を解決する力があることを証明して、私たちの誤った認識を正すことをライフワークとしてきた。実際、彼の最も人気のある講演タイトルと、二〇〇五年に出版した著書『*Mycelium Running*（走る菌糸体）』のサブタイトルは、「キノコはいかにして世界を救うか」である。彼の講演を聞き終わる頃には、このタイトルがけっして大げさだとは思えなくなる。

私は、〝マイコレメディエーション〟についてのスタメッツの講演を初めて聞いたときのことを今でも覚えている。マイコレメディエーションとはスタメッツの造語で、キノコを使って環境汚染や産業廃棄物を浄化する手法のことだ。自然界にある菌類の仕事のひとつは、複雑な有機分子を分解することだ。菌類がいなければ、枯れた植物や死んだ動物が腐敗せずにどんどん溜まっていき、地球はとっくの昔に誰も住めない場所になっていたはずだ。だから一九八九年、アラスカ湾岸でエクソン・ヴァルディーズ号が座礁し、何百万ガロンという原油がプリンスウィリアム湾に流出したあと、スタメッツは石油化学廃棄物の分解に菌類を使うという長年温めてきたアイデアを再燃させた。彼は湯気のたつ、黒いべたべたした原油スラッジの山を写したスライドを見せ、そのあとヒラタケの胞子を植えつけて四週間後の写真を見せた。原油スラッジの山はふわふわした雪のような白いヒラタケにすっかり覆われて、当初の三分の一にまで小さくなっていた。それは錬金術さながらのみごとなパフォーマンスで、私にとっては忘れがたい記憶となった。

しかし、キノコ王国の繁栄をめざすスタメッツの野望は、原油スラッジを耕作用の土に変えるだけにとどまらない。実際、彼にしてみれば、キノコで解決できない環境問題や医療問題はまずないのだ。

たとえばガンは？　スタメッツによるカワラタケ（トラメテス・ベルシコロル）の抽出物は、ガン患者の免疫システムを刺激し、治療に役立っている（スタメッツは、ステージ4の乳ガンを患う自分の母親の治療にも利用したと話す）。

バイオテロ？　九・一一以降、政府の「バイオシールド計画」が、スタメッツにキノコの希少種コレクションの調査を依頼したところ、SARS、天然痘、ヘルペス、鳥インフルエンザおよび豚インフルエンザに強い活性を示す種が複数見つかった（信じられないと思う方は、ペニシリンがカビから作られることを思い出してほしい）。

蜂群崩壊症候群（CCD）？　ミツバチが薪の山にたかり、菌糸体を食べるのを知ったスタメッツは、感染症とCCDに対するハチの耐性を強める複数の真菌を特定した。

虫害？　数年前、スタメッツは「マイコペスティサイド」の特許を獲得した。ノムシタケ属の変種で、オオアリに食べられると、その体に寄生して寄生主を殺すのだが、その前に化学物質でアリの脳を操り、高い場所に誘導したあと頭頂部を破ってキノコを飛び出させ、胞子を発散する。

私は、ノムシタケの変種がアリにこの悪魔的な所業を働く（アリの体を乗っ取り、命令に従わせ、最後にみずからの遺伝子を散布するためにその脳からキノコを生やす）のを撮影したビデオを二、三度観たが、スタメッツとその哀れなアリにはかなり共通点があるとふと思った。まあ、たしかにスタメッツはキノコに殺されてはいないし、連中の策略をよく知っているから予防措置をとっているのだろうが、彼の人生も脳も、キノコに文字どおり乗っ取られている。スタメッツはキノコのために身を尽くし、キノコの代弁者となってきた。絵本作家ドクター・スースの絵本のキャラクター、ロラックスおじさんが樹木の代弁者だったように。スタメッツは通信販売によって、あるいはひたすら熱意によって、キノコの胞子をできるだけ広く遠くへと散布し、分布域を拡大して彼らのメッセージを広めている。

そんなことを言ったら、ポール・スタメッツの反感を買うのではないかって？　いや、大丈夫。キノコの菌糸体は、菌糸と呼ばれる白い単細胞の糸状体を土の中で編み、蜘蛛の巣さながら地中で網状に広がっているのだが、彼は実際に著書の中で、この菌糸体には知性があり、「知覚を持つ膜組織」と「自然界の神経ネットワーク」を築く、と書いている。『走る菌糸体』という題名は二通りの意味に読める。菌糸体は実際にいつも地中を走っており、土を作り、動植物の健康状態を保ち、森を管理するうえでなくてはならない役割を担っている。だが、スタメッツに言わせると、菌糸体は森に限らず自然全般を仕切っており、神経組織ソフトウェアプログラムのようにある種の生物の心を操り、その生物の代表がポール・スタメッツ本人なのだ。「キノコは自然界からのメッセージをわれわれに運んでいる」彼は好んでそう語る。「その声を僕は聞いている」

それでも、スタメッツのやけにもったいぶった、大仰に聞こえる考えには、ちゃんと科学的な根拠があるのだ。すでに何年も前からスタメッツは、地中に張り巡らされた菌糸体の巨大網状組織を「地球上の天然インターネット」と表現してきた。驚くほど広範囲にある数々の生物種をつなげる、幾重にも重なり、複雑に枝分かれし、自己修復する、大規模コミュニケーションネットワーク（地球上で最大の有機体はクジラでも樹木でもなく、キノコである。たとえばオレゴン州に生育するヒラタケ属の一種は二・四マイル［約三・九キロメートル］四方にも広がっている）。スタメッツは、この菌糸体ネットワークにはある種の〝意識〟があり、周囲の環境を察知して、障害に応じて対応する能力を持つと主張する。初めてそう聞いたとき、せいぜい想像力をたくましくした喩え話だろうと私は思った。だがそれから何年も経った今、数々の科学的研究が蓄積した結果を見ると、単なる喩え話ではないと思うようになった。実験によれば、粘菌は迷路の終点にある食べ物にたどり着くことができる。場所を感じ取り、そちらの方向に増殖していくのだ。森林に分布する菌糸体は、樹木の根と根をつなげて栄養を供給するだけでなく、環境の変化や脅威について情報を伝え、森林内のほかの樹木に優先的に栄養を送らせたりする。*森林は私たちが思う以上に複雑で、相互交流のある、知的な組織体であり、その樹木社会を組織化しているのはまさに菌類なのだ。

スタメッツの考えや理論は、私が考えていた以上に基盤のしっかりした、実用的なものだとわかった。スタメッツと行動をともにしてみたいと思うようになったのは、それも理由のひとつだった。それに、自身のサイロシビン体験が考え方やライフワークに影響を与えたのかどうかも知りたかった。だが、スタメッツがサイロシビン経験の過去について話してくれるかわからなかったし、キノコ狩りに連れていってくれるかどうかとなると、いよいよ心もとなかった。今や彼は、八、九種類の特許を持つ成功したビジネスマンだし、ＤＡＲＰＡやＮＩＨ、ローレンス・リヴァモア国立研究所のような組織や研究機関にも協力している大物だ。ネット上で見つかる最近のインタビューや講演では、サイロシビンについて話すことはほとんどなく、例のフィールドガイドも著書一覧からしばしば省いている。そのうえ、米菌類学会や米科学振興協会（ＡＡＡＳ）から名誉ある賞を授与されてもいた。どうやらポール・スタメッツは法を守るまっとうな人間になったようだ。私にとってはタイミングが悪かった。

幸い、それは杞憂《きゆう》に終わった。ワシントン州カミルチにあるスタメッツの自宅に連絡を入れ、自分がいま調べていることについて話すと、彼は大歓迎だ、ぜひ協力したいと言ってくれた。私たちは長い時間マジックマッシュルームについて話をし、彼のサイロシビンに対する興味はまだ少しも衰えていないことがすぐにわかった。ジョンズ・ホプキンズ大でおこなわれている研究のこともよく知っていて、実際、研究チーム立ち上げ当初、サイロシビンの供給源を探していたとき、彼が相談に乗っていたという。大学で合法的な幻覚剤研究が再開されたことで、スタメッツは自分のライフワークについても堂々と再始動できると考えていたらしく、一九九六年に出版したマジックマッシュルームのフィールドガイドの最新版を作っている最中だという。話をしていて一度だけ不機嫌な口調になったのは、キノコ狩りに案内してもらえないかとお願いした際、私が何気なくサイロシビンの俗語を使ったときだった。

「その言葉、吐き気がするほど嫌いなんだ」彼は、汚い言葉を使った子どもをたしなめる親のような、厳格とさえ言える口調で言った。

それ以来、私は二度とその言葉を口にしていない。

電話の最後に、スタメッツは私を、ワシントン州のオリンピック半島付け根のリトル・スクーカム海峡にある自宅に招待してくれた。私はおずおずと、できればシビレタケ属が採れるときに訪ねたいのですが、と頼んでみた。「もう時期がほとんど終わってしまったんだ」と彼は言った。「でも、感謝祭の直後で、天候さえよければ、コロンビア川の河口にある、シロシベ・アズレセンスが常時見つかる世界で唯一の場所にお連れしよう」スタメッツは、以前キノコをよく見つけたという公園の名前を告げ、ユルト型テントを予約するように言ってから、「僕の名前は使わないほうがいいと思う」と付け加えた。


ワシントン州に向かう前の数週間、私はスタメッツのフィールドガイドを隅々まで読み込み、キノコ狩りの事前準備をしようとした。シビレタケ属のキノコは二〇〇種以上あり、世界じゅうに分布している。太古からそうだったのか、それともマジックマッシュルームに強い関心を寄せる動物の移動とともに広まったのかは、はっきりしない（スタメッツによれば、人類は少なくとも七〇〇〇年前から宗教儀式のためにマジックマッシュルームを使っていたという。だがほかの動物も食べることがあり、その理由は今もよくわかっていない）。

シビレタケ属は腐生菌で、枯れた植物や動物の糞に発生する。荒れた土地を好み、地滑りや洪水、嵐、火山の噴火のような自然災害後の土地でよく見られる。自然災害だけでなく、人間が破壊した環境でも繁殖する。伐採された森林、道路建設による山の切り崩し、ブルドーザーに蹂躙《じゅうりん》された土地、開墾地（家畜化された反芻《はんすう》動物の糞を好む種もある）。不思議なことに、いや、よく考えればそう不思議でもないのだが、最も強力な幻覚作用を持つ種は、野山ではなく都市部で繁殖することが多い。人間に破壊された自然環境を好むことから、人体から出たものも含む「廃棄物の流れ」とともに、広く拡散する。近年は、ウッドチップなどで植物栽培用の地表を覆うマルチングのおかげで、かつては太平洋岸北西部に限定されていた強力な幻覚作用を持つ複数の種の分布域が、大きく広がった。今では人類が景観造形したあらゆる場所で生育する。郊外あるいは都市部の公園、保育園、教会の庭園、高速道路のパーキングエリア、刑務所、大学のキャンパス、そして彼はとくにここを喜んで強調したがるのだが、裁判所や警察署の敷地にさえ。「シビレタケ属と文明は手を携えて発展しつづける」とスタメッツは書いている。

ここまで読んだみなさんは、なんだ、ずいぶん簡単に見つかりそうじゃないか、と思うだろう。実際、サイロシビン研究に関する私の記事が発表されたあと、私が教鞭を執るカリフォルニア大学バークレー校のキャンパスで、一二月の降雨後にマジックマッシュルームを見つけたと学生から聞かされた。「花壇のウッドチップの中を見てみるといいですよ」と彼は言った。それでも、スタメッツのフィールドガイドの写真を眺めるうちに、見つけたキノコをシビレタケ属だと断定するのはまず無理だし、そもそも特定方法を覚えることさえできそうにないと思いはじめた。

写真から判断するかぎり、シビレタケ属は一見ありきたりな小型の茶色いキノコの群生で、大部分はとくに特徴がない。それに比べ、私がよく知る食用種は、チューリップとバラ、プードルとグレートデンぐらい差がはっきりしている。たしかに、シビレタケ属はどれも必ず傘の裏に襞があるが、襞を持つキノコはほかにも無数にあるので、あまり識別条件にはならない。それ以外の特徴を必死に並べて整理しようとはしても、シビレタケ属全体に共通するものがない。傘の頭頂部に乳首に似た小さな突起（心《ウ》いぼ《ンボ》と呼ぶのだと知った）を持つものもあるが、全種ではない。濡れるとねばつき、つやつやして見えるものもあれば、つやのない鈍い灰色のものの、あるいはアズレセンスのように乳濁したキャラメルのような色のものもある。表皮層（コンドームのように傘を覆っているゼラチン状の層で、剝《は》がすことができる）があるものが多いが、すべてではない。キノコ用語の語彙はどんどん増えても、自信は急速に消えていった。置いておくとわずか一日で腐って、インクの水溜まりみたいになってしまうキノコそのものみたいに。

第四章〈誤食すると危険なキノコ〉までたどり着いたところで、私はもう匙《さじ》を投げそうになった。「キノコの種の特定を誤ると命取りになることがある」という一文でスタメッツは始め、シロシベ・ストゥンツィが、それとほとんど見分けのつかない三本のガレリナ・アウトゥムナリス（ケコガサタケ属）とぴったりくっついて生育している写真が示される。ガレリナ・アウトゥムナリスはこれといった特徴もない小さなキノコだが、食べると「激しい苦痛を伴う死を迎える恐れがある」。

しかしスタメッツは、素人がシビレタケ属を特定するときは細心の注意が必要だとしながらも、それでもあきらめきれないという人には、〈スタメッツ流ルール〉とみずから呼ぶ、死亡事故を（おそらく）防ぐための三段構えのチェックポイントを教えてくれる。

「サイロシビンを含む種だとどうしたらわかるんですか？」

「まず、襞があり、その中に紫色を帯びた茶色あるいは黒の胞子があり、加えて、できたばかりの傷が青みを帯びていたら、サイロシビンを含む種である可能性がきわめて高い」これはもちろんとてもありがたい助言だが、〝可能性がきわめて高い〟よりもっとはっきりした確約が欲しかった。するとスタメッツは真顔でこう言った。「このルールに例外はないと僕にはわかっている。だが、だからと言って例外はないということにはならない」

この〈スタメッツ流ルール〉を頭に叩き込んだあと、私は、ご近所さんの庭や通勤路の道端、銀行の駐車場などで、可能性が高そうな襞のあるLBMを選び、軽く傷をつけて、傷口が青や黒に変わるかどうか確かめた。青い色素は、シビレタケ属に含まれるふたつのおもな精神活性物質のうちのひとつ、サイロシン〔または「シロシン」〕が酸化した証拠だ（もうひとつの精神活性物質はサイロシビンで、これは体内でサイロシンに分解される）。また、そのキノコに紫がかった茶色や黒い胞子があるかどうか確認するため、私は胞子紋をとりはじめた。キノコの傘を切り取り、襞の部分を下にして白い紙の上に置く（胞子が白いと考えられる場合は、黒い紙に置く）。数時間もすると、襞から微細な胞子が放出され、それが紙の上に影絵のような美しい模様（キスマークにも似ている）を描きだす。これで胞子の色が紫がかった茶色や黒かどうかわかる。もし錆色だったら、あなたが手にしているのは死を呼ぶケコガサタケ属かもしれない。

ただし、世の中には、本で学ぶより人からじかに教わったほうがいいことがある。私は、取り返しのつかない決断をしてしまう前に、菌類界のウェルギリウスに案内してもらうそのときを待つことにした。


私が訪問した当時、スタメッツはパートナーのダスティ・ヤオと二匹の大型犬プラトンとソフィーとともに、リトル・スクーカム海峡にある新築の大邸宅に住んでいた。その家は、建材をすべて合わせれば小さな森ひとつ分にはなる、みごとな無垢のベイマツとヒマラヤスギで造られていた。スタメッツは、菌類同様、樹木のことも偏愛しているのだ。到着したのは金曜日。キャンプ場に予約を入れたのは日曜の夜なので、週末の大部分はシビレタケ属について話をしたり、（ほかの種類の）キノコを食べたり、キノコにとっては至れり尽くせりの施設を案内してもらったり、犬たちと一緒に周囲の森や海岸を散歩したりした。そして日曜の朝に、シロシベ・アズレセンスを求め、オレゴン州との州境をめざして南へ車を走らせることになった。

この家はキノコが建ててくれたようなものだ、と私に荷解きをする暇も与えず、スタメッツはしゃべりはじめた。もともとここには、スタメッツが引っ越してきたときには古いおんぼろの農家が建っていて、家屋はオオアリの侵食にゆっくりと屈服しつつあった。スタメッツはその問題を菌類学的に解決することにした。ノムシタケ属のどの種がアリのコロニーを破壊するか正確にわかっていたが、アリのほうも防衛策を知っていた。アリたちは戻ってきた仲間一匹一匹についてキノコの胞子が付着していないか丁寧に調べ、見つけるとただちに頭部を食いちぎって、死体はコロニーから遠く離れた場所に捨てた。しかしスタメッツのほうが一枚うわてだった。胞子形成が遅い、ノムシタケ属に似た変種を育てたのだ。彼は菌を娘のおままごとの小さな鉢に入れて台所の床に起き、安全な食べ物だと勘違いしてそれを巣に運ぶアリたちの行列を夜間に観察した。やがて胞子を作る頃には、菌はコロニー内に蔓延し、アリは全滅に追い込まれた。ノムシタケの変種はアリの体内に寄生し、その頭から子実体を発生させたのだ。その農家を救うには遅すぎたが、この菌研究によって取得した特許の収益で、菌の創造力を称えるはるかに巨大な記念碑を建てることができたわけだ。

屋敷は広々としていて、居心地がよかった。私は二階の客室棟すべてをひとりで占領した。雨がちな一二月の週末、私たちは居間で過ごすことが多かったが、天井はとても高く、大聖堂風のヴォールトで、暖炉では太い薪が赤々と燃えており、部屋の奥では高さ七・五フィート（約二・三メートル）ものホラアナグマの骨格標本が室内を睥睨《へいげい》している。暖炉の上方にはアルバート・ホフマンの絵が掛かっている。頭上の屋根の頂点部分の下にある、巨大な円形ステンドグラスには、「菌糸体構造の普遍性」が描かれていた。夜空を覆う複雑な青い網目模様。その線は菌糸体、根、ニューロン、インターネット、ダークマターを同時に表現していた。

居間から二階に上がる廊下や階段の壁には、額装されたアートや写真、記念品が飾られ、その中にメリー・プランクスターズ・アシッドテストを修了したことを示す、ケン・キージーとニール・キャサディのサイン入りの免状もあった。パートナーのダスティが原生林で巨大なキノコの標本を持ってポーズしている写真もいくつかあった。米国のサイケデリック・アーティストの長老、アレックス・グレイのカラフルでグロテスクなプリントTシャツを着ている。それはいわゆるストーンドエイプ理論をグレイなりに解釈したもので、シビレタケを持った原人が雷に打たれたような表情を浮かべ、口と額から抽象模様が渦を巻いて飛び出している。そうわかったのは、その数日前にスタメッツからストーンドエイプ理論に言及した電子メールを受け取っていたからだ。「最初にローランド・フィッシャーが提唱し、その後テレンス・マッケナが再び取り上げて広めたストーンドエイプ理論――［サイロシビンを摂取したことによって］人類の脳が急速に発達し、分析力や社会性を身につけることになったという説――は、真実である可能性が高いと僕は思うんだが、それについて話し合いたい。霊長類のうち、人類を含む二三種がキノコを食べ、食用のものとそうでないものを区別できると知っていたか？」

知らなかった。

しかし、この極度に言葉を削いだ短い電子メールで、スタメッツと過ごす週末がどういう雰囲気になるか、なんとなく予想がついた。奔流のごとく耳に流れ込んでくる菌類に関する事実や諸説を頭に入れるのに、とにかく必死だった。激流を渡ろうとしても、どうしても脇に流されてしまう、そんな感じだった。スタメッツ流のキノコ的世界観はみごとで、目がくらむほどなのだが、しばらくそれにさらされていると閉所恐怖症のような息苦しさを覚える。本物の偏執狂あるいは独学者（スタメッツはその両方だ）にしかできない所業だった。そういう人々は〝すべてはつながっている〟という裏テーマをたいてい持っていて、スタメッツの場合、すべてをつなげているのはまさに菌糸なのである。

ポール・スタメッツがどうやってこんなキノコ中心の世界観を持つようになったのか、とくにシビレタケ属のキノコがそれにどう関係しているのか、知りたくなった。スタメッツはオハイオ州ヤングスタウンに近いコロンビアナという町で、五人きょうだいの末っ子として生まれ育った。ポールが子どもの頃、父の経営するエンジニアリング会社が倒産し、裕福だった一家は「あっという間にどん底に叩き落とされた」。父親は酒浸りとなり、ポールは兄のジョンをロールモデルとして仰ぎ見るようになった。

ポールより五歳年上のジョンは向上心あふれる科学者で、やがて神経生理学を学ぶために奨学金を獲得することになるのだが、自宅の「地下にすてきな実験室」を持っていた。ポールの目には天国にも思える場所だったが、兄はめったに入らせてくれなかった。「どんな家にも実験室があるものと当時の僕は思っていて、友人の家に遊びにいくたび、実験室《ラボラトリー》はどこかと尋ねた。友人たちが必ず浴室を指さすのはどうしてかわからなかったよ。洗面所《ラヴァトリー》だと思われたんだな」ジョンに認めてもらうことがポールの人生における強いモチベーションになり、主流科学界で研究成果が認められることをスタメッツが重視するのはそこに理由があるのかもしれない。ジョンは、私がポールを訪問した六ヵ月前に心臓発作で亡くなり、それは偶然にも、ポールが米科学振興協会から賞を授与された同じ日だった。ポールは兄の死のショックからまだ立ち直っていなかった。

ポールが一四歳のとき、ジョンから初めてマジックマッシュルームの話を聞いた。そして、ジョンがイェール大学へ発ったときに置いていった『*Altered States of Consciousness*（変性意識状態）』という本が、ポールに大きな衝撃を与えた。心理学者チャールズ・T・タートが編集したその本は、夢見や催眠状態、瞑想や幻覚剤に至るまで、さまざまな非日常的精神状態についての学術論文を集めたアンソロジーだった。だが、その本がスタメッツに忘れ得ない印象を残した理由は、とても刺激的だったとはいえその内容ではなく、一部の大人がその本に示した反応のほうだった。

「ライアン・シュナイダーという友人に貸してくれと頼まれてね。でも彼の両親はとても保守的な人たちだったんだ。一週間後、返してほしいと僕が言うと、いろいろと口実を作って、返却を引き延ばした。もう一週間経って、返してとあらためて頼んだら、とうとう彼が本当のことを打ち明けた。『両親に見つかって、焼かれちゃったんだよ』

本を焼いた、だって?! それが僕の大きな転換点となった。シュナイダー家は敵だ、良心ってものがないのかと思わず詰め寄りたくなったが、焼いてしまわなければと彼らが思うほどあれがパワフルな情報なのだとしたら、そのパワフルな情報を手に入れてやろうと心に誓った。だから僕は彼らにむしろ感謝しなければならないんだ」

スタメッツはケニオン大学に行き、そこで一年生のときに経験した「強烈なサイケデリック・ジャーニー」で人生の方向性が決まったという。彼は昔から吃音《きつおん》のせいで内にこもりがちで、自分でもどうすることもできずにいた。「僕にとっては大問題でね。人に話しかけられるのが怖くていつもうつむいていた。実際、キノコを見つけるのがうまかったのは、いつもうつむいていたことが理由のひとつだと思う」

　大学一年目が終わりにさしかかったある春の午後、スタメッツはキャンパスを眺め下ろす木の生い茂る稜線を歩きながら、マジックマッシュルームを一袋全部食べてしまった。おそらく一〇グラムはあったはずだが、それぐらいが適量だと思ったのだ（実際には四グラムでも多すぎる）。サイロシビンの効果が出はじめると、スタメッツはとりわけ美しいオークの木を見つけ、登ることにした。「木に登れば登るほど、高いところに行ける」そのとき突然空が真っ暗になり、雷が地平線を照らした。嵐が近づくにつれて風が巻き起こり、木が揺れはじめた。

「だんだん頭がくらくらしてきた。だけど高く登りすぎてとても下りられず、ひたすら木を抱えてしがみついていた。木は僕と地上を結びつける世界軸《アクシス・ムンディ》となった。『これは生命の樹（旧約聖書に登場する、エデンの園の中央に植えられた樹の一本）だ』僕は思った。それは天に向かってどんどん伸び、僕と世界をつなげた。そのときふと気づいたんだ。きっと雷に打たれるに違いない、と。まわりでひっきりなしに雷が落ちていた。そこにもあそこにも、ありとあらゆる場所に。啓示を受ける寸前で、僕は感電死する。それが僕の運命なんだ！　そのあいだずっと僕は温かな雨に打たれていた。そのうえ泣いてもいて、どこもかしこもびしょびしょで、でも、世界との一体感も感じていた。

　そして自分に尋ねた。もしここから生きて帰れたら、何をする？　ポール、おまえは馬鹿じゃないが、吃音のせいで積極的になれなかった。女の子の目をまともに見ることさえできない。どうすればいい？　今すぐ吃音を止めろ。それが僕のマントラになった。今すぐ吃音を止めろ。そう何度も何度も言った。

やがて嵐は去った。僕は木から下りて、自分の部屋に戻り、眠った。あれは僕の人生でいちばん重要な経験だった。なぜかって？　翌朝、歩道を歩いていると、僕が前からいいなと思っていた女の子がやってきた。だけど所詮、高嶺の花だと思っていたんだ。彼女がこちらに近づいてきて言った。『おはよう、ポール。元気？』僕は彼女をまっすぐに見て答えた。『すごく元気だよ』吃音がなくなっていた！　それ以来、一度も言葉に詰まったことはないよ。あの種類のキノコについて調べたいと思ったのは、そのときさ」

それから驚くほど短期間で、スタメッツは米国で指折りのシビレタケ属専門家になった。一九七八年、二三歳のとき、初めての著書『*Psilocybe Mushrooms and Their Allies*（シビレタケ属とその盟友たち）』を出版した。〝その盟友たち〟とはわれわれ人間のことだ。シビレタケ属の遺伝子とその福音を最も広めた（スタメッツはそれを天職と心得ている）動物なのだから。

スタメッツが菌類学について学んだのは、一年後に辞めることになったケニオン大学ではなく、エヴァーグリーン州立大学だった。ワシントン州オリンピアにあるその大学は、一九七〇年代半ば当時はまだ新しく、実験的な試みをしており、学生おのおのが自分でテーマを選んで研究計画を立てることができた。環境化学の学位を持つマイケル・ビウグという若い教授が、スタメッツと、やはり菌類に取り憑かれた同じように将来有望なふたりの学生、ジェレミー・ビッグウッドとジョナサン・オットの指導をしてくれることになった。ビウグには菌類学の素養はなかったが、四人は力を合わせ、電子顕微鏡とビウグがなんとか手に入れた麻薬取締局

（DEA）の認可証のおかげもあって、観察方法を極めた。こうして準備を整えた四人は、一般にあまり気持ちのいい科学ではないとして、菌類の中でも見過ごしにされる属の研究に乗り出した。

サイロシビン自体が一九七〇年以降違法薬物となったため、マジックマッシュルームはLSDより自然に近く、効果がやさしい代替品として、当時のカウンターカルチャーの注目の的だったが、生育域や分布、生態、繁殖方法、効能などはほとんど知られていなかった。原産地はメキシコ南部だと信じられていた。一九五五年にR・ゴードン・ワッソンがマジックマッシュルームを「再発見」した場所だ。一九七〇年代までは、米国内で流通していたマジックマッシュルームの大部分は、中南米からの輸入品か、ラテンアメリカ原産種、おもにシロシベ・クベンシス（ミナミシビレタケ）の胞子を使って国内で栽培したものだった。

エヴァーグリーン大学チームはいくつかめざましい成果をあげた。シビレタケ属の新種を三種類発見して学術誌で発表し、しかも室内での栽培方法と、キノコに含有されるサイロシンとサイロシビンの量を測定する技術まで構築した。だが、グループが果たした最も重要な貢献は、シビレタケ属に関心を持つ人の目を、メキシコ南部から太平洋岸北西部に移したことだろう。スタメッツらはシビレタケ属の新種を近場で次々に発見し、学術誌に記載した。「地軸が世界のこの一点に向かって傾いているような気がしたよ」太平洋岸北西部のどこに行っても、スタメッツが「サイロシビン前傾姿勢」と呼ぶ格好をして、農地や芝地を独特の動線で動きまわる人たちが見かけられた。

この頃、太平洋岸北西部は米国サイケデリック・カルチャーの中心地となり、エヴァーグリーン大学が事実上、その分野の知識の中枢および研究開発施設としての役割を果たした。一九七六年から、スタメッツと同僚たちは、今では伝説となっている一連のキノコ会議を開催し、サイケデリック界における学位を持つ専門家とアマチュアの両方のリーダーたちが一堂に会することになった。私の訪問中、スタメッツは、一九九九年に最後に開かれた会議の模様を録画したVHSのビデオテープを掘り出してきた。撮影したのはレス・ブランクで、この手の集まりの記録画像はたいていそうなのだが、きちんと編集されておらず、未加工のままだった。

このときスタメッツのテレビに映しだされたものは、とても「会議」とは呼べない代物だ。私たちは参加者の様子を眺めた。代替医療についての著書で有名なアンドルー・ワイル博士。幻覚剤化学者のサーシャ・シュルギンとその妻アン。ニューヨーク植物園の菌類学者ゲイリー・リンコフ。彼らは、ケン・キージーが運転する、サイケデリックなペイントがほどこされたスクールバスに乗って、華々しいファンファーレとともに到着した。このバスはファーザー（Farther）号と呼ばれ、明らかにもう路上は走れないらしいオリジナルのメリー・プランクスターたちのバス、ファーザー（Further）号の二代目である。進行の様子は会議というよりディオニュソス祭のような浮かれぶりだったが、それでも真面目な講演もおこなわれた。ジョナサン・オットは、彼の造語である「エンセオジェン」の歴史について、すばらしい講義をした。彼は幻覚剤の歴史を追い、古くは古代ギリシアの「エレウシスの密儀」から、メソアメリカ人のキノコを使った宗教儀式をスペイン人が弾圧したときの「薬品異端審問」、さらにはメキシコでそうした宗教儀式が今も残っていたことをR・ゴードン・ワッソンが発見して以来進んでいる「エンセオジェン宗教改革」まで網羅していた。途中でオットは、カトリック教会が信者に与える「プラシーボ聖体」についても軽く触れた。

映像は大々的な仮装パーティへと移り、幻覚作用を持つキノコが一〇種類以上加えられた巨大なパンチボウルのクローズアップが長々と映された。浮かれ騒ぐ人々の中にいる有名な菌類学者や民族植物学者たちを、スタメッツが一人ひとり紹介した。その多くは、たとえばベニテングタケやマッシュルームなど、キノコの扮装をしていた。スタメッツ自身はクマの格好だった。

マジックマッシュルームでトリップしている仮装姿の人たちがレゲエバンドの演奏に合わせてだらだらと踊っている生映像を観ていても仕方がないので、数分もするとテレビを消した。私はスタメッツに、初期の会議はどんな感じだったのか尋ねた。当初はこんなただの浮かれ騒ぎではなく、もう少し知的興奮を味わえるものだったように思えたからだ。たとえば一九七七年、スタメッツは彼にとってのヒーローふたりを会議に招待した。アルバート・ホフマンとR・ゴードン・ワッソンである。ワッソンが一九五七年に「ライフ」誌に書いた、西洋人として初めて経験したサイロシビン・ジャーニーの記事こそが、米国で幻覚剤革命を引き起こしたのだ。

スタメッツは、ときどきオークションサイト〈eBay〉やフリーマーケットに出品される、「ライフ」誌のこの号を収集しているのだという。その晩寝室に行く道すがら、彼のオフィスに立ち寄り、それを見せてもらった。発行年月日は一九五七年五月一三日で、表紙ではモーニングコートに山高帽姿のコメディ俳優バート・ラーが表情を作っている。しかし表紙でいちばん目だっている見出しは、ワッソンのかの有名な記事のそれだ。〈奇妙な幻覚をもたらすキノコの発見〉。一冊どうぞとスタメッツに言われ、私はそれを持って寝室に入った。

いま考えると、サイロシビンを西欧社会に紹介したのが、大物ジャーナリスト、ヘンリー・ルースが所有する大手誌に、J・P・モルガン銀行の副頭取が書いた記事だったというのは、とても信じがたいことだ。体制側の代表者として、このふたり以上の存在はない。だが一九五七年の時点では、幻覚剤は、その一〇年後に重くのしかかることになる文化的・政治的汚名とはまだ無縁だったのだ。当時LSDは、それが精神疾患やアルコール依存症の奇跡の治療薬となると考えていた一部の医療従事者にしか知られていなかった。

「タイム」誌と「ライフ」誌の創刊者で、編集長も務めたヘンリー・ルースは、妻のクレア・ブース・ルースとともに、プライベートで幻覚剤と親しんでおり、一九五〇年代にこれを積極的に取り入れた医療および文化エリートたちと同様に、熱狂していた。一九六四年にはヘンリーが、部下たちとの会議の場で、「医師の監督下で」LSDを試したと話しているし、妻のクレアも、一九五〇年代に初めてトリップしたとき、「才能に恵まれた幸せな子どもの目で」世界を見たような気分だったと回想している。LSDに対する倫理的パニックが起きた一九六五年以前は、タイム・ライフ社は幻覚剤をおおいに賞賛し、ルースは個人的関心から、誌面でそれを取り上げるよう指示した。

だからR・ゴードン・ワッソンが記事のアイデアを携えて「ライフ」誌にアプローチしたとき、理想的な選択肢を選んだといえる。「ライフ」誌は気前よく八五〇〇ドルもの契約金を出したうえ、記事の編集のみならず、見出しやキャプションの言葉さえ、ワッソンに最終承認の権限を与えるという太っ腹な契約を結んだ。そして、記事には「マジックマッシュルームの影響下にあったときの貴殿の感覚や空想についても記述する」ことを約束させた。

その晩、ベッドの中で雑誌のページをめくりながら、一九五七年の世界は、すでに私も生まれていたとはいえ、はるか彼方の惑星みたいだと思った。まあ、生まれていたといっても、まだ二歳だったのだが。両親は「ライフ」誌を定期購読していたから、私の子ども時代のある期間は居間にどっさり積まれていたはずだ。一九五七年当時、「ライフ」誌は発行部数五七〇万部を誇るマス媒体だったのである。

記事〈マジックマッシュルームを探して〉、副題「ニューヨークの銀行マンがメキシコの山地に行き、幻覚をもたらす奇妙な植物を食べるインディオ古来の儀式に参加する」は、煙がたちのぼる焚き火の上でキノコをひっくり返しているマサテコ族の女性の写真がページ全面を占める見開きで始まり、一五ページにわたって続く。「マジックマッシュルーム」という言葉が初めて使われたのがこの見出しで、作ったのはハイになったヒッピーではなく、タイム・ライフ社のコピーライターだったのだ。

「われわれはえぐみのあるキノコをなんとか飲み込んでヴィジョンを見、われに返ったときには呆然としていた」ワッソンは最初の段落で一気呵成《かせい》にそう書いている。「キノコを使った儀式のためにはるばるここまで来たとはいえ、クランデラ（ヒーラー）たちの妙技もキノコの効果も、ここまで圧倒的なものだとは思ってもみなかった。［カメラマン］と私は、何世紀ものあいだ、中央世界から遠く離れたメキシコ南部の奥地に住むインディオたちの秘密とされてきた、その聖なるキノコを食べた有史上初の白人だった」

そのあとワッソンは、なぜ彼のような「銀行家を職業とする」人間が、オアハカ州の村の草葺屋根と土壁の家の地下の土間で、マジックマッシュルームを食べるに至ったか、とても信じられない話を始める。人里離れたその場所は、山道をロバで一二時間かけて進まなければたどり着けないようなところなのだ。

物語は一九二七年、ワッソンがニューヨーク州キャッツキル山地で過ごしたハネムーンに遡る。午後に秋の森を新妻のロシア人医師ヴァレンティナと散歩していると、彼女が野生のキノコ群を見つけ、「いきなりしゃがみ込んでうっとりと眺めはじめた」。ワッソンは「そういう薄汚い、毒かもしれない異物」については何の知識もなかったので、ヴァレンティナがそれを持ち帰って夕食用に料理しようと提案してきたときはぎょっとしたし、口にしようとはしなかった。「はかない結婚生活だったと思った」ワッソンは書いた。「翌朝目覚めたらやもめ男になっているといると思い込んでいたのだ」

違う文化圏に属しているせいで、ふたりのキノコに対する態度がこれほど正反対だということに、おたがい興味を抱いた。彼らはすぐに、「キノコ恐怖症《マイコフォビア》」と「キノコ偏愛《マイコフィリア》」（どちらもワッソンが命名した）の出所を突き止める研究プロジェクトに乗り出した。ふたりはこう結論した。インド・ヨーロッパ語族は、それぞれの文化的伝統の影響で、マイコフォビア（アングロサクソン系、ケルト系、スカンジナビア系）とマイコフィリア（ロシア系、カタルーニャ系、スラブ系）に分かれる。そして、次のような説明を提示した。「有史以前のはるか昔、われわれの祖先は聖なるキノコを崇め奉っていたのではないだろうか？　どんなキノコにもどこか超自然的なオーラが感じられるのは、それが理由ではないか？*」すると当然、こんな疑問が湧いてくる。「どんな種類のキノコが崇められ、それはなぜだったのか？」この疑問を胸に、ふたりは三〇年をかけた聖なるキノコ探しの旅を始めた。長年のあいだにワッソンが打ちたて、結局死ぬまでこだわりつづけた大胆な仮説の証拠を手に入れようとしたのだ。つまり、人類が宗教を求める衝動は、そもそも精神活性キノコによる幻覚によって焚きつけられたものなのではないか、という仮説である。

優秀な銀行マンであるR・ゴードン・ワッソンには、調査に必要なありとあらゆる専門家とのコネがあった。そのひとりが詩人のロバート・グレーヴスで、キノコの歴史的な役割や、世界じゅうの神話や宗教に共通する起源をキノコに求めるワッソンの考えに共感し、一九五二年、一六世紀のメソアメリカの先住民が精神活性キノコを使っていたことに言及している薬理学の学術誌をワッソンに送った。論文は、先住民文化による精神活性植物やキノコの使用を研究しているハーヴァード大学の民族植物学者、リチャード・エヴァンス・スクルツが中央アメリカでおこなった調査にもとづいていた。スクルツはすぐれた学者で、授業中に吹き矢を放ったとか、ペヨーテの突起部分をかごに入れて大学オフィスの外に置いていたとか、学生たちから聞く逸話にも事欠かない。彼のもとから、たとえばウェイド・デイヴィス、マーク・プロトキン、マイケル・バリック、ティム・プロウマン、アンドルー・ワイルなど、アメリカを代表する民族植物学者が輩出された。ワッソンに並んでスクルツも西欧世界に幻覚剤を紹介した重要人物のひとりなのに、過小評価されすぎている。実際、幻覚剤ムーブメントの最初の種は、すでに一九三〇年代からハーヴァード大学の植物標本箱に蒔《ま》かれていたのだ。というのも、アステカ人とその末裔たちの聖なるキノコ、テオナナカトルを特定したのも、やはりアステカ人が宗教儀式で使っていた、LSDにとても近いアルカロイドを含むヒルガオ科の植物の種、オロリウキを初めて発見したのも、彼なのだから。じつに、ティモシー・リアリーがそのキャンパスに足を踏み入れる四半世紀も前のことである。

ワッソンはこのときまで、聖なるキノコをアジアに求めていたが、スクルツの論文を読んでアメリカ大陸に軌道修正した。ばらばらと見つかる宣教師や人類学者の報告によれば、メキシコ南部の山奥にある村々では、今もキノコを使った太古の宗教儀式がおこなわれているらしい。

ワッソンは一九五三年を皮切りにメキシコと中央アメリカへ一〇回調査旅行に出かけたが、とくにオアハカ州の山奥にあるワウトラ・デ・ヒメネスという村を重点的に訪ねた。情報源のひとつである、ある宣教師から、そこでシャーマンがキノコを使っていたと聞いたのだ。初めのうち、地元民は固く口を閉ざしていた。そんなキノコのことは聞いたことがないとか、今はもう使っていないとか、ほかのもっと遠い村でしか儀式は続けられていないとか言うばかりだった。

彼らが口を開こうとしないのは無理もないことだ。約四〇〇年前にスペイン人征服者たちがやってきた直後、精神活性キノコを使った儀式は弾圧されて地下活動に頼るしかなくなり、西欧人にはずっと秘密にされてきたのだ。どんな使われ方をしていたのか最もよくわかる報告書は、一六世紀のスペイン人宣教師ベルナルディーノ・デ・サアグンによるもので、彼はアステカの宗教儀式についてこう書き残している。

彼らは夜明け前にキノコを蜂蜜と一緒に食べ、またカカオも飲む。彼らは食べたキノコのせいで興奮しはじめ、踊ったり歌ったり、なかには泣く者もいた……歌いたがらず、部屋で座って考え込む者もいる。ヴィジョンを見たという者たちは、自分が死にかけていたり、泣き叫んでいたり、野獣に食われたり、戦争で捕虜になったり……姦通を犯して、罰として頭を殴られたり……やがてキノコの影響が消えると、おたがいに自分の見たことを話した。

スペイン人は、当然ながらキノコ信仰はカトリック教会の権威を脅かすとして、弾圧しようとした。アステカ人を改宗させるために征服者コルテスがメキシコに連れてきた最初の宣教師たちは、キノコは「彼らが崇める悪魔の肉体であり……この苦い食べ物を口にすれば、彼らの残酷な神と霊的に交わることになる」と宣言した。先住民たちは拷問されて儀式のことを告白し、キノコ石（多くは、聖なるキノコを玄武岩に彫刻した高さ三〇センチぐらいの像で、宗教儀式で使われていたと考えられている）は破壊された。異端審問では、先住民たちにペヨーテやシビレタケ属のキノコにまつわる何十種類もの罪が科せられることになった。それはいわば最初の麻薬戦争——いやもっと正確に言えば、特定の植物とキノコを巡る戦争である。一六二〇年、ローマ教会は、占いに植物を使うことは「われらが聖なるカトリック信仰の純粋さと潔白さに反する迷信行為である」と宣言した。

ローマ教会がキノコの宗教的利用に激しく反対した理由は容易にわかる。キノコを表すナワトル語は「神の肉体」という意味であり、スペイン人の耳にはキリスト教の聖体に対する真っ向からの挑戦に聞こえたはずだ。なにしろそれもまた神の肉体、それも唯一神の肉体と理解されているのだから。しかしキノコの聖体は、キリスト教のそれと比べて圧倒的に有利だ。キリスト教の聖体の場合、聖餐式で与えられるパンとワインを口にすることで神に近づけると信じ、る行為を経なければならず、教会の執りおこなう儀式や聖職者という仲介が必要だ。それに比べ、精神活性キノコは、それを食べれば誰でも、仲介などなしに神に近づくことができる。神のおわす別世界をみずから垣間見ることができるのだ。聖体として強力なのははたしてどちらか？　マサテコ族はワッソンに、キノコは「あなたを神のいる場所に連れていく」と言った。

ローマカトリック教会は、精神活性植物がみずからの権威に対する脅威であると初めて認めた支配体制だったかもしれないが、もちろんそれが最後ではなかった。

一九五五年六月二九日から三〇日にかけての夜、R・ゴードン・ワッソンは初めて聖なるキノコを食べた。ワウトラへの三度目の訪問で、ワッソンは、自分とカメラマンを儀式の見学者ではなく参加者として扱ってはもらえないかと、御歳六一になる、村で尊敬を集めるマサテコ族のクランデラ、マリア・サビーナを説得した。いまだかつてよそ者は誰も加わったことがない儀式である。ベラーダと呼ばれるその儀式は、ワッソンがすでに協力を取りつけた地元の役人の家の地下で、暗くなってから始まる。彼らの前には「キリスト像が置かれた」シンプルな祭壇があった。ワッソンはサビーナの正体を特定させないために「エバ・メンデス」と呼び、「その表情に宿った霊的な荘厳さにたちまち衝撃を受けた」と認めている。サビーナは、洗浄したあと煙で清めたキノコが六個入った鉢を、ワッソンに渡した。彼女はキノコを「小さな子どもたち」と呼んだ。味はひどかった。「えぐみと鼻につく臭いがくり返し襲いかかってきた」それでも「こんなに嬉しいことはなかった。六年間の探求の苦労がやっと報われたのだ」。

現れたヴィジョンは「鮮やかな色合いなのに、ずっと調和していた。最初は、絨毯やテキスタイルや壁紙の模様によくあるような角ばったアートモチーフだった……それがやがて宮廷や拱廊《きょうろう》、庭園などを備えた王宮となった。どこもかしこも宝石のような石で飾られた、まばゆく輝く王宮だ。すると、国王の戦車を引く伝説上の獣が現れた」と続いていく。

ワッソンのフィールドノートの原本は、ハーヴァード大学の植物園内の図書館に保管されている。その晩のことは、几帳面な、やや特徴的な筆跡で、時間経過とともに綿密に記録されている。到着（八時一五分）から、摂取（一〇時四〇分）、最後の蠟燭が消されるまで（一〇時四五分）。その後、筆跡が乱れていく。自分の気持ちや目に見えているものを書く文章の中には上下が逆転しているものもあり、しだいに細切れになっていく。

視界が歪み、めまいがする。壁に触れる——目に見える世界がぼろぼろと崩れていく。扉の上方と下方から光が差し込む——月だ。テーブルの形が変わった。変な生き物、長くつながっている乗り物、光り輝く色の建築的なパターン。めまい。［解読不能］に捕われ、写真も撮影できず。

建築的。

目の焦点が合わず——蠟燭が二重に見える。

東洋的な壮麗さ——アルハンブラ——戦車。

テーブルが変形。

幻覚と現実のコントラスト——壁に触れる。


「ヴィジョンはけっしてぼやけていなかったし、不安定でもなかった」ワッソンは記している。実際、「今まで自分の目で見たどんなものよりリアルに思えた」。この時点で、ワッソンの文章にも知覚にも、オルダス・ハクスリーの文学の影響があると読者は感じはじめるだろう。「今、視界がくっきりと晴れていると思えた。ふだん目にしているもののほうがずっと不完全だ」ワッソンの知覚の扉はすでに大きく開かれていた。「日常目にする不完全なイメージの根底にある、原型を見ていた。プラトンの説く〈イデア〉だ」ワッソンの記述を読んでいると、まだ生まれたての、これからまだ磨く余地のある、典型的なサイケデリック体験記術法が、しだいに形を取りはじめるのを目撃しているような気分になる。オルダス・ハクスリーがこういう表現を発明したのか、それともハクスリーは下りてきた表現を速記者として記していただけなのか、判断は難しいが、以降これらの表現こそがサイケデリック体験だけでなく、このジャンルそのものを世に伝えていくことになるのだ。「生まれて初めてエクスタシーという言葉の本当の意味を知った」ワッソンは回想する。「いま初めて、ほかの誰かではなく、自分自身の精神状態を表現する言葉となった」

　ワッソンは、宗教的体験の根源に精神活性キノコがあるという仮説の正しさが証明されたと結論した。「人類は、進化の過程のある時点で……幻覚性キノコの秘密を知った。私にもわかるが、その効果は絶大で、新しいアイデアを誘発する力がある。なにしろキノコは、その人が知る地平線の向こう側の世界を示すのだ。時間も空間も、次元さえ異なる世界。天国や、おそらくは地獄も……。ひょっとして、キノコこそが神の概念を原始人の頭に植えつけたのではないか、そんなことまで考えさせられる」

　この考えをどう思うにしろ、ワッソンがワウトラに来たときすでに固定観念が植えつけられていて、自分の考えを裏づけるために、経験の諸要素を微妙に捻じ曲げたのでは、という指摘が出てくるのは当然だ。ワッソンはマリナ・サビーナを宗教者であるように見せ、儀式を「聖餐式」と呼びたがったが、サビーナ本人はそうは考えていなかった。たしかに五〇〇年前にはキノコはサクラメントとして用いられていたかもしれないが、一九五五年当時、マサテコ族の多くはすでに熱心なカトリック教徒で、キノコは病気を治す、あるいは占いをする（たとえば行方不明者やなくなった貴重品を見つける）ために使われていた。ワッソンにもそれはよくわかっていて、だからこそ儀式に参加するための計略として、家出をした息子のことが心配で、その消息と現況を知りたいと訴えたのだ（気味の悪い話だが、ニューヨークに戻って入手した情報と照らし合わせると、儀式で尋ねたどちらの質問に対する答えも驚くほど正確だった）。ワッソンは、頭の中の理論に当てはめるために先住民の複雑な儀式を歪め、その歴史的な意味合いと現代の役割を勝手にまぜ合わせたのである。数年後にインタビューを受けたサビーナは、「ワッソンが来る前は、神を見つけるためにキノコを食べる者などいなかった。病人を治す目的でずっと使われていたんだ」。ワッソンを厳しく批判するひとり、イギリス人作家のアンディ・レッチャーは、苦々しくこう話す。「サビーナは神を見つけたいとき、すべてのよきカトリック信者がそうするように、ミサに行った」

「ライフ」誌のワッソンの記事は何百万人という人々に読まれた（その中にはティモシー・リアリーという名の、やがてハーヴァード大学教授となる心理学者もいた）。やがてワッソンがCBSの人気ニュース番組『パーソン・トゥ・パーソン』に出演すると、彼のキノコ談義はさらに大勢の人々に広まり、その後数ヵ月のあいだにほかの雑誌にも記事が掲載されて、とくに「トゥルー：ザ・マンズ・マガジン」誌では、ワッソンがキノコを提供したマジックマッシュルーム・ジャーニーについて本人が話をした（〈人をおかしくさせる植物〉）。ワッソンはキノコの予備を持ち帰り、マンハッタンの自宅アパートメントで何度か儀式を執りおこなったのだ。まもなく、ニューヨークのアメリカ自然史博物館で、マジックマッシュルーム展が開催された。

記事が掲載された「ライフ」誌が発行された直後、ワッソンはメキシコから持ち帰ったキノコのサンプルを分析してもらおうと、スイスのアルバート・ホフマンのもとに送った。一九五八年、ホフマンは二種類の精神活性物質を分離して、サイロシビンおよびサイロシンと名づけ、サイロシビンの合成にも成功した。これが現在も研究で使われている化合物だ。ホフマンは自分でもマジックマッシュルームを試してみた。「キノコを食べて三〇分後、周囲の世界が奇妙な変化を始めた。すべてがメキシコ風になったように見えた」一九六二年には、ワウトラを再訪するワッソンにホフマンも同行し、このときホフマンはマリア・サビーナにサイロシビンの錠剤を渡した。彼女は錠剤をふたつ飲み、たしかにキノコの精が含まれていると断言した。*

まもなくワウトラに、そしてマリア・サビーナのもとに、何千人という人々が押しかけはじめ、とうとうボブ・ディランやジョン・レノン、ミック・ジャガーといった有名人まで現れた。* マリア・サビーナにとっても村にとっても、これは災厄でしかなかった。のちにワッソンは、一九七〇年の「ニューヨーク・タイムズ」紙の暗いトーンの特集ページで、「美しいワウトラの村が下劣極まりない商業的搾取を受けることになった」責任は自分にあると書いた。ワウトラはまずビートニクの、やがてはヒッピーのメッカとなり、かつて一部の限られた人々のあいだの秘密だった聖なるキノコは、おおっぴらに町で売られるようになった。マリア・サビーナの隣人たちは、村がこんなことになったのはおまえのせいだと彼女を責めた。サビーナの家は焼き打ちに遭い、本人も一時拘留された。晩年彼女は、ワッソンに、ひいては世界に、聖なるキノコを分け与えたことを心から後悔していると語った。「外国人が現れたあの瞬間に、聖なる子どもたちは純粋さを失った。力をなくしてしまったんだ。外国人が子どもたちを汚した。これからもあの子たちが善良さを取り戻すことはないだろう」

翌朝私が階下に下りると、ポール・スタメッツは居間にいて、コーヒーテーブルにキノコ石のコレクションを並べていた。キノコ石のことは文献で読んだことがあったが、見たことも手にしたこともなかった。だが、すばらしい遺物だった。大きさや形状はばらばらだが、どれも玄武岩を粗削りしたものだ。巨大なキノコの形をしたシンプルなものもあれば、三つ脚や四つ脚がついているもの、柄に顔が彫られているものもある。何千というキノコ石がスペイン人によって破壊され、残っているのは約二〇〇個とされるが、そのうち一六個をスタメッツが所有している。大部分はグアテマラ高地で発見され、畑を耕していた農民がたまたま見つけたものも多い。なかには少なくとも紀元前一〇〇〇年に遡るものもある。

重い石を一つひとつ戸棚から取り出してはコーヒーテーブルに慎重に並べていくスタメッツを見ていると、あたかも、貴重な聖具にふさわしい生真面目な態度でそれを扱う、教会の侍者役の少年のようだった。そのときふと、スタメッツはR・ゴードン・ワッソンの正当な後継者なのだと気づいた（ワッソンもまたキノコ石を収集しており、私はそのいくつかをハーヴァードで見た）。

彼もワッソンと同様、過激な菌類宇宙論者で、文化、宗教、自然界、すべての中心に精神活性キノコがあるという自説の証拠をあらゆる場所で探しつづけている。スタメッツのラップトップには、シビレタケ属の写真やイメージがあふれている。野外で撮影されたもの（彼は名カメラマンなのだ）だけでなく、洞窟絵や北アフリカの岩面陰刻、中世の教会建築、イスラム模様《アラベスク》などもあり、キノコのモチーフや、マジックマッシュルーム体験を思わせるフラクタルな幾何学模様までが含まれている。正直に言って、どんなに目を凝らしても、絵や模様の中に隠れているはずのキノコが見つけられないこともあった。きっとキノコそのものが発見を助けてくれるのだろう。

　ここから自然と、あらゆる菌類中心主義のいわば集約である、テレンス・マッケナのストーンドエイプ理論の話になった。スタメッツがよこした電子メールにも、これについて話し合いたいと書いてあった。マッケナがみずから説明するのを聞く（講義の様子がＹｏｕＴｕｂｅで見つかる）かわりにはとてもならないが、著書『神々の糧』に彼の理論が要約されている。「超自然の力に触れた」われら人類の祖先は、「それによって内省の能力を引き出され」、「獣の精神状態から脱出して、言語と想像力の世界に突入した」。言葉の発明に関するこの仮説は、幻覚剤が誘発すると知られている感覚の融合、つまり共感覚の概念を根拠とする。サイロシビンの影響下にあると、数字が色を帯びたり、音に色彩が加わったりする。言語はこの共感覚の特殊なケースで、そうでなければ何の意味もない音がどうしてつながって意味をなすというのだ、とマッケナは主張する。こうして〝ハイになったサル〟理論が誕生したのである。マジックマッシュルームはわれわれに言語と内省という贈り物を与え、私たちを今の私たちにした。霊長類を私たちの祖先ホモ・サピエンスに変えたのだ。

ストーンドエイプ理論は立証が可能とも不可能とも言いきれない。初期の人類がたとえキノコを食べていたとしても、化石記録に残っている可能性は低い。キノコは組織が軟らかく、生で食べられるので、遺物として残りそうな特別な道具も加工も必要としない。マッケナも、精神活性キノコを食べたことが生物学的進化に影響した可能性については、はっきりとは説明していない。つまり、キノコによって遺伝子レベルで突然変異が起こり、それが自然選択された、とは言っていない。マッケナにとっては、精神活性キノコが人間の文化的進化に影響を与えたと理論展開するほうが簡単だっただろう（それはワッソンも同じだ）が、キノコのほうはそれでは許さなかった。そしてマッケナは喜んでキノコの強引なパワーに従った。

スタメッツは晩年のマッケナとよき友となり、マッケナが亡くなると（脳腫瘍のため五三歳で死去）、スタメッツがストーンドエイプ理論のバトンを引き継いで、多くの講演で紹介した。スタメッツは、理論を万人が納得するように証明するのはかなり難しいと認識しながらも、サイロシビンが「人間の進化に重要な役割を果たした可能性は高い」と考えている。それにしても、マジックマッシュルームとそれがもたらす経験のいったい何が、ここまで人に途方もないことを思いつかせ、確信を抱かせるのだろう？

マッケナのような熱心な菌類福音伝道者の話は、改宗を促す説教に似ていると思える。じかにキノコのパワーを体感した一部の人々が、キノコこそすべてを説明する原動力であり、ある種の神だと確信して、おこなう説教。預言者たるわれわれのミッションははっきりした――人生を懸けて、この大事な話を世に広めるのだ！

ここまでの話をキノコの視点からとらえ直してみよう。生化学的な偶然でその身に備わったものが、ホモ・サピエンスのような独創的で、あちこちよく動きまわる（そしてよくしゃべる！）動物の熱狂的な支持を得たおかげで、種の分布域と数を増やすための画期的な戦略が生まれた。マッケナに言わせれば、キノコの利益拡大のために、人間の頭脳を今のようなものに形作った（言葉という便利な道具、豊かな想像力）のは、キノコ自身だ。悪魔的な賢さではないか！キノコには知性があるとポール・スタメッツが確信するのも無理はない。

翌朝、南へ向かうため車に荷物を積み込む前に、君にもうひとつ贈り物があるとスタメッツが言った。私たちは彼のオフィスにいて、彼のパソコンで画像を見ていたのだが、スタメッツがおもむろに、いくつか重ねたアマドウ製の帽子を棚から下ろした。「君の頭に合うのがないか、試してごらん」どれも私には大きすぎたが、ひとつだけちょうどいいのがあり、私は彼にありがとうと礼を言った。帽子は驚くほど柔らかく、ほとんど重さを感じなかった。とはいえキノコを頭にのせるなんてちょっとどうかと思ったので、丁重に荷物にしまい込んだ。

日曜日の早朝、私たちは太平洋岸をめざして西に向かい、そのあとコロンビア川のほうへ南下した。途中、ロングビーチというリゾートタウンに寄り道して昼食を食べ、キャンプ用の食料などを買った。一二月の最初の週だったので、町は静まり返り、活気がなかった。スタメッツからは、シロシベ・アズレセンス狩りにいく場所を著書の中ではっきり特定するのは遠慮してほしいと言われた。ただし、コロンビア川の広い河口部にはフォート・スティーヴンス州立公園、ケープ・ディサポイントメント州立公園、ルイス・アンド・クラーク国立歴史公園という三つの公立公園があり、そのうちのひとつに滞在する、ということだけは書くのを許可してもらった。ここに何年も前からアズレセンス狩りにきているスタメッツは、森林監視員に見つかることを少し神経質なくらい恐れていて、私が公園の事務所に行ってユルト型テントの場所を示す地図をもらってくるあいだも、車で待っていた。

車から荷物を降ろし、テントの中にしまうと、ブーツを履いてキノコ狩りに出かけた。と言っても、ただ下を見ながらあたりを歩きまわるだけだ。砂浜に沿って続く藪《やぶ》やテントが点在するあたりに隣接する草地をなんとなくぶらぶらと。いわゆるサイロシビン前傾姿勢をとっていたが、車が接近する音がするたびにさっと顔を上げた。州立公園では大部分でキノコ狩りが禁じられているし、シビレタケ属のキノコを所持することは州法と連邦法の両方に違反する犯罪行為だ。

薄ぐもりで、気温は摂氏一〇度に満たない程度だった。太平洋岸北部の一二月にしてはうららかと言っていい。本来ならもっと寒く、雨が降り、風も強い。私たちは公園をほとんど独占しているようなものだった。なんとも荒涼たる風景で、松林は絶えず吹いてくる海風のせいで背が低く、ひん曲がっている。起伏のいっさいない真っ平らな砂浜がどこまでも続き、流木がいくつも転がっている。巨大な丸太が岸に沿ってぷかぷかと浮いている。こうした丸太は、ここから何百キロメートルも上流にある、材木会社が管理する原生林から、コロンビア川の流れに乗って漂ってきたものだ。

シロシベ・アズレセンスは、もともとそういう丸太の組織内に宿っていたものが、ここコロンビア川の河口で繁殖したのではないかとスタメッツは考えている。今のところ、アズレセンスが見つかった場所はここだけだからだ。菌類の中には、木目の中に入り込み、そこに寄生して、樹木と共生関係を築くものがある。そういう場合、菌類は寄生主の樹木において一種の免疫システムの働きをする、というのがスタメッツの持論だ。抗バクテリア、抗ウィルス、殺虫作用のある物質を分泌して樹木を病虫害から守り、かわりに栄養と住処《すみか》を提供してもらうのである。

円を描くようにして砂浜の茂みを歩き、その円を渦巻き状に少しずつ大きくしていく。八巡目に入っても、スタメッツは菌類についてあれこれしゃべりつづけていた。キノコ狩りのいいところは、大声を出しても獲物が逃げるのを心配する必要がない点だ。ときおりスタメッツは足を止め、私にキノコを示した。小さな茶色いキノコ《LBM》は種を特定するのが難しいことで知られているが、スタメッツはほぼ正確にラテン語の学名で呼び、面白い特徴を次々に指摘していく。あるときなど、私にベニタケ属のキノコを渡して、食べるとうまいぞと言った。赤い傘の部分をひと口齧《かじ》っただけだが、すぐに吐き出した。ものすごく辛かったからだ。どうやら、それを初めて食べさせるのが、昔から菌類学者の新入生いじめの儀式らしい。

シビレタケかもと思えるLBMを山ほど見かけたが、スタメッツに違うと言われるたびに、大きくふくらんだ期待はしぼんだ。一、二時間探しても何の収穫もなく、もしかするとアジー（アズレセンスの愛称）には遅すぎたかとスタメッツまで言いだした。

そのとき突然、スタメッツがわざと大声をあげ、「あったぞ！」と言った。私はそこに駆けつけ、まだ採らないでおいてくれと頼んだ。そうすれば、それがどんな場所でどんなふうに生育するのか観察できる。キノコ狩り名人がよく言うように、これでキノコに「目が留まる」ようになれば、と思った。探しているものの姿かたちを網膜に焼きつけると、それがしばしば視野の中で浮かび上がって見えるようになる（実際、この現象を専門用語で「ポップアウト効果」という）。

きれいな小ぶりのキノコで、キャラメル色の傘は滑らかでつやがある。スタメッツは私に採らせてくれた。さわると驚くほどべたべたしていて、実際地面から摘み取ったときに、一緒に枯れ葉くずや土、真っ白な菌糸のかたまりがくっついてきた。「柄を少し傷つけてごらん」とスタメッツに言われ、そのとおりにすると、数分もしないうちに傷の部分が青い色を帯びた。「それがサイロシンだ」何度も記事で読んだ化学物質を実際に目にするとは思いもよらなかった。

キノコは私たちのユルト型テントのすぐ近くにあった。駐車場と草地の境界のあたりだ。スタメッツによれば、シビレタケ属の多くの種がそうであるように、「アジーも環境の境い目に存在する生物なんだ。今われわれのいる場所を見てほしい。大陸の縁、エコシステムの縁、文明の縁、そしてキノコは僕らを意識の縁に連れていってくれる。シロシベ・アズレセンスを見つける指標となるのは、キャンピングカーだよ」キノコの話になるといつも大真面目なスタメッツが冗談を言うのを初めて聞いた。この公園でアジー狩りをした人間はもちろんわれわれが最初ではなく、キノコを採った者のあとには目に見えない胞子の煙がたなびいており、それが「妖精の粉」の由来だとスタメッツは考えている。この手の煙をたどっていくと、終点にはたいていキャンプ場か、車か、キャンピングカーがあるという寸法だ。

その日の午後、私たちはアジーを七個見つけたが、〝私たちは〟というのは、つまり〝スタメッツは〟という意味だ。私が見つけたのはひとつだけで、こちらを見たスタメッツがにっこり笑って親指をぐいっと上げるまで、本当にアジーなのかどうかまるで自信がなかった。それとまったく同じ外見のキノコが五、六種類はあると断言できるくらいだ。スタメッツはキノコの形態について辛抱強く私を指南し、翌日には私の運も少しは上向いて、キャラメル色の小さな美人さんを自力で四つ発見した。大収穫というほどではないが、スタメッツの話では、たった一個でも本格的なサイケデリック・ジャーニーに旅立てるという。

その晩、私たちは七つのキノコをペーパータオルの上に慎重に並べ、写真を撮ってから、ユルト付属の小型ヒーターの前に置いて乾燥させた。数時間もすると、温風のおかげで、もともと平凡な様子のキノコが、誰も見向きもしないような、小さくて皺くちゃなブルーグレーのかけらに変身した。こんな薄気味の悪いものが人の意識を変えてしまうなんて、とても信じられない。

早くアジーを試してみたかったが、まだ夜にもならないうちに、スタメッツに水を差された。「アズレセンスは少々強すぎると思う」ユルトの外で熾《おこ》した焚き火を囲んでビールを飲んでいたとき、スタメッツが言った。日が暮れてから、私たちは浜辺まで車を走らせ、ヘッドライトの明かりでマテガイを探した。収穫を持ち帰ると、焚き火でタマネギと一緒にソテーした。「それにアジーには強い副作用がひとつあって、人によっては困ったことになる」

え？

「一時的に体が麻痺する恐れがあるんだ」彼はさらりと言った。アジーを試した人のなかには、しばらくのあいだ筋肉を動かせなくなる人がいるという。安全な場所にいれば平気かもしれないが、「屋外にいて、急に雨が降って気温が急落したりしたらどうなるか？ 低体温症で死んでもおかしくない」。これは、アズレセンスにとってはあまりいい評判とは言えない。それを発見して命名した男の言葉ならなおさらだ。私は急に、試すのはあとにしようと怖気づいた。

その週末、どうしても頭から離れなかった疑問は、なぜキノコは、それを食べた動物の精神にこんな過激な効果をもたらす化学物質をわざわざ生成するのか、ということだ。この特殊な化学物質が何かキノコのためになるのだろうか？ スタメッツやマッケナのように、ほとんど超自然的な説明はできるかもしれない。ふたりとも、神経化学は自然がわれわれとコミュニケーションをとるための言語であり、サイロシビンを通じて何か重要なことをわれわれに伝えようとしているのだ、と主張している。だが、それでは科学理論というより詩的暗喩のようだ。

今のところのベストアンサーは、数週間後、エヴァーグリーン州立大学のポール・スタメッツの指導教授で、化学者のマイケル・ビウグからもたらされた。キャンプ場から一六〇マイル（約二六〇キロメートル）川を遡ったコロンビアリヴァー・ゴージにある彼の自宅に電話をかけると、じつはもう教職を退いており、最近はシビレタケ属について考えることもほとんどなくなったと話したが、私の疑問には興味を持ったようだった。

サイロシビンがキノコの防御物質である証拠はないのかと尋ねたのだ。植物のいわゆる二次代謝産物の最も一般的な機能は、病虫害からの自己防衛だからだ。面白いことに、植物の持つ毒は直接害虫を殺すのではなく、毒物として働くと同時に虫の神経に影響を与えるケースが多く、だからこそ意識状態を変化させるドラッグとしてよく利用されるのである。なぜ植物は天敵を直接殺さないのか？　おそらく、じかに攻撃すればすぐに抵抗手段が生まれるはずだが、神経伝達ネットワークを混乱させれば、相手は途方に暮れるばかりで、あわよくば何らかの自殺行為に出るかもしれない。たとえば酩酊した虫の動きは腹を空かせた鳥の目を引くだろう。

しかしビウグは、もしサイロシビンが防御物質だったら、「私の元学生ポール・スタメッツがとうの昔にその説に飛びつき、抗菌剤、抗バクテリア剤、殺虫剤としての利用法を開発しているだろう」と指摘した。実際ビウグがキノコのサイロシビンとサイロシンの含有量を調べたところ、菌糸体、つまりキノコの部位の中でもしっかりと防御されるべき重要な場所にはごくわずかしか存在していないが、「子実体には、ときとして乾燥重量にして二パーセント以上も含まれている」。あまり防御する必要がない部分にしては、これは驚きの数値だ。

たとえサイロシビンがもともと「代謝経路の偶然」で生じたのだとしても、進化の過程で消えなかったということは、何かしら利益を与えてくれたからに違いない。「私が推測するに」ビウグは言う。「サイロシビンを大量に生成するキノコを選んで食べるものがいて、それで胞子がより広く拡散されるのだと思う」

誰が、あるいは何が食べるのか？　そしてその理由は？　シビレタケ属のキノコを食べる動物は数多く、馬、牛、犬もそれに含まれる。乳牛のように一部の動物は影響を受けないらしいが、多くは意識状態が変わることをときどき楽しんでいるようだ。ビウグは北アメリカ菌類学会でキノコ毒に関する報告をまとめる担当だが、囲い場でトリップする馬、「シビレタケを見つけるとまっしぐらに突進し、幻覚を見ているような様子を見せる」犬などが長年のあいだに報告されている。霊長類の中にも（人間は別にして）マジックマッシュルームを楽しむ種がいることがわかっている。変性意識状態を好む動物たちがシビレタケを広める一助となっている可能性が高い。「サイロシビンとサイロシンを多く生成する種のほうが好まれる傾向があり、分布域が広がりやすい」

また、精神活性キノコは、摂取量がわずかであれば、動物の適応力を高めるらしい。知覚が鋭敏になり、おそらく集中力も高まるからだ。二〇一五年の「ジャーナル・オブ・エスノファーマコロジー」誌の記事によれば、狩猟能力を向上させるために猟犬に精神活性植物を与えるという部族が世界じゅうに存在するという。*

とはいえ、大量に口にすれば派手にトリップして、その動物の命が危険にさらされる恐れがあるだろうし、実際に命を落としたものも多いはずだ。だが、選ばれた一部の動物たちはキノコの効果で適応力が増し、その動物自身だけでなく、群れや、種全体にもそれが波及するかもしれない。

ここで、かなり見晴らしはいいが、足元がややぬかるんでいて歩きにくい場所に進んでみよう。案内役はイタリア人民族植物学者、ジョルジオ・サモリーニだ。彼は著書『*Animals and psychedelics : The Natural World and the Institute to Alter consciousness*（動物と幻覚剤：自然界と、意識の変性を求める本能）』の中で、急激な環境変化や危機的状況に直面したとき、群れのメンバーの一部が、慣れ親しんだいつもの反応を捨てて今までとまったく異なる新たな行動を試すことが群れ全体の生き残りに役立つ、という説を展開する。遺伝子の突然変異と同様、こういう新たな挑戦は最悪の結果を招き、自然淘汰されることがほとんどだろう。しかし確率の法則に則れば、挑戦のいくつかはおそらく成功し、個人や群れ、もしかすると種全体が急な環境変化に適応する一助となる。

サモリーニはこれを「脱様式要因」と呼ぶ。種の進化の過程で古い様式が通用しなくなり、幻覚剤がときに誘発するような、過激で、ある意味革新的なもののとらえ方や行動が、適応の可能性を広げてくれることがある。これは、個体数の大幅な変化を引き起こす、神経化学的な要因と言える。

このサモリーニの面白い説を読んでいると、人類という種と、いま私たちが置かれている困難な環境について考えずにいられない。ホモ・サピエンスも、何か精神的・行動的な脱様式が求められる危機的時代にさしかかっているのではないだろうか。だからこそ、いま自然が私たちにこの幻覚剤を差し出しているのでは？

ここまで極論しても、ポール・スタメッツなら少しも極論とは思わないだろう。焚き火を囲んで立ち、私たちの顔を揺らめく炎が照らすなか、フライパンの上で夕食がジュージューと音をたてるのを眺めながら、スタメッツは、自然についてキノコが教えてくれたことを語った。彼は屈託がなく、能弁で、堂々としていて、ときには、もはや真実味などという辛気臭いものは捨ててしまえと言わんばかりの危うい大言壮語も聞かれた。私たちはビールを数本飲み、アジーには手を出さないままマリファナを少し吸った。スタメッツは、サイロシビンは地球からのメッセンジャー化学物質であるという説を展開し、意識と言語という恩恵のおかげで、われわれ人類こそがそのメッセージを聞き、時すでに遅しとなる前に行動するべく、選ばれたのだと語った。

「植物や菌類には知性があり、われわれに環境を守ってほしがっている。だから、われわれにもそうとわかる方法で働きかけているんだ」なぜ私たち人間が？「人間はあちこち歩きまわることができる二足歩行動物で、最も数が多い。だから一部の植物や菌類は、われわれの協力をぜひ取りつけたいと願っている。彼らには意識があって、生化学の力を使ってわれわれに話しかけ、人類の進化を思う方向につねに導こうとしている。われわれはよき聞き手になればいいだけなんだ」

これはスタメッツがあらゆる講演やインタビューでくり返してきたお得意の一節だ。「僕はキノコに、あらゆる生命体がつながり合っていること、分子マトリックスを共有していることを教わった」こちらもやはり何度も聞かされた話だ。「僕はもはや、自分がポール・スタメッツという人間の形をした袋の中に入っているとは思えない。自然界を漂う分子の流れの一部なんだよ。一時的に声や意識を与えられてはいるが、この星くずの連続体の一部だと感じている。僕はその中で生まれ、この命が尽きるときにはまたそこに帰っていく」スタメッツの言葉は、ジョンズ・ホプキンズ大学で会った、圧倒的な神秘体験をした被験者たちの話ととても似ている。自分の自我はより大きな全体の一部、一種の「結合した意識」の中に包含されるという感覚。スタメッツの言葉で言えば、人は網目のように広がる自然に包まれ、そのそう控えめでもない従者として振る舞う、というわけだ。

「シビレタケ属は新たな啓示を僕にもたらしてくれた。われわれ人類自身の問題を解決するには、まず菌類の進化を手伝い、急がせろ、とね」とくに環境変化の危機にあるとき、解決策を間に合わせたいなら、普通のペースで進化が進むのを待っている余裕はない、とスタメッツは言う。さっそく脱様式を始めよう。

　スタメッツがべらべらと話しつづけるのを聞いているうちに、私の頭にはアレックス・グレイの描いた、毛むくじゃらの頭から思考のつむじ風が次々に飛び出しているストーンドエイプのイカレたイラストがいやでも浮かんだ。スタメッツの話のほとんどは、独学者ならではの思考の大胆な飛躍と、酔いのまわった変人の真夜中の繰言《くりごと》のあいだにある細道を、危なっかしく進むようなものだったから、まわりにいる者は誰もが早々に寝室に引き上げたくなる。実際に私も彼のだらだらと続く長話に辛抱できなくなり、ユルトの中の寝袋が恋しくなったそのとき、スタメッツの、あるいは私の憑き物がふいに落ちたのか、急に彼の菌類預言を今まで以上に寛大な心で聞けるようになったのだ。

　前日、私はスタメッツに、彼が大学を卒業した直後に設立したフンギ・ペルフェクティ社の研究室と育成室を案内してもらった。彼の自宅から常緑樹の森を少し分け入ったところにあるフンギ・ペルフェクティ社は、かまぼこ型プレハブ《クオンセット・ハット》か小型の格納庫といった風情の白く細長い金属製の建物群だ。外にはウッドチップ、捨てられたキノコ、植木鉢などが山をなしている。建物の中には、薬用種や食用種が育てられている育成室や、研究施設もある。クリーンルームや層流キャビネットも備えてあり、スタメッツはそこで培養組織からキノコを再生させたり、実験をおこなったりしている。オフィスの壁には、額縁入りの彼の特許証がいくつか掛かっていた。立て板に水の説明を受けながら、この建物群で私が目にしたものからはっきりと思い知ったのは、スタメッツはたしかに大口叩きだが、口先だけじゃない、ということだ。有言実行がモットーで、研究者としても成功し、菌類を使ってさまざまな分野で貢献している企業家でもある。守備範囲は多岐にわたり、医療から環境再生、農業や林業、果ては国防まで。スタメッツは、特殊なタイプとはいえ、科学者なのだ。

　だが、彼がどういうタイプの科学者か本当に理解できたのは、数週間後に、一九世紀初頭のドイツの偉大な科学者で（ゲーテの同僚でもあり）、自然界のとらえ方に革命を起こしたアレクサンダー・フォン・フンボルトのすばらしい伝記をたまたま読んでからだった。フンボルトは、感情、知覚、想像力、つまり人間の主観的能力を使わなければ、自然の秘密を知ることはできないと考えた。「自然はそこかしこで声を出して人に話しかけてくる」し、「その声を人の魂はよく知っている」。自然のシステムは秩序と美によって管理されているが（そのシステムをフンボルトは当初「ガイア」と名づけたが、その後「コスモス」と呼ぶようになった）、人間の想像力がなかったら、そのシステムを明らかにすることはできない。もちろん、想像力それ自体が自然から、自然システムから生まれたものであり、だからこそ私たちにも理解が可能になるのだ。現代の科学者は、まるで自然の外側にある見晴らしのいい展望台か何かに立ち、完全に客観的に自然を観察しようとしており、フンボルトはそのうぬぼれぶりを忌み嫌っていたらしい。「私は自然と同列だ」

もしスタメッツが科学者なら（私はそう信じているが）、フンボルトと同じタイプであり、ある意味、先祖返りしていると言える。スタメッツの貢献度がフンボルトと同等だと言いたいわけではない。だが、いい意味でふたりともアマチュアで、独学で学び、権威とは無縁で、飄々《ひょうひょう》と学問の境界を越える。根っからのナチュラリストで、発明家で、新種や特許をいくつか登録している。自然の声を聞き、ときに奔放すぎる想像力のおかげで、たとえば森の地下に広がるような、人には見えないシステムを見ることができる。私の念頭にあるのは、〝地球のインターネット〟〝自然の神経組織ネットワーク〟〝森の免疫システム〟のような言葉だ。いかにもロマン派のメタファーに聞こえるではないか。

スタメッツについても、いわゆるロマン派の科学者（フンボルトやゲーテ、ジョセフ・バンクス、エラスムス・ダーウィン、それに私としてはソローも含めたい）についても、私が驚くのは、彼らの手にかかると自然がとてもいきいきして見えることだ。やがて分野が細分化されて、専門家のもっと冷ややかな手の中に納まると、その輝きは曇ってしまうことになる。こういう専門化された科学者（この概念自体、登場するのは一八三四年になってから）は、科学をしだいに屋内に移し、人間の目では見えないスケールでの観察を可能にする装置を通じて自然を眺めるようになる。この傾向は研究の目的《オブジェクト》をいつしか変化させた。実際、自然をより物《オブジェクト》にしたのだ。

ロマン派の科学者たち（私はここにスタメッツも含める）は、自然をそれぞれ別個の物の集合として見るのではなく、一つひとつが主体的に行動してほかと関わり合いながらみごとなダンスを踊る（のちにこれを共進化と呼ぶようになる）、主観が複雑に絡み合った蜘蛛の巣のようなものと見なした。フンボルトはこう言った。「すべてが相互に作用をおよぼし扶助し合う」。彼らにはこの主観同士のダンスを見ることができた。なぜなら彼らは植物の視点、動物の視点、微生物の視点、菌類の視点を培ったからだ。つまり、観察だけでなく想像力も重要になる見方である。

私たち現代人には、想像力による跳躍が難しくなっているような気がする。現代の科学やテクノロジーはそれとは正反対の方向へ、自然や人類以外の種をなるべく客観視する方向へ、私たちを向かわせようとする。たしかにそういう方向性のほうが実用度が高く、私たちに多くをもたらしたことは認めなければならないが、同時に、物質的・精神的に犠牲になったことも多い。それに、そういう古い、もっと神秘的なものの見方は、今でも成果をもたらすことがある。ひとつだけちょっとした例を挙げるとすれば、ポール・スタメッツは、ミツバチが材木の山を好んで訪れる理由を、投薬のためであると解明してみせた。そこに来たミツバチは、群れの健康に必要な特定の抗菌物質を生成する腐生菌を食べるのだ。腐生菌のほうはその贈り物の見返りとして……さて、何を求めるのか？　どうやらここでさらなる想像力が必要らしい。

結び

その週末にスタメッツと私が見つけたアジーがどうなったのか、読者のみなさんは気になっているだろう。何ヵ月ものち、昔住んでいた、思い出が山のように積もっているニューイングランドの家で夏の一週間を過ごしたとき、妻のジュディスと一緒に食した。小ぶりのキノコを砕いて、小さなグラスふたつにそれぞれ入れ、お湯を注いでキノコ茶にした。胃によくない成分を消すため、できれば「熱で調理」したほうがいいとスタメッツに勧められていた。ジュディスと私はお茶をグラス半分飲み、粉々にしたキノコも一緒に飲み込んだ。そして、サイロシビンの効果が出るまで近くの林道を散歩することにした。

ところが、まだ二〇分ぐらいしか経っていない頃、ジュディスが「変な感じがする」と言いだし、気持ちが悪いという。もう歩きたくないと訴えるのだが、家までまだ少なくとも一マイル（約一・六キロメートル）はある。心が体から分離し、頭からふわふわと浮かび上がって、鳥か昆虫みたいに木々の中から自分を見下ろしているという。

「家に戻らなきゃ。ここにいると不安」その口調には、今や切羽詰まったものが感じられた。急遽Uターンして足を速めるあいだ、私は妻を励まそうとした。あたりは蒸し暑かった。「途中で人に出くわしたくない」と言う彼女に、大丈夫、そんなことはないよと、安心させようとする。私はまだキノコの効果を実感できず、自分を見失うような感じはなかったが、それはジュディスの不安がそうさせているのかもしれなかった。万が一ご近所さんが車で通りかかって、ふた言三言、言葉を交わすようなはめになったときに、少なくとも私のほうはまともに振る舞えるようにしておかなければならない。しかし、もしそんなことになったら本当に悪夢だという状況になりつつあった。実際、安心できる砦（今やふたりともそんな心境だった）にたどり着く直前、ご近所さんのピックアップトラックがこちらに近づいてくるのに気づき、私たちはいたずらをした子どもみたいにこそこそと木陰に隠れてやり過ごした。

ジュディスは居間の寝椅子にまっしぐらに向かい、ブラインドを下ろして横たわった。一方私はキッチンに行き、自分のキノコ茶を一気に飲み干した。依然として効果が感じられなかったからだ。妻のことが少し心配だったが、安心できる居間の寝椅子にたどり着いたとたん不安は消えたらしく、もう大丈夫と言った。

なぜ妻が屋内にこだわるのか、わからなかった。私は外に出て、周囲に網戸を張ったスクリーンドポーチでしばらく腰を下ろし、庭の音を聞いていた。すると、ふいに音量ボタンを押したかのように、音が大きくなった。風はまったくないのに、昆虫たちの雑多な羽音やハチドリのどこかデジタルな飛翔音が、今まで聞いたことがないような不協和音を作りだす。神経を逆撫でされるような感じがしたが、美しい音だと思うようにしたほうがいいと考え直し、すると突然本当に美しく聞こえはじめた。片腕を上げ、次に片脚を持ち上げてみる。麻痺はしていないようなのでほっとしたが、かといって体を動かしたいという気持ちはまったくなかった。

目を閉じるたび、まるでまぶたの裏がスクリーンになったかのように、さまざまなイメージがランダムに湧きだした。メモにはこんなふうにある。「フラクタルなパターン。葉叢《はむら》を貫くトンネル。格子を作っていく、紐のようなツタ」しかし映像展開が秩序を失いだすと、私は慌て、パニックを起こしそうになったが、多少なりとも平常心を取り戻すには、目を開けさえすればいいと知った。目を開けたり閉じたりしてチャンネルを変えるような感じだった。「マジックマッシュルーム体験のコントロール術を覚えつつあるぞ」と思った。

その八月の午後、いろいろなことが起きた、いや、起きたような気がしたが、ここでは体験の中の一要素にだけ注目したい。なぜならそれは、少なくとも私にはサイロシビンが提起したように思える、自然やその中で人類が占める位置の問題と関係しているからだ。私は、自分の書き物小屋に行くことにした。今では別の人生の出来事のように思えるが、二五年前に自分で建てた小さな建物で、たくさんの思い出が詰まっている。そこで、池と母屋の庭が見える大窓の前に座り、二・五冊分の本を書いた（うち一冊はその小屋を建てた記録）。

でも、まだジュディスのことがなんとなく心配だったので、家を離れる前に様子を見ることにした。ジュディスは寝椅子に横たわり、冷やした濡れタオルで目を覆っていた。大丈夫そうだ。「とっても面白いものが見えるの」妻は言った。たとえば、コーヒーテーブルの上の染みが急に動きだしてぐるぐる回ったり、形を変えたり、天板から浮き上がったりして、どうにも目が離せないという。ここでひとり、このイメージ群にもっと深く浸りたいと、きっぱり言った。ジュディスは画家なのだ。「並行遊び」〔ほかの子どもたちと一緒にはいるがばらばらに遊ぶ、幼児の遊びの段階のひとつ〕という言葉が頭に浮かび、午後はそのあとずっとそうなった。

　外に出たとき、足がふらつき、ゴムになったみたいにおぼつかなかった。庭は賑やかだった。トンボが宙で複雑な図形を描き、私がそばを通るとタケニグサの種子がガラガラヘビのようにカサカサと音をたて、フロックスの花の甘ったるい香りがあたりに満ち、空気そのものもやけに濃密で、かき分けていかなければならなかった。庭を歩くあいだ、「悲痛」という言葉と感覚が私を満たし、その感覚はのちにまた戻ってくることになる。そんなふうに胸が痛むのは、自分たちがもうそこに住んでおらず、最初は夫婦で、やがて家族で何度もこの庭で夏を過ごし、その記憶がまさに「いま現在」のような気がするのに、実際にはもう二度と取り戻せない過去だからかもしれない。貴重な記憶を思い返しているのではなく、実際にそこによみがえったかのように。美しくも残酷な再生《リインカーネーション》。同様につらいのは、この瞬間がいかにもはかないこと、八月末のニューイングランドの生命力あふれる庭も季節の変わり目にあることだった。夜明け前の雲ひとつない夜、突然何の前触れもなく身を切るような寒気が訪れ、騒々しい羽音も花も香りも一瞬にして消える。私は感覚が大きく開かれ、無防備になっている、そんな気がした。

ようやく書き物小屋にたどり着くと、寝椅子に横たわった。ここでこつこつ執筆していたときには、そうする暇さえ惜しんだものだった。本棚はがらんとしていて、忘れ去られた場所という感じがするのが少し悲しかった。そうして横になっていると、爪先越しに窓の網戸が、その向こうにラティスの格子が見える。ラティスには今やツルアジサイがびっしりと絡み合い、由緒ある壁のようだった。こういうふうにツタ植物が密生した景色が見たくて、数十年前に自分でツルアジサイを植えたのだ。その背後から遅い午後の日光が差し込んでいるが、窓の向こうは一面ツルアジサイの小ぢんまりとした丸い葉で覆われているので、緑の葉っぱの粗布越しに景色を眺めることになる。こんなに美しい葉は今まで見たことがないと思えた。まるで柔らかな緑の光をみずから発しているかのようだ。そして、そんなふうにツルアジサイの目を通して世界を眺めることができるのは、ある種の特権だと思えた。ツルアジサイの葉は太陽の最後の光を採り込んで、光子を新物質に変化させている。植物の目で見る世界――まさにそれだ、本当に！　だが葉のほうも私を見返していた。その穢れのない善良な目で、私をじっと見ている。彼らの好奇心が感じられたし、私や人類に好意を持っていることがはっきりとわかった（こんなことを言うなんて、どうかしている？　ああ、わかっているとも！）。

私は生まれて初めて植物とじかに交流している気がした。植物との交流のこと、つまり人間以外の生物種の主体性と彼らのわれわれ人間への働きかけ（だが自己中心的な私たちには気づけない）についてはずっと前から考えていて、文章にもした。それが突如、現実として実感できたのだ。私はツルアジサイの葉が作る陰を透かして、その奥の草原の中央にそびえるベニカエデを見つめた。やはり、こんなにいきいきした樹木は今まで見たことがなかった。魂か何かを吹き込まれたかのようだ。そして、この木からも好意が滲み出ていた。物質世界と霊界とは相容れないものだという考えは馬鹿げて思えたし、ふだん自分と超自然界とを隔てていたものがあったにせよ、それも消えていくような気がした。いや、完全にではない。自我はまだ抵抗を続けていた。これは、研究者たちが「完全な」神秘体験と呼ぶものとは違っていた。なぜならそこには客観的に物事を見ている「私」がいたから。だが、知覚の扉や窓は大きく開け放たれ、人間以外の無数の個性をこれまでになく受け入れていた。

この成り行きに勇気づけられて、私は上体を起こし、机の向こうの大窓に面している母屋の裏に目を向けた。母屋を視界に入れると、その手前に植わっている、尊い二本の古木でそれを挟むように目の位置を定めた。右側にあるのがのっそりと直立するトネリコ、左側にあるのが上品に傾いた、込み入った枝ぶりのホワイトオーク。トネリコは以前に比べてだいぶ傷んでいた。嵐で大枝をいくつかもぎ取られ、対称性が崩れているうえ、ぎざぎざの傷跡が痛々しい。オークのほうが健康そうで、大枝がダンサーの手のように空に差し伸べられ、葉もこんもりと茂っている。だが、昔から危なっかしく傾いている幹が、急に心配になった。地面近くで一部が腐っており、いま初めてその穴から向こう側がはっきり見え、日光が差し込んでいた。どうしてまだ立っていられるのだろう?

今まで何度もこの机から見てきた二本の木を眺めるうちに、ふいに悟った。これらの木は両親だ。そうとも、明白じゃないか！　のっそりとしたトネリコが父で、上品なオークが母。自分でもそれが何を意味するのかわからなかったが、とにかく、その二本の木について考えるということは、すなわち両親について考えることだった。ふたりは永遠に、間違いなく、この木の中にいる。そして、その二本の木が私に与えてくれたものについて、時の経過によって樹木たちがどうなったか、木がついに倒れたとき（いつかは倒れるはずだ）、この景色が、この場所が（そして私が！）どうなるか、考えた。両親の死は必ずしも何かを象徴するわけではないが、もはや遠い話でも抽象的な話でもなく、これまで以上にその未来が私に深く突き刺さり、午後じゅうずっとつきまとっていた悲しみがまたぶり返して、私を無防備にした。それでもまだ多少の理性は残っていたらしく、明日樹木の専門家に電話すること、とメモをしていた。オークを傾かせている重みを減らす何らかの対策をとれば、わずかな延命とはいえ、当分は倒壊を防げるかもしれない。

母屋に戻るときがたぶん神秘体験のピークで、今もあの色彩が目に浮かぶし、夢も見る。このときもやはり、フロックスの花の甘い香りと、ほとんど熱狂的とも言える活気に満ちた、ねっとりした空気の中をかき分けるようにして進んでいく感じだった。鳥のように大きなトンボが今や大挙して押しかけてきて、フロックスの花に一瞬留まってキスしたかと思うとすぐに飛び立ち、庭の小径《こみち》の上を狂ったように行ったり来たりしている。一ヵ所にこれだけたくさんのトンボがいるのを見たのは初めてだったので、現実だったのかどうかあまり自信がなかった（しかしのちにジュディスも、私の誘いに乗って外に出てきたとき、確かにトンボの大群を見たと証言した）。そして彼らが独特のパターンを描いて飛んだあとには、しばらくのあいだ飛行機雲のような痕跡が残った（少なくともそう見えた）。黄昏《たそがれ》が迫り、庭を飛び交う虫たちの活動がいよいよクライマックスを迎えて、大騒動だった。花粉媒介者たちはその日最後の巡回を始め、植物はあきらめずに彼らに花を向けて「こっち、こっち！」とアピールしている。もちろん、夏の暑さがやわらいだあとにつかのま庭が活気を取り戻すこういう光景はおなじみだったけれど、こうして自分がその一部になる感覚は初めてだった。私はもはや、実際にも、象徴的な意味でも、一歩離れて眺める観察者ではなく、ここで起きていることの一部になっていた。だから花々は花粉媒介者だけでなく私の気も引こうとしているし、その日の午後の空気にいつになく存在感があるせいなのか、「そこにある客観（周囲を空間に囲まれ、一つひとつの物がくっきりと浮き上がって見えた）を眺める主観」といういつもの感覚が消え失せ、この光景に深く組み込まれているという感覚、ほかの無数の存在と同じ存在として相互に関わり合い、全体の中のひとつになっている感じが強くなっていた。

「すべてが相互に作用をおよぼし扶助し合う」とフンボルトは書いた。まさにそれだ。私は記憶にあるかぎり初めてこう思った。「私は自然と同列だ」

正直に言って、この体験のことをどう考えていいかわからない。ふとした瞬間には、一種スピリチュアルな体験をしたんだと思うこともある。あのとき私は周囲のほかの存在の「人格」を感じた。そんなことは初めてだった。それが何かはわからないが、普段は自然との一体感を阻害している装置が、あのときだけ停止したのだ。それに心の開放も感じた。両親に対して、ジュディスに対して、だが奇妙だったのは、庭の植物や樹木や鳥、虫とさえ心を通わせたことだ。この心の開放感は一部が今も消えずに残っている。思い返すと、驚きと、自分が世界に内在していることを確認する経験だった。

いつものなじみ深い世界が超自然的としか言いようのないものに変化したこの経験が、太平洋岸にある州立公園の駐車場の端でスタメッツと見つけた小さな茶色いキノコによって引き起こされたという事実――これにはふたつの見方ができるだろう。これもまた驚き《ワンダー》だと考えるか、あの八月の午後の出来事にもっと殺伐とした物質主義的な解釈を加える根拠とするか。後者の解釈をすれば、私は単に〝ドラッグ経験〟をしただけ、ということになる。私は白日夢を見たのであり、楽しかったけれども、とくに意味はない。キノコに含まれていたサイロシンが私の脳内の5－ヒドロキシトリプタミン2－A受容体に作用して、雪崩《なだれ》を打ったように精神的混乱が引き起こされた。おそらく潜在意識（それにこれまでの読書経験）から湧き出したさまざまな考えや感情が、視野に入ってきた樹木や植物や昆虫の映像を処理する視覚野とつながったのだろう。

この現象には、心理学的には、幻覚ではなく「投影」という用語を使うべきかもしれない。特定の物と自分の感情を結びつけてしまい、物がその感情をこちらに伝えるので、物に特殊な意味があるように見えるのである。T・S・エリオットはこういう物や状況を人間感情の「客観的相関物」と呼んだ。エマソンが、自然に意味を着せかけているのはわれわれの心だという意味で「自然はつねに魂の色を帯びている」と言ったとき、同じ現象を念頭に置いていた。

あの午後の特別に鋭敏になった知覚は超自然なものでも何でもなく、魔法や神を持ち出さなくても説明できるという事実に驚きを隠せない。いつもと同じ現実を別の角度から知覚した、ただそれだけのことだったのだ。必要なのは、平凡な当たり前の経験を斜めから見ること、ただそれだけ。まともに見たら見えない、だがつねに庭や木の中に潜んでいる驚きの種を暴く、意識の別のレンズ、あるいは意識の別モード。ウィリアム・ジェイムズはこれを「ごく薄い幕で「私たちから」区切られた」別の形の意識と書いた。自然はじつは、私たち以外にも主観であふれている。主観のかわりに魂と呼びたければそう呼んでもいい。主観性は私たちだけのものだと勝手に思い込んでいる人間のエゴのせいで、親類縁者たちの存在を認識できないだけなのだ。その意味で、キノコが自然からのメッセージを私たちに伝えようとしている、と考えるポール・スタメッツは正しい。あるいは少なくとも、私たちの心を開かせ、メッセージが読めるよう手助けをしてくれている。

以前は、スピリチュアルな世界に触れるには、神や「向こう側」のような超自然的なものを受け入れることが条件だと思っていたが、この午後の経験以降、よくわからなくなった。「向こう側」がどんなものにせよ、人が思うほど遠いわけでも、手が届かないわけでもないのかもしれない。宗教学者のヒューストン・スミスは、スピリチュアル面で「目覚めた人」というのは、単に「あらゆるものの驚くべき神秘を鋭敏に感じ取る知覚」を持つ人だと表現した。必ずしも信仰は必要ない。庭で驚くべき神秘の存在に畏怖し、驚愕することは、失われた視点、もしかすると子どもの目を回復することにすぎないのかもしれない。そして、それを回復させてくれるのが、たとえば美しい葉がこちらを見つめる様子を普段の私たちに見えないようにしている（慣習や自我という）フィルターを無効にする、神経化学上の変化なのかもしれない。はてさて。だが、その粉々になった小さな乾燥キノコから教わったことが少なくともひとつある。それは、いつもとは別の奇妙な形態の意識が実際に存在していて、それがどんな意味を持つにしろとにかく存在するなら、（ウィリアム・ジェイムズの言葉を再び借りれば）「探索がまだ終わってもいないのに、現実世界について考えるのをやめてしまってはならない」ということだ。

心を開け。そしてキノコに酔え。私は今こそ、まだ終わっていない現実世界の探索を再開するつもりだった。

第三章　歴史──幻覚剤研究の第一波

一九六〇年代半ば、ハーヴァード大学元心理学教授ティモシー・リアリーは、連邦政府の激しい攻撃を受けていた。一九六六年、*国境の町テキサス州ラレドで少量のマリファナを密輸しようとした罪で禁錮三〇年を言い渡されたとき、断固闘争しようと考えていた彼は、『メディア論』の著者マーシャル・マクルーハンに助言を求めた。個人および文化を変革するため幻覚剤を使おうというティモシー・リアリー本人による運動、そしてアメリカの若者たちを扇動した「ドラッグをキメろ、波長を合わせろ、社会に背を向けろ（ターンオン、チューンイン、ドロップアウト）」という彼の標語に煽られたと言っても過言ではない、LSDにまつわる倫理的パニックが、当時の米国を震撼させていた。私たちの耳には時代遅れな、だいぶのぼせあがった言葉に聞こえるが、これが社会秩序を揺るがしかねない脅威であり、ドラッグでアメリカの若者たちの頭をおかしくしてしまうだけでなく、親世代や政府が敷いたレール──そこには若者をヴェトナムに送り込むレールも含まれていた──には乗るなという誘惑だと本気で考えられていた時代があったのだ。同じ一九六六年、上院委員会に召喚されたリアリーは、自身の悪名高き標語を弁護するため、正直説得力はあまりなかったとはいえ果敢に論戦を張った。周囲で巻き起こっていた嵐――ただし本人はこの嵐を心から楽しんでいたはずだ――の真っ只中にあって、リアリーはニューヨークのプラザ・ホテルでマーシャル・マクルーハンと昼食をとった。LSDの導師は、メディアの導師なら、大衆やマスコミをどう扱えばいいかアドバイスをくれるはずだと考えた。

「退屈な上院の聴聞会や法廷は、君のメッセージ発信の場ではないよ、ティム」マクルーハンは助言した。この模様は、リアリーが出版した数多くの自伝のひとつ『フラッシュバックス』に収録されている（裁判費用や離婚扶養料のせいで預金口座が空になりそうになるたび、リアリーは新しい自伝を書いた）。「不安を払拭するには、君のパブリックイメージを利用することだ。君は商品の大事なイメージキャラクターだ」ここで言う〝商品〟とは、もちろんLSDだ。「写真に撮られるときは必ず笑顔で。自信満々で手を振ること。度胸があるところを見せろ。人前で文句を言ったり、腹を立てた様子を見せたりするな。けばけばしく、エキセントリックに見えるぶんにはかまわない。君は結局のところ大学教授だ。だが自信に満ちた態度こそが最高の宣伝になる。笑顔をトレードマークにしろ」

リアリーはマクルーハンの助言を胸に刻んだ。このランチ会合以降、彼が写る何千枚という写真の文字どおりすべてで、リアリーは独特の愛嬌たっぷりの笑顔を見せている。裁判所に入るとき、あるいは出てくるとき、いつものラブビーズ〔一九六〇年代に平和や愛のシンボルとして反戦派やヒッピーがつけていたビーズのネックレス〕と白い服姿で大勢の若き崇拝者たちに演説するときも、手錠をかけられてパトカーに押し込まれるときも、モントリオールのホテルの部屋でジョンとヨーコのベッドの縁に腰かけているときも、ティモシー・リアリーはつねにカメラに向かって明るく笑い、陽気に手を振っている。

そんなふうに、いつもにこにこしているティモシー・リアリーのカリスマ的な姿が、米国における幻覚剤の歴史に大きくそびえている。それでも、図書館にしばらくこもってみれば、幻覚剤の歴史に屹立するティモシー・リアリーのイメージは、少々大きすぎるのではないかと思えてくる。いや少なくとも、一般にそう浸透してしまっている。リアリーがメキシコで人生を一変させる初のサイロシビン体験をした直後、一九六〇年秋にみずから始めたハーヴァード・サイロシビン計画で、幻覚剤の本格的な学術研究が幕を開け、一九六三年に彼がハーヴァード大学を放逐されたことで研究は終焉を迎えたと考えている人は、私だけではなかっただろう。だが実際はまったく違うのだ。

リアリーが幻覚剤の現代史で重要な役割を果たしたのは事実だが、彼はみずから名乗るようなパイオニアではまったくなかった。一九六〇年代にリアリーが幻覚剤の一般化に成功したおかげで、さまざまなことを明らかにしたと同時に覆い隠しもし、そこに生まれた一種の現実歪曲フィールドによって、リアリーが舞台上で華々しく活躍する前後の出来事すべてが見えにくくなってしまったのである。

もっと真実に近い歴史を語るなら、ハーヴァード・サイロシビン計画は、それに先立つ一〇年間に、マサチューセッツ州ケンブリッジから遠く離れたさまざまな場所でおこなわれていた、実り豊かで将来有望な数々の研究の「終わりの始まり」だったと言っていいかもしれない。じつに、カナダのサスカチュワン、ヴァンクーヴァー、カリフォルニア、イングランドなどありとあらゆるところで、狂騒ともカウンターカルチャーの重荷とも無縁な、はるかに落ち着いた環境で、研究は着実におこなわれていたのだ。実物以上に巨大化したリアリーのイメージは、リアリーよりずっと前からサイロシビンやLSDを試し、これら常識はずれの化学物質を理解する理論の枠組みを構築し、臨床試験の計画を練っていた、リアリーほど知名度はないが献身的な科学者やセラピスト、熱心なアマチュア研究家の存在を覆い隠した。こうした研究者たちの多くは、リアリーと彼のおふざけ（リアリーの派手な行動や大口叩きについて彼らはそう表現した）が、公開処刑用の薪にみずから点火することになるその顛末を、苦渋の面持ちで眺めていた。彼らが必死に築きあげてきた知識や経験も、全部そこに投げ込まれることになったからだ。

幻覚剤の現代史を語るに際し、リアリーの冒険物語については、少なくともそれに触れるにふさわしい崩壊点にたどり着くまで、脇に置いておきたい。「サイケデリック・シックスティーズ」という歪んだプリズムを通さずに、それ以前の知識や経験を取り戻せないものかどうか確認したいのだ。そうしながら、一九九〇年代末以来、幻覚剤研究が最初に花開いたときの知的遺物を発掘しつづけ、発見したものに度肝を抜かれた、現代の研究者の足跡を追ってみようと思う。

スティーヴン・ロスはそういう研究者のひとりだ。依存症を専門とする精神科医としてニューヨーク大学ベルヴュー医療センターに勤務する彼は、ガン患者の実存的苦痛のケアにサイロシビンを使うニューヨーク大学での臨床試験の責任者を務めた（これについてはのちにまた述べる）。それ以来、ロスは幻覚剤を使ったアルコール依存症治療に取り組んでいるのだが、じつはこれは一九五〇年代の臨床研究で最も有望視されていた分野だった。数年前、ニューヨーク大学の同僚から、以前はカナダや米国で何千人というアルコール依存症患者の治療にＬＳＤが使われていた（実際、禁酒会《ＡＡ》の創始者ビル・ウィルソンは、一九五〇年代にＡＡにＬＳＤセラピーを導入しようとしていた）と聞かされたとき、当時三〇代だったロスは、簡単に調べてみて、アルコール依存症治療の専門家である自分がそのことを何も知らず、耳にしたこともなかったという事実に愕然とした。自分の専門分野に秘密の歴史があったとは。

「深く埋葬された知識のミイラを掘り起こす考古学者にでもなったような気分だったよ。幻覚剤は五〇年代初頭から」依存症、うつ病、強迫性障害、統合失調症、自閉症、余命宣告された患者の不安など、「さまざまな患者の治療に使われていた。四万人以上の研究者が関わり、一〇〇〇編以上の臨床論文が存在したんだ！　米国精神医学会は、驚異の新薬ＬＳＤを中心に論じる全体会議まで開催していた」。実際、一九五〇年から六五年までのあいだに、幻覚剤をテーマとした国際科学会議が六回開かれている。「精神医学界の最もすぐれた研究者たちが、政府の資金援助を受けて、治療モデルとしてこの化学物質を真剣に研究していた」ところが、一九六〇年代半ばに社会や精神医学界の権威筋が幻覚剤を否定すると、知識体系すべてが文字どおり消去された。まるで研究も臨床試験も、何もなかったかのように。「私が一九九〇年代に医学校に入学する頃には、その話をする者は誰もいなかった」

一九五〇年にＬＳＤが精神医学界に衝撃を与えたとき、それが患者（と、定期的にこの薬物を試していた研究者）にもたらす影響はあまりにも奇妙で目新しく、その後の一〇年間の大部分が、その類まれな体験はいったい何なのか、意味を解き明かすことに費やされた。この意識を変化させる薬物について、心を解明する既存のパラダイムや、精神医学や心理学における一般的な理論様式で説明したければ、具体的にどうすればいいのか？　活発な議論が一〇年以上続けられた。だが、当時はまだ知られていなかったが、じつは一九五三年初めというほぼ同じ時期に、ＣＩＡも独自に（秘密裏に）幻覚剤について調査を始め、薬物の性質の解明と利用法という同じ問題に取り組んでいた。ＬＳＤをどうやって活用するのが最も有効か？　自白剤か、マインドコントロール剤か、化学兵器か？

一九四三年のアルバート・ホフマンの世界初のＬＳＤトリップは、何の予備知識もなくおこなわれた唯一のそれでもある。自分の頭がどうかしたのか、それとも次元を超越したのか判断しかねながらも、ホフマンはすぐにその化学物質が神経医学と精神医学においてきわめて重要な役割を果たすと直感した。そこで、当時ホフマンが勤務していたサンド社は、通常では考えられない手に打って出た。このデリシッド（ＬＳＤ－25の商品名）という薬がいったい何の役に立つのか、世界じゅうの不特定の研究者にクラウドソーシングしたのである。この少々気味の悪い強力な新化学物質の商品としての利用法を、どこかで誰かが見つけてくれるのでは、と期待して、サンド社は、どの研究者がどれだけの量を要求してきても無料で提供した。しかも〝研究者〟という単語を、臨床所見を必ず書くと約束したセラピスト全員に適用するという寛容ぶりだった。このポリシーは一九四九年から一九六六年までほとんど変わらず貫かれ、幻覚剤研究の第一波を引き起こす起爆剤となった。だがこの大波は、一九六六年、その実験的な薬物が起こした騒動に恐れをなしたサンド社が突然デリシッドの販売を停止し、商品を回収したとき、無残に砕け散った。

では、この自由奔放な実り多き研究最盛期間に、いったいどんなことがわかったのか？　単純な質問だが、とても単純とは言えないＬＳＤの性質ゆえ、答えるのはそう簡単ではない。文学理論家なら、幻覚剤体験はかなり「人工的に組み立てられたもの」だと言うだろう。スピリチュアル体験ができるよと言われて試すと、体験する確率が大きく跳ね上がる。同様に、この薬で一時的に頭がおかしくなるとか、普遍的無意識に触れることができるとか、「宇宙的意識」に接触できるとか、自分が誕生したときの感覚を再体験できるとか言われると、まさに言われたとおりの体験をする可能性が高い。

心理学者はこういう自己充足的予言を「期待効果」と呼び、幻覚剤実験ではこれがきわめて強力に働くことが判明する。たとえば、一九五四年に出版されたオルダス・ハクスリーの『知覚の扉』を一度でも読んだことがあるなら、あなたのサイケデリック体験はおそらく著者の神秘主義、とくに、ハクスリーが傾倒していた東洋の神秘主義の影響を受けるだろう。そして、たとえ一度も読んだことがなくても、彼が築きあげたイメージがあなたの解釈におそらくは影響している。なぜなら、一九五四年以降、ＬＳＤ体験は東洋趣味で特徴づけられてしまったからだ（たとえばビートルズの曲『トゥモロー・ネヴァー・ノウズ』を思い出してほしい）。リアリーはやがてこのハクスリーのサイケデリック東洋趣味に飛びつき、彼とハーヴァードの同僚たちが『チベット死者の書』をもとに書き、ベストセラーとなった、サイケデリック体験マニュアルによって広く拡散された。しかし、じつのところ話はもっと複雑で、さらなるフィードバック・ループが加わる。じつはハクスリーは、ある科学者に触発されて幻覚剤メスカリンを試し、経験について書く気になったのである。幻覚剤体験をどう理解していいか困っていたその科学者や同僚たちは、大作家の描写やメタファーが役立つかもしれないと考えてメスカリンを与えた。はたして、オルダス・ハクスリーは現代のサイケデリック体験を〝理解〟して描写したのか？　それとも、ある意味創作したのか？

この「認識論的鏡の間」状態は、ＬＳＤを精神医学やセラピーに活用したいと考えた研究者が直面した数多くの障害のひとつにすぎない。このままでは、サイケデリック療法が医学というよりシャーマニズムや信仰療法のようにみなされかねなかった。もうひとつの障害は、ＬＳＤに関わるどの研究者にも伝染するように見える、理不尽なほどの熱狂だ。この興奮状態が実験の精度を向上させたのは確かだが、同時に、幻覚剤を使おうとしない同僚たちの疑念をますます煽ることになった。そして三つ目の障害は、もしそれが可能だとして、幻覚剤を現存する科学や精神医学体系のどこに当てはめればいいか、という問題だ。はたして、幻覚剤で比較対照試験ができるのか？　患者や臨床医に薬とプラシーボの情報を伏せる盲検を、どうやってすればいいか？　強力な期待効果をどうコントロールするのか？　患者の体験に「セットとセッティング」が大きく影響するという前提があるとき、最適なセットとセッティングをどうやって見極めるのか？　治療ごとに適したセットとセッティングをどう設計すればいいのか？

一　有望な可能性

「幻覚剤」は、当初はそう呼ばれていなかった。この用語が導入されたのは一九五七年だ。LSDを手にしたサンド社が、それが何か判断しかねていたように、LSDで実験をおこなっていた研究者たちもどう呼んでいいかわからなかったのだ。一九五〇年代を通じ、この種の化学物質は、それ自体と作用について理解が進むにつれて、何度も名称が変わった。そして新しい名称はそれぞれ、この奇妙で強力な物質が何であり、どんなことをするのか、そのときの解釈（あるいは構築？）を反映している。

最初の名前は最も奇妙だと言える。一九五〇年頃、研究者がLSDを利用できるようになった直後は、精神異常発現薬（サイコトミメティック）と呼ばれた。つまり、精神病を真似る向精神薬という意味だ。これは、幻覚剤の効果を目に見えたまま、最も短絡的に解釈した名称である。傍観者からすると、LSDや、のちに登場するサイロシビンを摂取した人は、一時的に多くの精神病と同様の症状を示す。初期の研究者たちは、LSD被験者のさまざまな異常な症状を記録している。たとえば、離人症、自我境界の喪失、体が歪曲するイメージ、共感覚（音から映像を見たり、目に見えたものから音を聞いたりする）、情緒不安定、くすくす笑いやすすり泣き、時間の感覚が歪む、譫妄、幻覚、偏執性妄想、筆記者の言葉のまま記載すると、「何かとても重要なことが起きそうな、じれったい感じ」。研究者が、ＬＳＤの被験者に標準的な精神鑑定――ロールシャッハテストやミネソタ多面人格目録――をおこなうと、精神疾患、とくに統合失調症の患者によく見られるような結果が出た。ＬＳＤ被験者は、精神に異常をきたしたように見えたのだ。

このことから、ＬＳＤは、精神疾患を解明するツールになる可能性があると一部の研究者は考え、サンド社も当初はまさにそう謳ってデリシッドを売りだした。デリシッドは治療薬にはならないかもしれないが、その効果が統合失調症の症状に似ているという事実から、精神疾患の原因は何らかの化学物質である可能性が示された。もしかするとデリシッドによって疾病《しっぺい》の仕組みが解明されるかもしれない。臨床医にとっては、統合失調症の患者をもっと理解し、共感するためのありがたい薬になりそうだった。それはつまりみずから薬を摂取してみるということであり、現在の常識で考えるとおかしいし、スキャンダラスにさえ感じる。だが、「研究用」新薬の規制をＦＤＡに託す法案が国会で可決された一九六二年以前は、一般的におこなわれていたことなのだ。実際、それは道徳的に正しいことで、医師みずから薬を飲まないのは、患者をモルモットとして扱うようなものだと考えられた。ハンフリー・オズモンド医師は、ＬＳＤは無限の可能性を秘めており、セラピストがそれを摂取すれば、「病の中に入り込み、狂人の目で見、狂人の耳で聞き、狂人の肌で感じる」ことが可能になると書いた。

一九一七年、イングランドのサリー生まれのオズモンドは、一般にはあまり名前を知られていないが、幻覚剤研究の歴史においては重要人物であり、[*]幻覚剤とその臨床における可能性の解明にほかのどの研究者より貢献したと言っていい。背がひょろっと高い、乱杭歯《らんぐいば》のオズモンドは、第二次世界大戦後、ロンドンのセント・ジョージズ病院で臨床精神科医として勤務していたが、あるとき同僚のジョン・スミティーズから、医学誌にあったメスカリンについてのあまり目立たない記事を紹介された。メスカリンで誘発される幻覚が、統合失調症患者が訴えるそれとよく似ていると知り、統合失調症は脳内の化学物質がバランスを崩すせいで起きるのではないかとふたりは考えはじめた。精神病と脳内化学物質の関係がまだほとんどわかっていなかった当時としては、過激な仮説だった。ふたりの精神科医は、メスカリンの分子構造がアドレナリンとかなり近いことを観察によって確認した。統合失調症は、アドレナリンの代謝異常か何かが原因で起きるのだろうか？　アドレナリンがバランスを崩すと、ある意味現実との折り合いがつかなくなる、統合失調症の症状を引き起こすのか？

やがてわかることだが、答えはノーだ。それでもこの仮説は豊かな実りをもたらし、精神疾患を生化学の側面から考えたオズモンドの研究は、一九五〇年代の神経化学の隆盛につながった。ＬＳＤ研究はやがて、この生まれたばかりの分野の発展に大きく貢献することになる。ごくわずかな量のＬＳＤが精神に強く作用するという事実がヒントとなって、神経伝達物質と専用受容体が築くシステムが精神体験の統制に重大な役割を果たすことが明らかにされ、これがやがてセロトニンと、ＳＳＲＩ（選択的セロトニン再取り込み阻害薬）の名で知られる抗うつ剤の発見を導くのである。

しかし当時のセント・ジョージズ病院の上層部は、オズモンドのメスカリン研究への協力を拒んだ。憤慨したオズモンドは、彼とその研究を歓迎してくれそうな施設を探した。そうしてたどり着いたのが、なんとカナダ西部のサスカチュワン州だった。一九四〇年代半ばから、州の左派政府は画期的な公共政策改革を次々におこない、そのひとつが国内初の公的医療保障制度だった（これは一九六六年にカナダが国として採用することになる制度のモデルとなった）。サスカチュワンを最先端医療研究の中心地にしたいと考えていた州政府は、カナダ大平原の凍てついた荒野に研究者を呼び寄せるため、潤沢な資金援助と例外的な自由を提供した。学術誌「ランセット」の広告に応募したオズモンドは、州政府から招待を受け、家族と新しい研究プロジェクトとともに、ノースダコタ州の州境から北に四五マイル（約七二キロメートル）離れたサスカチュワン州ウェイバーンという僻村に移住した。ウェイバーンのサスカチュワン精神病院はまもなく幻覚剤研究の世界的重要拠点となる。いや、当時はまだ、幻覚剤ではなく、精神異常発現剤と呼ばれていたのだが。

オズモンドと、彼と考えを同じくする新たな同僚で研究主任であるカナダ人精神科医アブラム・ホッファーが、サンド社から提供されたＬＳＤ－25を使って実験を始めたときも、ふたりとも依然として、この化学物質は精神病を引き起こす薬だと考えていた。一九五三年、カナダの人気雑誌「マクリーンズ」に、あるジャーナリストがＬＳＤ体験を綴った〈私が狂人になった一二時間〉と題した悲惨な記事が掲載されたとき、一般にも精神異常発現剤パラダイムの典型例が紹介された。

シドニー・カッツは、ウェイバーンの病院でオズモンドとホッファーの一連のLSD実験に参加した最初の「民間人」となった。カッツは狂人になることを期待されたはずだし、期待どおりに狂気を経験した。「親しい友人たちの顔から肉が削げてしゃれこうべになったり、恐ろしげな魔女や豚、イタチの頭になったりした。足元の派手な絨毯の模様がむっくりと起き上がり、半分野菜、半分動物の怪物に変化した」壊れかけた部屋の中を椅子が飛びまわる、演出たっぷりのイラストが添えられたカッツの記事は、まるで一九六五年頃の熱心なLSD反対派のプロパガンダのようだった。「くり返しぞっとするような幻覚に襲われ、自分の体が痙攣しながらどんどん縮み、しまいに固い石ころになるのを感じ、目撃した」それでも不思議なことに、一二時間狂気を経験しながらも「怖いばかりではなかった」と報告している。「ときには目のくらむような美しいヴィジョンも見た。途方もない、熱狂的な光景で、どんな画家でもあれを絵に描くことはできないだろう」

この間、オズモンドとホッファーはサンド社のLSDを何十人という人々に投与した。同僚、友人、家族、有志の被験者、もちろん自分たちにも。LSDは精神疾患の生化学的仕組みを解明する窓口になると当初は考えていたふたりだが、経験そのものが持つ力や、薬物が引き起こす認知障害を治療に利用できないかということに、しだいに関心が移ってきた。一九五三年、オタワのホテルの部屋で夜中にブレーンストーミングをしたオズモンドとホッファーは、

ＬＳＤ体験が、アルコール依存症患者から報告される震顫《しんせん》譫妄の症状と多くの要素が共通するように見えることに気づいた。離脱に苦しむあいだにしばしば患者が経験する、何日も続く地獄のような狂気の発作である。回復途中にある患者の多くが、震顫譫妄の幻覚の恐怖を振り返り、あの経験で心を入れ替え、しらふでいようという自覚を支えたと語る。

ＬＳＤ体験が震顫譫妄の疑似体験になるのでは、という考えは、「あんまり突拍子もなかったから、ふたりとも大笑いした」と何年ものちにホッファーは回想した。「でも、笑いが引いたとき、急にその問いが冗談とは思えなくなり、ふたりで仮説を立てはじめた……医療者の管理下でＬＳＤを使って譫妄状態を誘発し、アルコール依存症患者の断酒を助けられないか？」

これは精神異常発現剤パラダイムの画期的な応用法だった。高用量のＬＳＤを使った一度のセッションで、アルコール依存症患者に擬似震顫譫妄を経験させ、そのショックで断酒させるのである。その後の一〇年間、オズモンドとホッファーは七〇〇〇人以上のアルコール依存症患者にこの仮説にもとづいた実験をおこない、およそ半数で処置が成功したと報告した。被験者はアルコールを断ち、少なくとも数ヵ月間は断酒状態が続いた。これはほかの療法より効果が高いだけでなく、精神薬理学のまったく新しいアプローチ方法を示唆していた。「最初から、薬物そのものではなく経験こそが鍵となると考えていた」とホッファーは書いている。この新たな考え方がやがて幻覚剤療法の主要方針となる。

主観が感じているということに重点を置くのは、客観的に観測可能な結果のみを論拠として個人の経験は考慮しない、それまで心理学で一般的だった行動主義の考え方に、大変革をもたらすものだった。ときに現象論とも呼ばれるこうした主観的経験の分析は、フロイトの精神分析論の基盤であり、行動主義者は科学性や厳密性に欠けるとして拒絶してきた。人の心の中に入ろうとしても無駄だ。B・F・スキナーの有名な言葉どおり、心は「ブラックボックス」なのだから。だが、人は計測できるものしか計測しないし、計測できるものとはすなわち表に出る行動である。幻覚剤を使った研究はやがて心の主観的側面、つまり意識にあらためてスポットライトを当てることになった。内面の探究を心理学に取り戻したのが、よりによってLSD－25という化学物質だったというのはじつに皮肉な話だ。

しかし、新療法は成功しているように見えたものの、それが基盤とする理論モデルについては、少々気になる問題があった。被験者の報告書を分析しはじめたとき、LSDを摂取した彼らの主観的体験は、震顫譫妄の恐ろしさと、いやどんなたぐいの狂気とも、類似点があったにしてもごくわずかだったのだ。逆に彼らの経験の大部分は、信じがたいほどポジティブで、実際、不可解だった。オズモンドとホッファーは被験者のセッション報告書を分類したとき、幻覚、偏執症、不安といった「精神疾患的変化」も確かにときどき見られるが、たとえばよくある表現のひとつを挙げると、「世界とひとつになったような超越感」といった報告があった。被験者の多くが、狂気というより、「自分を客観的に見る」新しい能力とか、「知覚の拡張」とか、「哲学や宗教の分野における」新たな深い理解とか、「他者の気持ちを察知する力の向上」といった感覚を書き並べている。* 強い期待効果があるはずなのに、症状は震顫譫妄とまったく異なり、オズモンドたちの予想は打ち砕かれつつあった。

ウェイバーンで治療を受けていたアルコール依存症患者たちのLSD体験に共通していたことは、一時的な精神疾患症状ではなく、超越感あるいは霊的啓示に近かった。オズモンドとホッファーは自分たちの震顫譫妄仮説に疑いを持ち、やがて精神異常発現剤の使い方——とこの薬物群の名称そのもの——を考え直す必要があると考えはじめた。オルダス・ハクスリーがメスカリン体験のあと、精神疾患の症状とはあまり似ていなかったと報告すると、ふたりはますますその思いを強くした。精神科医が離人症や幻覚、躁病と診断したものは、神秘的合一、幻視、恍惚を表現したものだったと考えたほうがいいのかもしれない。もしかすると自分たちは、超越を狂気と誤解していたのでは?

同時にオズモンドとホッファーは、被験者たちを通じて、LSDセッションをおこなう環境が経験を大きく左右し、セッションが不首尾に終わらないようにするには、患者に共感を持ち、できればみずからLSDを使ったことがある、熱意あるセラピストが同席することが大事だと認識しはじめていた。精神疾患に似た反応も二、三のケースで見られたが、じつは白一色の部屋と白衣の臨床医という暗喩が引き起こした人工的な反応だったのかもしれないとふたりは考えた。この文脈で「セットとセッティング」という用語が使われるようになるのは何年も先だが(一〇年後、ハーヴァード大でのティモシー・リアリーの研究の成果とほぼ認定されるようになる)、オズモンドとホッファーは、療法を成功させるにはこれらの要素がきわめて重要だとすでに認めていたのだ。

どう機能しているのかはわからなかったが、とにかくLSDは成果をあげた(少なくともそう見えた）。五〇年代の末には、ＬＳＤはアルコール依存症の奇跡の治療薬だと、北米では広く考えられていた。この成功をもとに、サスカチュワン州政府は、ＬＳＤ療法を州内のアルコール依存症の標準治療のひとつとする方針を打ち立てた。しかし、カナダ医学界の誰もがサスカチュワン州の臨床試験の結果に信頼を寄せていたわけではなかった。事実にしてはあまりに好成績すぎたからだ。一九六〇年代初頭、トロントにある、依存症研究に関してはカナダで最も権威ある機関〈依存症研究所〉が、より厳格な管理体制のもとでサスカチュワンでの試験を再現した。ほかの変数をすべて取り除き、薬物の効果だけを測るという目的で、医師たちは、トリップ中は被験者に念入りな質問をするだけで、誰もケアをしてはならないと指示し、アルコール依存症患者は何の飾り気もない部屋でＬＳＤを与えられた。被験者は拘束を受けたり目隠しをされたり、場合によってはその両方をされた。驚くことではないが、結果はオズモンドとホッファーの臨床試験とは一致しなかった。それどころか、相当数の被験者が恐怖体験に苦しめられた。のちにバッドトリップと呼ばれるものである。アルコール依存症のＬＳＤ療法を批判する人々は、厳格な管理体制のもとでは治療はうまくいかないと結論づけた。もちろんそれは正しい。一方、支持者は、ＬＳＤ療法にはセットとセッティングへの配慮が欠かせないと指摘した。もちろんそれも正しかった。

一九五〇年代半ば、断酒会《AA》の共同創設者であるビル・ウィルソンは、アルコール依存症患者を対象としたオズモンドとホッファーの研究について知った。薬を飲んだだけで人生が一変するスピリチュアル体験は、ビル・Ｗにとっては物珍しい話ではなく、会の仲間たちのあいだでも知られていた。彼は、自分が断酒したのは、ベラドンナを摂取したときの神秘体験のおかげだと断言していたからだ。一九三四年にマンハッタンのタウンズ病院で、幻覚を起こすアルカロイドを含むベラドンナの抽出物を処方されたのだ。しかし、酒を断つために霊的覚醒による〝崇高な力〟に身をゆだねるという断酒会の基本方針は、幻覚剤によるトリップそのものだと気づいた断酒会のメンバーは、ほとんどいなかった。

みずからの体験から二〇年経ったその当時、ビル・ＷはこのＬＳＤという驚異の新薬が、回復過程にある依存症患者を覚醒させるのに役立つかもしれないと思いはじめた。そこでハンフリー・オズモンドを通じ、一九五五年からサンド社のＬＳＤで臨床試験を続けてきたブレントウッドＶＡ病院（のちにカリフォルニア大学ロサンゼルス校《UCLA》）の内科医シドニー・コーヘンと連絡を取った。ビル・Ｗは一九五六年から、シドニー・コーヘンと、最近ＵＣＬＡで博士号を取得したばかりの若き心理学者ベティ・アイズナーとともに、ロサンゼルスで何度かＬＳＤセッションをおこなった。コーヘンとアイズナーは当時、精神科医のオスカー・ジャニガーとともに、いつしかＬＳＤ研究の新たな中枢となりつつあったＵＣＬＡで、研究の中心人物となっていた。一九五〇年代半ばには、その手の中枢は、北米とヨーロッパ全体で一〇ヵ所以上あり、大多数はたがいに密に連携し、技術や発見、ときには薬剤も共有した。全体として、競争関係というより協力関係にあったと言える。

コーヘンとアイズナーとともにおこなったセッションで、ビル・Ｗは、禁酒をするのに必要だと彼が考える霊的覚醒を、ＬＳＤを使えばまず間違いなく引き起こせると確信した。とはいえ、ＬＳＤ経験が震顫譫妄と似ているとはまったく思わなかった。こうして、ＬＳＤ体験と震顫譫妄類似説を葬る棺にまた一本釘が打たれたのである。ビル・Ｗは、断酒会でもＬＳＤ療法を試せる場を持ちたいと考えたが、同僚の理事たちは強く反対した。精神を変容させる薬物の使用を認めたりすれば、断酒会のブランドイメージと理念を汚す恐れがあると判断したからだ。

ロサンゼルスのシドニー・コーヘンとその同僚たちも、カナダのグループ同様、当初は、ＬＳＤは精神異常発現剤であるという認識だったが、一九五〇年代半ばにはには、やはりその考え方に疑問を持つようになっていた。一九一〇年にリトアニア系ユダヤ人移民の子としてニューヨークで生まれたコーヘンは、写真を見ると、豊かな白髪を後ろに撫でつけ、独特の雰囲気がある。コロンビア大学で薬理学を学び、第二次世界大戦中は南太平洋で米軍医療部隊に所属していた。一九五三年、以前から興味があった、化学物質によって引き起こされる精神疾患に関する論文を読んでいたときに、コーヘンは初めてＬＳＤという新薬のことを知った。

それでも、一九五五年一〇月にとうとうみずからＬＳＤを試したときには「あっと驚かされた」。精神病患者の境地を味わうことになるとばかり思っていたのに、とても深遠で、何かを超越したような静穏さを感じたのだ。まるで「日常の問題や苦しみ、不安や鬱憤がすべて消え去り、あとにはまるで天国のような、日差しにあふれた荘厳な静けさが訪れた……ついに永遠の真実にたどり着いたように思えた」。その経験が何だったにしろ、一時的な精神疾患ではないという確信があった。ベティ・アイズナーによれば、コーヘンはこれを、精神異常ではなく、何か「正常ならざる状態」、「自我の統制がおよばない状態」と考えるようになったという。

理論パラダイムに反証がつきつけられたときに科学界でよく起きることだが、研究者がさまざまな修正を加えてそれを支えようとするあいだ、そのパラダイムはぐらつきながらしばらくは持ちこたえるも、あるとき突然あっという間に崩壊して、かわりに新たなパラダイムが構築される。一九五〇年代半ばの精神異常発現剤パラダイムにもそれが起きた。つらい、ときには悲惨と言ってもいいトリップの報告が多いのは事実だが、パラダイムが想定するような完全な狂気を経験した人はほとんどいなかった。かわいそうなカッツ氏が狂人になった一二時間においてさえ、言葉にできないような歓喜を覚え、美しい幻影を見たという報告を見過ごすことはできない。

実際には、精神異常発現剤パラダイムはふたつの異なる新理論モデルに継承された。最初にサイコリティック・モデルへ、その後幻覚剤《サイケデリック》モデルへ。このふたつは、これらの化学物質がどう精神に働きかけるか、転じて、精神疾患の治療にどう活用するのが最適かということについて、異なる着想にもとづく理論モデルである。ふたつのモデルはけっして相反するものではなく、一部の研究者は両方について研究することもあったが、それぞれ、精神について、精神医学について、最終的には科学そのものについて、根本的に異なるアプローチをしている。

いわゆるサイコリティック・パラダイムは、まずヨーロッパの研究者たちと、シドニー・コーヘン、ベティ・アイズナー、オスカー・ジャニガーから成るロサンゼルス・グループによって構築され、やはりヨーロッパとロサンゼルスで人気が高かった。ロナルド・サンディソンというイギリス人精神科医の造語である「サイコリティック」は「心を緩める」という意味で、少なくとも低用量であれば、ＬＳＤとサイロシビンにはそういう効果があるように見えた。二五マイクログラムという低用量でＬＳＤを使ったセラピスト（多くても一五〇マイクログラム以上ということはめったになかった）は、患者の自我防衛規制が緩み、口に出すのが困難な話題や抑圧されたエピソードについて話すのが比較的簡単になったと報告した。つまり、トークセラピーの補助剤として使えるかもしれないということだ。そういう低用量の利用であれば、患者の意識がまだはっきりしているので、セラピストと会話し、あとで何を話したか思い出すこともできる。

サイコリティック的アプローチの最大の価値は、一般に広まっていた精神分析法の欠点をうまく補うことだった。当時の精神分析法に革命を起こしたり新機軸を生んだりするわけではないが、スピードアップし、効率化してくれるはずだった。精神分析の大きな問題点は、それをおこなううえで欠かせない、無意識領域との接触が難しいことだ。接触するには、自由連想法か夢か、二方法しかないうえ、どちらにも難点がある。フロイトは夢を、自我も超自我も邪魔できない、無意識領域に近づく「王道」と呼んだ。それでもこの道には溝や穴がいくつもある。患者は必ずしも自分の夢を覚えておらず、何とか思い出せたとしても、たいていは不完全だ。ＬＳＤやサイロシビンといった薬品は、無意識領域への近道になるかもしれなかった。

精神分析専門医として学んだスタニスラフ・グロフは、適量のＬＳＤを与えると、患者は治療者に対してすぐさま強い感情転移〔精神分析の過程で、患者が治療者に、幼少時に両親などに対して持っていた抑圧された感情を向けること〕を起こし、子どもの頃のトラウマが呼び覚まされ、抑圧された感情が表出し、場合によっては誕生時の記憶さえよみがえることを知った。グロフは、この誕生体験という人間にとって最初のトラウマを〔精神分析学者オットー・ランクの説を支持し〕、人格決定の重要要素と考えた。そこでLSDを使って引き出された患者たちの誕生時の記憶を集めて、医療従事者や親たちからそのときの状況を報告してもらったものと丁寧に比較した。その結果、LSDを使うと、難産だった場合はとくに、出生時の体験を思い出す人が多いことがわかった。

ロサンゼルスでは、コーヘン、アイズナー、ジャニガーが、週に一度の治療セッションでLSDを使いはじめ、最終的に、抑圧された感情や封印した幼少時のトラウマなど、無意識領域にある要素を患者が取り戻すまで、週ごとに徐々に用量を増やしていった。彼らが治療に当たったのはおもに神経症患者、アルコール依存症患者、軽度の人格障害を持つ人など、精神科医がふだん扱うような患者で、自分自身をしっかり持ち、回復したいという意志のある、身体機能や言語機能には問題のない人々だった。ロサンゼルス・グループはまた、芸術家の創造力の源泉は無意識領域にあるという理論をもとに、LSDによってその源泉に接近しやすくなるのではないかと考え、画家や作曲家、作家とも数多くセッションをおこなった。

もちろん治療者と患者はLSDが治療に役立つことを期待していたわけだが、驚いたことに、実際かなりの割合で役立った。コーヘンとアイズナーの報告によれば、最初の二二人の患者のうち一六人に改善が見られた。一九五三年から一九六五年までに発表されたサイコリティック治療の結果報告をまとめた一九六七年の論文によると、治療の成功率は、不安神経症が七〇パーセント、うつ病が六二パーセント、強迫神経症が四二パーセントだった。印象的な結果だとはいえ、プラシーボを使った比較対照試験はほとんどおこなわれなかった。

一九五〇年代の末には、ＬＳＤによるサイコリティック治療は、たとえばビヴァリーヒルズのようなロサンゼルスの高級住宅街では、ごく当たり前になった。なにしろビジネスモデルとして最高にうまみがあった。なかには、一度のセッションに五〇〇ドルもの治療費を請求する治療者もいた。しかも薬剤はサンド社からしばしば無料で手に入るのである。この治療法は、マスコミにも非常に好意的に取り上げられるようになった。〈私が狂人になった一二時間〉のような記事は消えて、ハリウッドの有名人たちの興奮気味の証言がかわりに並んだ。オスカー・ジャニガー、ベティ・アイズナー、シドニー・コーヘンのほか、これに追随した大勢のセラピストのオフィスで、彼らは次々に自己変革体験をした。アナイス・ニン、ジャック・ニコルソン、スタンリー・キューブリック、アンドレ・プレヴィン、ジェームズ・コバーン、ビート・ジェネレーションの喜劇役者ロード・バックリーらはみな、ＬＳＤ療法の体験者だが、その多くはオスカー・ジャニガーのもとを訪れた。なかでもよく知られているのがケーリー・グラントで、一九五九年、多くの新聞に提携記事を提供するゴシップ・コラムニスト、ジョー・ハイアムズのインタビューを受け、ＬＳＤ療法を激賞した。グラントは六〇回以上セッションをおこない、しまいには「生まれ変わった」とまで語っている。

「すべての悲しみや虚しさが消えた」五五歳の俳優はハイアムに言った。控えめな正統派イギリス紳士というケーリー・グラントのイメージを考えると、いっそう驚かされる。「自我を剝ぎ取られたんだ。自我などないほうがいい役者になれる。そこには真実しかないからね。今では誰に対しても、もちろん自分に対しても、不誠実な態度はとれない」この話しぶりからするに、ＬＳＤはケーリー・グラントをアメリカ人に変えてしまったようだ。

「もはや孤独とも決別し、本当に幸せだ」グラントはきっぱりと言った。ＬＳＤ体験のおかげでナルシシズムを克服し、演技だけでなく、女性関係も改善されたという。「若い女性にこんなにもてたことは今までなかったよ」

グラントのインタビューは全国で大々的に報道され、当然ながら、ＬＳＤ療法だけでなく、ＬＳＤそのものを求める声が殺到した。ハイアムは、ＬＳＤの入手方法を知りたいという読者から八〇〇通以上の手紙をもらった。「精神科医がぼやいていたよ、今や誰も彼もがＬＳＤをくれと訴えてくる始末だ、と」

いわゆる「一九六〇年代」が実際には一九五〇年代にすでに始まっていたとするなら、一九五九年にケーリー・グラントが引き起こしたＬＳＤ療法ブームこそが、文化の風を変えたと考えていい。ティモシー・リアリーがＬＳＤを治療や研究という文脈の外に持ち出して悪名を馳せる何年も前から、ロサンゼルスではすでにＬＳＤは「研究室から脱走し」はじめていて、全国紙からも熱い視線を送られていたのだ。一九五九年には、ＬＳＤを気軽に手に入れられるような場所も出現しはじめた。ロサンゼルスやニューヨークの治療者や研究者の中には自宅に友人や同僚を招いて「セッション」をする者もいたが、セッションとパーティの違いはどこか、区別するのは正直言って難しい。少なくともロサンゼルスでは、「研究」という前提条件は希薄になっていた。前述したような研究者のひとりはのちにこんなふうに書いている。「ＬＳＤはわれわれにとって、知的娯楽ドラッグとなった」

その頃にはすでにロサンゼルスのＬＳＤ研究界の長老となっていたシドニー・コーヘンは、こういう場は生真面目に避け、ＬＳＤについて、少なくとも当時の使われ方について再考し、議論を始めた。彼の伝記を書いた歴史家スティーヴン・ノヴァクによれば、コーヘンはＬＳＤを取り巻くカルト性や宗教的・神秘的オーラに居心地の悪さを感じていたという。幻覚剤研究史にくり返し現れるテーマではあるのだが、コーヘンも、ＬＳＤ体験の持つスピリチュアルな意義（と臨床医まで神秘主義に傾いてしまう傾向）と、自分が心血を注ぐ科学的精神のあいだの確執に悩んでいた。いくら考えてもどっちつかずだった。一九五九年に同僚の研究者に送った手紙に、彼はこう書いている。ＬＳＤは「ドアを開けてくれたが、のぞいてみたら非科学的で落ち着かないという理由だけで、戸口で引き返すべきではない」。それでも、ＬＳＤはまさに彼をそんな気持ちにさせた——非科学的で落ち着かない。

コーヘンはまた、トリップをしたあとに患者が訴える心象風景のパターンについても、疑問に思いはじめた。そして、「ＬＳＤの影響下にあると、担当治療者が信奉する理論を患者が裏づけることになる」と考えるようになった。期待効果が大きいせいで、フロイト派の治療者が担当する患者はフロイト的な心象風景を見（幼少時のトラウマ、性的衝動、エディプスコンプレックスなどの言葉で表現される）、ユング派の治療者の患者は集合的無意識の屋根裏部屋から鮮明な元型のイメージを持って戻ってくるし、ランク派の治療者の患者は出生時のトラウマの記憶をよみがえらせる。

こんなふうに治療者の誘導に患者が左右されるという事実は、もちろん科学的にはジレンマだが、治療面では必ずしもジレンマとは言えないのでは？　コーヘンは、「患者の問題について治療者が何かしら説明すれば、治療者と患者の両方がそれに深く納得していた場合、その説明が心象風景を構成する。あるいは心象風景の構成に利用される」と書いている。とはいえ彼はこの考え方を「虚無的だ」とする。科学的に言えば間違いなくそのとおりで、セラピーがあまりにもシャーマニズムや信仰療法に近づきすぎ、科学者にとっては明らかに居心地が悪い。だが、それがうまく機能し、患者を治療できさえすれば、それでいいのではないか？（これは、プラシーボについて科学者が感じる居心地の悪さと同じだ。ここから、幻覚剤について面白いとらえ方ができる。アンドルー・ワイルが一九七二年に著した『ナチュラル・マインド』の中の言葉を借りると、幻覚剤とは一種の「活性プラシーボ」なのかもしれない。もちろん何かしら作用はするが、大部分はおそらくみずからの内側から発生したものだ。あるいはスタニスラフ・グロフが言うように、幻覚剤は心理プロセスの「非特異性の増幅器」なのである）。

コーヘンは、こうした深い洞察にもとづくＬＳＤに対する迷いを最後まで持ちつづけたが、その点で、ＬＳＤ福音主義者であふれる科学界ではまれな存在となった。世間の風潮に流されずに疑問を持ち、相反する考えを並行して頭に住まわせることができる男。ＬＳＤの治療面での力を信じ、とくに、一九六五年に「ハーパーズ」誌で熱心に書いているように、ガン患者の不安の軽減に有効だと考えていた。みずから「自己超越療法」と表現し、やがて応用神秘主義（アプライド・ミスティシズム）と呼ばれるようになるものが、西欧医学でひとつの役割を果たすと彼は主張した。同時に、ＬＳＤの濫用や危険性に警鐘を鳴らすことや、ＬＳＤの誘惑に乗って科学の道から大きくはずれていく、熱に浮かされた大勢の同僚たちを非難することも躊躇しなかった。

ここでサスカチュワンに戻ろう。ハンフリー・オズモンドとアブラム・ホッファーは、精神異常発現剤パラダイムが崩壊したあと、それまでとはまったく異なる道を選んだ。もっとも、結局この道も、彼らと科学との関係を複雑なものにしてしまったのだが。ＬＳＤの新たな治療モデルを構築しようとするなかで、彼らはすぐれたふたりのアマチュアに目をつけた。ひとりは有名な作家オルダス・ハクスリー、もうひとりは怪しい元密造酒業者、銃密輸業者、スパイ、発明家、船長、前科者、キリスト教神秘主義者であるアル・ハバード。この科学者でも何でもない、いかにもちぐはぐなふたりが、ＬＳＤ経験の概念を練り直し、治療方法を再構築しようとするカナダ人精神科医たちを手伝うことになったのだ。ちなみに、この治療方法は現在も使われている。

この新たなアプローチの名前と、ようやく最後まで残ることになるこの種の薬の名称――幻覚剤《サイケデリクス》――は、一九五六年にハンフリー・オズモンドとオルダス・ハクスリーが交わした手紙の中に登場した。ふたりが初めて顔を合わせたのは、ハクスリーがオズモンドにメスカリンを試してみたいと書き送ったあと、一九五三年のことだった。ハクスリーは、メスカリンが心におよぼす影響についてオズモンドが書いた学術論文を読んだのだ。ハクスリーは以前から神秘主義や超能力、生まれ変わり、UFOなどさまざまなものに興味を持っていたが、ドラッグと意識の関わりにも強い関心があった。彼の最も有名な小説『すばらしい新世界』（一九三二年）でも、ソーマと名づけたマインドコントロール剤が重要な役割を果たす。

　こうして一九五三年春、ハンフリー・オズモンドはオルダス・ハクスリーにメスカリンを投与するためにロサンゼルスに向かった。とはいえ、内心はびくびくしていた。セッションに先立ち、彼は同僚にこう明かしている。「まずそんなことはないだろうが、文学史の片隅に、オルダス・ハクスリーを狂気に駆り立てた男として名を残すのはごめんだ」

　だがそれは取り越し苦労だった。ハクスリーは最高のトリップを経験し、翌年その経験について自分なりに解釈したことを『知覚の扉』という作品にして出版した。

「あれは間違いなく、見神《ビーティフィク・ヴィジョン》にも匹敵する、最高の体験だった」ハクスリーは、体験直後に編集者にそう書き送っている。メスカリンは狂人の境地を垣間見せたのではなく、言葉にできないほど美しいスピリチュアルな世界に彼をいざなった。そのことに疑いはなかった。どんなにありふれたものも、彼が「偏在精神」と呼ぶ神性の光で輝いて見えた。「私のグレーのフラノのズボンの襞には『存在性（インーネス）』が充填されていた」と述べ、さらにボッティチェリの絵画に描かれる襞の寄った布地の美しさと「襞のある布地の『総体（オールネス）』と無限』」について語っている。小さな花瓶の花に目をやったとき、彼が見たのは「アダムが創造された日の朝に彼が眼にしたもの——一刻一刻の、裸身の存在という奇蹟だったのである……内なる光に輝き意味を充填されて、その重みにうち震えている一束の花」。

「『恩寵』とか『変容』といった言葉が心に浮かんだ」薬のおかげでハクスリーは、普通なら神秘家やひと握りの歴史上の偉大な預言者しか知らない、別の現実にじかに触れることができた。その別世界はつねにそこにあるのに、いつもは普段の覚醒時の意識の「減量バルブ」によって知覚できない。その一種の精神上のフィルターによって、生きるうえで必要とされる「ほんの一滴の意識」しか入ってこないようになっているのだ。だが本当はあふれんばかりの豊かな世界が外には広がっていて、詩と同様に、それがないせいで人は毎日死ぬ。メスカリンは、ウィリアム・ブレイクの言う「知覚の扉」を開き、永遠を垣間見せてくれた。知覚が開かれさえすれば、それがまわりにつねに存在するのがわかる——ズボンの襞にさえ。

それ以前の、あるいはそれ以降のあらゆるサイケデリック体験がそうであるように、ハクスリーの体験もまったくの白紙状態から、純粋に化学物質の効果だけで一から生まれたものではなく、これまで読んできた本や、哲学的およびスピリチュアルな傾向によって、あのように力強く構築されたのだ（彼の言葉を引用して「内なる光に輝き意味を充填されて、その重みにうち震えている一束の花」とタイプしたとき初めて、サイロシビンの影響下にあった自分の目に映った植物のことを思い出し、どんなにハクスリーの影響を受けていたか気づいた）。たとえば、知覚を制限する心の減量バルブという考え方は、フランス人哲学者アンリ・ベルクソンに由来する。ベルクソンは、意識は人間の脳から生まれるのではなく、たとえば電磁波のように、私たちの外側に存在すると考えた。脳を無線受信機に喩え、いくらでも異なる周波数の意識に合わせることができるとする。ハクスリーはまた、世界のあらゆる宗教の根底には、彼が「永遠の哲学」と呼ぶ神秘体験が共通して存在すると考えていた。メスカリンを摂取した朝、その考えにますます確信を持ったのは当然だろう。『知覚の扉』のある評者は、やや意地悪く、本書は「九九パーセントのオルダス・ハクスリーとわずか半グラムのメスカリンからできている」と述べた。だが、それはどうでもいいことだ。偉大なる作家たちはその頭脳によって世界に刻印を残すものだが、サイケデリック経験については、今後永遠にハクスリーの刻印は消えないだろう。

ハクスリーの経験がほかにどんな刻印を残したにせよ、「精神病の雛形」という解釈ではメスカリンやＬＳＤの影響下にある精神状態を表すことにはならない、そういう印象を彼やオズモンドに残したことは間違いなかった。ハクスリーがこのことを初めて書いたのは、二年後のことだった。ある人が「乖離《かいり》症状」と呼ぶものを、別の人は「全体との一体感」と呼ぶかもしれない。要は、視点と語彙の問題なのだ。

「このまま統合失調症との関連づけが続けば、せっかくの妙薬に悪評がつきまとうことになる」一九五五年、ハクスリーはオズモンドに書き送った。「摂取すれば実際には頭が明晰になるのに、逆に頭がおかしくなると人は考えるだろう」

この種類の薬に新しい名称が必要なのは明らかだったので、一九五六年、精神科医のオズモンドと作家のハクスリーは文通しながらふたつの候補を出し合った。意外にも、コンペで勝利したのは作家ではなく精神科医のほうだった。ハクスリーは二行連句で提案した。

平凡な世界を非凡にするには
わずか半グラムのファネロタイムを

彼の造語の「ファネロタイム」は、ギリシア語の「霊性」と「顕示」という単語を組み合わせたものだった。

スピリチュアルなイメージが強すぎると感じたのだろう、科学者であるオズモンドはやはり二行連句で返事をした。

地獄に堕ちるにしろ　天使の世界に昇るにしろ
必要なのはほんの少しのサイケデリック

オズモンドの造語はやはりギリシア語のふたつの単語を合体させたもので、「精神の顕示」という意味になる。この言葉は、今では一九六〇年代の派手な蛍光色でけばけばしく彩色されてしまっているが、当時はこの言葉のまさに中立的なところに、彼は好印象を持った。「狂気や異常性、恍惚といったイメージをいっさい喚起せず、精神の拡張を示唆する」。「余計な連想をさせない」点も長所だった。とはいえ、その長所はそう長続きはしないのだが。

オズモンドとその同僚たちが一九五〇年代半ばから始めた「サイケデリック療法」は、高用量の幻覚剤（たいていはＬＳＤ）を使った一回のみのセッションで、患者は落ち着ける雰囲気の部屋で長椅子に横たわり、セラピストがひとり（場合によってはふたり）付き添うが、ほとんど話はせず、旅が自然に始まるにまかせる。余計なことに気が散るのを避け、心の奥への旅を促すため、音楽を流し、患者はたいていアイマスクをつける。目的はスピリチュアリティの顕現であり、それが一種の変身経験につながる。

しかし、この療法はオズモンドとホッファーが創案したと一般に認められるようになるとはいえ、おもな要素をデザインしたのはほかの人間の手柄だと彼ら自身が認めている。科学者としてもセラピストとしても正式な教育は受けていない謎の男、アル・ハバードだ。病室ではなく自宅にいるようなくつろいだ気持ちになれる内装の治療室は〈ハバード・ルーム〉と呼ばれるようになり、私がインタビューした初期の幻覚剤研究者のひとりは、今では標準となっているこうしたセラピーのやり方そのものを、本来なら「ハバード・メソッド」と呼ぶべきだと言った。それでも、アル・ハバード、またの名を「トリップス船長」、あるいは「ＬＳＤのジョニー・アップルシード」〔ジョニー・アップルシードは西部開拓期の伝説的人物〕は、こんにち真剣に幻覚剤研究をしている研究者がこの分野の始祖のひとりとして認めたいと思うような人物ではないし、まして賞賛したがる者は誰もいないだろう。

アル・ハバードは、幻覚剤の歴史を美しく飾るにしてはあまりにも突拍子がなく、とらえどころのない、だがじつに魅力的な人物であり、それだけでどういう男かだいたい想像できると思う。謎がとても多く、人生の各エピソードの多くに裏づけがなく、相矛盾していて、とにかく胡散臭い。ひとつちょっとした例を挙げれば、彼のＦＢＩファイルには身長五フィート一一インチ（約一八二センチメートル）とあるが、写真やビデオで見るかぎり背が低く小太りに見え、大きな丸い頭を角刈りにしている。理由は本人にしかわからないが、たいてい警備員の制服を着て、コルト45を携行しているので、町の保安官か何かのように見える。しかし、仲間と頻繁にやりとりしていた手紙や、当時のカナダの新聞、書籍にある複数の記事や記載、*それに、彼をよく知る人々のインタビューを集めれば、おおよその人物像を築きあげることができる。それでも重要な部分がいくつか抜けていたり、曖昧だったりするのだが。

ハバードはケンタッキー州の山地の貧しい家庭に、一九〇一年もしくは一九〇二年に生まれた（ＦＢＩファイルには両方記載されている）。一二歳のとき初めて靴を手に入れたと人にはよく話していた。三年生までしか学校には行かなかったが、電子工学の才能があることは確かだった。一〇代のときに〈ハバード・エネルギー変換機〉なるものを発明し、「当時のテクノロジーでは説明できない」放射能で動く新しいタイプのバッテリーだと説明した。これは、一九九一年にマリファナ専門誌「ハイ・タイムズ」でトッド・ブレンダン・フェイヒーが徹底的な調査のすえ発表した、アル・ハバートの人生を知るうえで最良と言える記事にあったエピソードだ。ハバードは特許権の半分を七万五〇〇〇ドルで売却したが、この発明を使った製品はひとつも作られず、「ポピュラー・サイエンス」誌は一度、技術捏造調査対象に含めたことがある。禁酒法時代にはシアトルでタクシー運転手をしていたが、これはどうやら仮の姿で、彼のタクシーのトランクにはとても高度な無線装置が隠してあり、沿岸警備隊を避けたい密輸業者をそれで誘導していたらしい。彼はやがてＦＢＩに逮捕され、密輸の罪で一八ヵ月間、刑務所で暮らした。

出所後のハバードの動向を追うのはさらに難しくなる。曖昧な噂話や相反する記事が飛び交い、はっきりしたことがわからないのだ。たとえば、米国が第二次世界大戦にまだ参戦せず、表向きは中立の立場を取っていたとき、サンディエゴからカナダ、そこから英国へと武器を輸送する秘密計画に加わっていたという話（やがて諜報機関である戦略事務局《OSS》に入局するアレン・ダレスの内偵者がハバードの電気工学技術に感心して、計画に引き入れたとか入れなかったとか）。しかし議会がこの計画について調査を始めたので、ハバードはヴァンクーヴァーに高飛びした。彼はそこでカナダ国民となり、チャーター船の事業を始め（船長のあだ名はここから来た）、ウラン採掘会社の科学部長にも就任した（マンハッタン計画へのウラニウムの供給に関わっていたという噂もある）。五〇歳になる頃には、「ケンタッキー出身の裸足の少年」は大富豪となり、自家用飛行機や全長一〇〇フィートの大型ヨット、ロールスロイスのほか、ヴァンクーヴァー沖の島まで所有した。戦時中、一時米国に戻ったらしく、ＣＩＡになる前のＯＳＳに参加した。

幻覚剤に関わるようになる前のアル・ハバードについて、面白い逸話をもういくつか紹介しよう。彼は熱心なカトリック教徒で、神秘主義者だと公言していた。また、職業においては普通では考えられないくらい簡単に宗旨替えし、ラム酒や銃の密輸をしていたかと思えば、アルコール・タバコ・火器および爆発物取締局の局員を務めたこともあった。ある種の二重スパイだったのでは？　かもしれない。そのときどきで、カナダ特殊部隊や米司法省、食品医薬品局でも勤務した。彼のＦＢＩファイルによれば、一九五〇年代にはＣＩＡとも関係していたようだが、内容がかなり編集されているので、事実だとしても彼がどんな役割を担っていたのかははっきりしない。一九五〇年代、六〇年代、七〇年代を通じて、政府が幻覚剤研究をつぶさに監視していたことは確かで（場合によっては大学でのＬＳＤ研究や科学会議に資金提供もしていた）、情報と引き換えに、ハバードを自由にさせていたのだったとしても不思議ではない。だがこれも憶測にすぎない。

一九五一年、アル・ハバードの人生は大きく方向転換した。当時はすでに成功者だったが、幸せを感じられず、「人生の意味を必死に探していた」。そう話したのは、その一〇年後にハバードからＬＳＤを勧められたシリコンヴァレーの技術者たちのひとり、ウィリス・ハーマンだ。ハーマンがハバードから聞いたところでは（そしてハーマンはその話をトッド・ブレンダン・フェイヒーに話した）、ハバードがワシントン州でハイキングをしていると、空き地に出たところで天使が目の前に現れたという。「天使はアルに、人類の未来にとってとてつもなく重要なことがまもなく起き、もしその気があるなら、あなたも一役買うことができると言った。だが彼には何のことだかさっぱりわからなかった」

一年後にヒントが与えられた。ＬＳＤという最近発見された化学物質を投与されたネズミの行動について書かれた、科学誌の論文だ。ハバードは、論文を書いた研究者を探し出してＬＳＤを手に入れ、文字どおり人生が一変する体験をした。まず地球上に生命が生まれる瞬間を、さらには自分の受精卵ができるところも目撃した。「あれほどの神秘体験は初めてだったよ」彼はのちに友人に語った。「俺は巨大な沼にいる、知性の片鱗を宿したちっぽけなダニだった。それから母と父がセックスをするのを見た」天使が予言したのはこのことだったのだ――「人類の未来にとってとてつもなく重要なこと」。ハバードは、ＬＳＤの新たな福音とＬＳＤそのものを、できるだけ大勢の人々に広めることが自分の使命なのだと気づいた。「選ばれた特別な役割」とみずから呼ぶものを与えられたのだ。

　こうしてアル・ハバードの〈ＬＳＤのジョニー・アップルシード〉としての人生が始まった。政界にも経済界にも太いパイプがある彼は、それを通じてサンド社を説得し、信じがたい量のＬＳＤを手に入れた。一リットルボトル分だと言う者もいれば、四三ケースと話す者、あるいは六〇〇〇アンプルとも言われる（彼はアルバート・ホフマンに、「人の意識を解放するために」使うつもりだと訴えたらしい）。どの話を信じるかは人それぞれとはいえ、ハバードはそれをチューリッヒの貸し金庫に隠したとか、デスヴァレーのどこかに埋めたとか言われていたが、大部分は革製の手提げ鞄に入れて持ち歩いていた。やがて、カナダにおけるサンド社ＬＳＤの独占販売者となり、やがて、どうやってかＦＤＡから新薬臨床試験許可を得て、米国内でもＬＳＤの臨床研究をおこなえるようになった。小学三年生までしか学校に通わず、前科があり、おそらくは不正に取得された学位をひとつ持っているだけだというのに（彼の博士号は〝卒業証書工場〟大学で購入されたもの）。自分を「触媒」と考えていたハバードは、一九五一年から一九六六年までのあいだに、約六〇〇〇人にＬＳＤを提供した。公然と、人類の歴史を変えようとしたのである。

面白いのは、ケンタッキー州出身の裸足の少年は陰の実力者だったことだ。経済界、政界、芸術界、宗教界、先進技術分野などの大物の勧誘をみずからの使命としたのである。こういうことはトップダウンで広めるべきだと信じ、もっと民主的なやり方を選んだティモシー・リアリーなどほかの幻覚剤伝道者たちを蔑んだ。国会議員、ローマカトリック教会の役員、*ハリウッド俳優、コンピューター・エンジニア、経済界のリーダーはみな、ピラミッドの上から歴史を変えるというハバードの使命の一環で、LSDを与えられた（ハバードが声をかけた者全員が誘いに乗ったわけではない。ハバードが親友だと話すFBI長官、J・エドガー・フーヴァーは断った）。ハバードは「〈フォーチュン五〇〇〉に選ばれた大企業のおもな重役たちがサイケデリック経験をすれば、社会全体が変化すると考えていた」とアブラム・ホッファーは回想する。一九五〇年代末にハバードがLSDを布教した幹部のひとりで、当時のシリコンヴァレーのトップ電子機器企業のひとつアンペックス社で、社長のすぐ下で長期計画を立てていたマイロン・ストラロフは、「『アル・ハバードこそが』この地球にLSDを導入した男だと確信」するようになった。

一九五三年、ハバードは幻覚剤による啓示を受けるとすぐに、ハンフリー・オズモンドをヴァンクーヴァー・ヨットクラブでのランチに招いた。ほかの人々同様、オズモンドもハバードの世才や財力、人脈、永遠に尽きないように見えるLSDの供給量に心から驚いた。このランチをきっかけにふたりの協力関係が始まり、それが幻覚剤研究の方向性を変え、現在の幻覚剤研究の大事な基盤を作った。

ハバードもハクスリーも、主たる関心は幻覚剤の人に啓示をもたらす性質にあり、彼らの影響を受けたオズモンドも、さっそく精神異常発現剤モデルを捨てた。高用量のメスカリンやLSDを一度摂取しただけで多くの患者が経験する神秘体験こそ治療に役立つはずだ、と最初に提案したのはハバードだった。薬そのものより経験のほうが大事なのだ、と。サイケデリック・ジャーニーは、回心経験と同じように、人生のまったく新しい側面を人々に強制的に見せ、変わるきっかけを与える。だが、サイケデリック療法にハバードが残したもっと重要な足跡は、何より治療室にあるのだ。

アル・ハバードはこういう性格の男だと、ひと口で語るのはとても難しい。それなら、彼の人生のさまざまな逸話を集めるほうがはるかに簡単だ。ハバードはそれほど矛盾に満ちた男だった。つねに銃を手放さないタフガイである反面、愛や天国の至福について滔々と語る神秘家でもある。人脈の広いビジネスマンかつ政府の諜報員でありながら、驚くほど繊細で才能あるセラピストでもあった。用語自体をみずから使ったことはないが、サイケデリック体験を形成するには「セットとセッティング」がきわめて重要だということを認識した最初の研究者だった。直感的に、病院の衛生的な部屋の白い壁や蛍光灯はセラピーにそぐわないとわかっていた。だから、治療室に絵画や音楽、花やダイヤモンドを持ち込み、重要な患者たちを神秘体験に導いたり、トリップが恐ろしい方向に向かったときには方向転換させたりするのに利用した。ハバードはよく患者に、サルバドール・ダリの作品やキリストを描いた絵を見せ、また、持ってきたダイヤモンドのカットを観察させた。ヴァンクーヴァーで彼が治療した、人間関係に行き詰まりアルコール依存症となったある患者は、LSDセッションのあいだにハバードからバラの花束を渡された。「彼は『これを憎んでごらん』と言った。すると花はしおれ、花びらが散ってしまった。私は泣きだした。すると彼は言った。『今度は愛してごらん』花はみるみる輝きを取り戻し、むしろさっきより美しくなった。私にはとても意義のあることだった。人との関係はいくらでも自分で構築できると気づいた。うまくいかなかったのは、自分のせいだったんだ」

ハバードが治療室に取り入れたものは、伝統的なヒーラーにはよく知られていることだった。シャーマンは太古の昔から、トランス状態の人や強力な薬草の影響下にある人は、適切な言葉や特殊な道具、ふさわしい音楽の助けを借りれば、いつでも思うような方向に導くことができるとわかっている。ハバードは本能的に、変性意識状態の人は暗示にかかりやすく、これが治療にとても役立つと知っていた。自分を痛めつける思考パターンを壊し、かわりに新しい視点を提案するのである。研究者はこれをセットとセッティングによる操作と説明するだろうし、たしかにそのとおりだが、ハバードは、シャーマニズムでは実証済みのツールを、少なくとも西洋化して治療に導入したという点で、現代サイケデリック療法の確立に大きく貢献したのである。

数年もすると、ハバードは、北米の幻覚剤研究コミュニティに所属するほぼ全員と知己を得、会う人会う人に強烈な印象を残し、同時にセラピー上のアドバイスとサンド社ＬＳＤのアンプルも惜しみなく振る舞った。一九五〇年代末には、まるで幻覚剤の伝道師のような様相を呈していた。ある週はウェイバーンで、世界じゅうから注目を集めていた、ハンフリー・オズモンドとアブラム・ホッファーによるアルコール依存症治療に協力した。そこからマンハッタンに飛んでＲ・ゴードン・ワッソンと会い、そのあと西に戻る途中であるＶＩＰにＬＳＤを与えることもあれば、シカゴの研究グループの様子を確認することもあった。翌週はロサンゼルスでベティ・アイズナー、シドニー・コーヘン、オスカー・ジャニガーとともにＬＳＤセッションをおこない、独自の治療テクニックとＬＳＤの在庫を大盤振る舞いした（「われわれは、大草原の一軒屋でシアーズ・ローバックの通販カタログを心待ちにする老婦人のように、彼が来るのを今か今かと待っていたよ」何年ものちに、オスカー・ジャニガーは回想した）。それからヴァンクーヴァーに戻った。そこにあるハリウッド病院を説得して、一翼丸々を、ＬＳＤによるアルコール依存症患者の治療に当てていたのである。* ハバードはしばしば自家用機をロサンゼルスまで飛ばして、ハリウッドのセレブたちをお忍びでヴァンクーヴァーまで運び、治療をおこなった。この副業から、「トリップス船長」のあだ名がついた。ハバードはカナダにもう二軒、アルコール依存症治療施設を設立し、そこで定期的にＬＳＤセッションをおこなって、驚くほどの治療成功率をあげていた。こうしてハバード・メソッドのアルコール依存症ＬＳＤ治療はカナダで一大事業となったが、ハバード自身はＬＳＤで儲けるのは倫理にもとると考えており、そのせいで彼と彼が協力している施設とのあいだで軋轢が起きた。そうした施設では、ＬＳＤセッションに最高で五〇〇ドルもの治療費を請求していたからだ。ハバードに言わせれば、サイケデリック療法は一種の慈善事業であり、大義のために私財も注ぎ込んでいたのである。

アル・ハバードはこのようにあちこちの研究拠点をまるでサイケデリック蜂のように飛びまわり、情報、薬、専門技術を広めつつ、北米全土にまたがるネットワークを築いていった。やがてこの巡路にメンローパークとケンブリッジも加わることになる。だがハバードはただ情報を広めていただけなのか？　同時に情報を集めてもいて、ＣＩＡに渡していたのでは？　受粉媒介者はスパイでもあった？　はっきりしたことはわからない。ハバードを知る一部の人々（たとえばジェイムズ・ファディマン）は、さもありなんと考える。だが、そうとも限らないと話す人もいる。そういう人は、船長がよく、ＬＳＤを兵器として使おうとしているとＣＩＡを批判していたことを挙げる。「ＣＩＡのやり方は汚い」一九七〇年代末、彼はオスカー・ジャニガーに言ったという。

ハバードがこのとき言及したのはＣＩＡのＭＫウルトラ作戦のことで、一九五三年以来、かの政府機関ではＬＳＤの利用法の研究がおこなわれていたのである。非致死性の化学兵器として（たとえば敵の水源に混入させるとか）、自白剤やマインドコントロール用剤として、*あるいは敵に対する海外の指導者たちに与えて言動をおかしくさせ、恥をかかせるなど、さまざまな使い方が検討された。少なくとも一般に知られている範囲では、どれもうまくいかなかった。いずれも、ほかの研究者がとうの昔に放棄した、精神異常発現剤モデルに固執した研究にもとづいていたのだ。この作戦が展開されていたあいだ、CIAは局内の職員や何も知らない一般市民にLSDを与えることまでしていた。一九七〇年代になって初めて明るみに出た、ある最悪のケースでは、一九五三年にフランク・オルソンという名の、軍所属の生物兵器専門家にひそかにLSDを与えたとCIAが認めた。数日後、オルソンはニューヨークのスタットラー・ホテルの一三階から飛び下りて死亡したとされる（オルソンは誰かに突き落とされたのだと信じている者もいて、恐ろしいことに、CIAがLSDについて認めたのは、はるかに凶悪な犯罪を揉み消すためだと彼らは考えている）。アル・ハバードのこの言葉は、オルソンのことを指していたのかもしれない。「連中に使い方を教えようとしたんだ。だが、人殺しまでしている相手には、何を言っても無駄だ」

ロサンゼルスに行くとハバードが必ず立ち寄るのがオルダスとローラのハクスリー夫妻の家だった。ハクスリーとハバードのあいだには、ハバードが一九五五年にハクスリーにLSDとハバード・メソッドを提供して以来、ちょっと珍しい友情が芽生えていた。このときの体験は、一九五三年のメスカリン・トリップをはるかに凌駕した。ハクスリーはのちにオズモンドにこう書き送っている。「閉じた扉を抜けてやってきたのは、気づきだった……内側から突き上げるように覚醒した……愛こそが宇宙の基本的かつ根本的な事実だ、と」この啓示のパワーの露骨さに、作家はいたたまれないくらいだった。「もちろん言葉とは所詮、粗削りなものだから、きっと嘘っぽく、くだらなく聞こえるだろう。だが事実は事実なんだ」

ハクスリーはすぐさま、世知に長けたこの盟友の優秀さを認め、「よき船長」と呼んだ。机上で文章を弄する作家は行動派の男に魅了されるものなのだ。

「われわれ文士や専門家は、なんとまあ世間知らずか！」ハクスリーはハバードについてオズモンドに手紙で言及した。「世界はときにあなたのような科学者の奉仕を求め、私の作品を面白がったりするが、ウラニウムや大規模ビジネスにはつねに注目し、服従するものだ。だから、この両方のハイパワーの代表たる人物が（a）幻覚剤に熱意を注ぎ、（b）しかもこれほど好人物なのは、なんたる幸運だろう」

ハクスリーもハバードも医学や科学にとくに入れ込んでいるわけでもなかったので、やがて彼らのおもな関心は、精神的な問題を抱える個人の治療から、社会全体を癒したいという思いに移っていった（この思いはしだいに幻覚剤研究に関わる人々全員に感染し、ティモシー・リアリーやローランド・グリフィスといった、気質のまったく異なる科学者たちも感化された）。しかし精神医学や心理学の研究は、患者一人ひとりの治療、一つひとつの臨床試験によって少しずつ進んでいく。ハバードやハクスリーが志したような、薬を使って社会全体の変革を一気に実現するモデルなどどこにもない。結果的に、彼らには科学的なメソッドが拘束衣のように思えてきた――のちにリアリーにとってそうなるように。

初めてＬＳＤ体験をしたあと、ハクスリーはオズモンドにこう書き送った。「一度でも愛との一体感という根本原理を体験した人間が、精神医学に限定した実験に戻れるものだろうか？……要するに、メスカリンやＬＳＤで扉を開けた体験はきわめて貴重であり、これほどの特権はほかになく、臨床試験のために（あるいは病人のために）なかったことにしてしまうのはもったいない、ということだ」オズモンドは実際この考え方に共感した。結局のところ、ハクスリーにメスカリンを処方し、あまり管理されているとは言えない実験をおこなったのは彼なのだし、超一流の人々を対象にしたハバードのセッションにもずいぶん参加した。それでもオズモンドには、ハクスリーとハバードが科学の向こう側に何を見据えていたにしろ、そのために科学や医学を捨てる覚悟はまだできていなかった。

一九五五年、アル・ハバードは科学の拘束から逃れて幻覚剤研究者のネットワークを構築するため、〈創造的イマジネーション研究委員会〉という団体を設立した。この名称には、幻覚剤研究を医学や疾病治療の範疇を超えたところに広げたいという思いが込められている。委員会の委員として、オズモンド、ホッファー、ハクスリー、コーヘンをはじめ、五、六人の幻覚剤研究者と哲学者（ジェラルド・ハード）、国際連合職員が招かれた。ハバードはみずから「科学部長」を名乗った。

こうした人々がハバード本人のこと、仰々しい役職名のこと、さらには彼のいかがわしい学位のことをどう考えていたのか？　みんな寛大に受け入れ、しかも彼を賞賛していたようだ。ベティ・アイズナーがオズモンドに、ハバードが科学部長を名乗って代表を務めるのは不快だという手紙を書いたとき、彼をクリストファー・コロンブスのようなものと考えたらどうかとオズモンドは提案した。「探検家とは、必ずしも科学的でも、優秀でも、私情をいっさい差し挟まない超然とした人間でもない」

創造的イマジネーション研究委員会が、奇抜なレターヘッドを作った以外に何をしたのかはっきりしないが、その存在そのものが、幻覚剤に対する医学的アプローチとスピリチュアルなアプローチのあいだの溝が深まっていたことを示唆している（これまでもずっと科学と神秘主義の対立に疑問を持っていたシドニー・コーヘンは、委員会に加わったわずか一年後の一九五七年、突然退職した）。科学部長という役職名にもかかわらず、ハバードはこう語った。「目的としての科学に対する興味は、時とともに減っていった……私が全身全霊で求めているのは、経験に頼った小手先の操作ではとても手が届かない、はるか彼方にあるものなんだ」リアリーが登場するずっと前から、幻覚剤研究の目的は医療から文化革命に移りつつあったのだ。

広範囲にわたるアル・ハバードの幻覚剤ネットワークの中で、アクセスしたほうがいい最後の中継地点はシリコンヴァレーだ。そこで現在までに、「創造的イマジネーション」を呼び起こして文化を変革するLSDの可能性が徹底的にテストされた。ハバードが蒔いた種は確かに興味深い果実を実らせた。そこでは今も創造性と革新を生むツールとして、幻覚剤に関心が寄せられているのだ（たとえば、一種の精神強壮剤として、作用閾値未満の量のLSDを定期的に摂取するマイクロドージングが、先端技術コミュニティで現在大流行している）。スティーヴ・ジョブズは、自分の人生における重要な出来事をいくつか挙げるとすれば、LSDを試したことがそのひとつだ、としばしば語っていた。彼はよくビル・ゲイツのことをからかって、「彼がもっと若い頃にLSDを試すか、インドの修行者たちが集う道場〈アシュラム〉に行っていれば、もっと包容力のある男になっていただろうな」と言っていた（とはいえ実際にはゲイツは、LSDを試したことがあると話している)。直接的ではないかもしれないが、アル・ハバードが手提げ鞄いっぱいにLSDを詰め込んでシリコンヴァレーに現れたことが、その四半世紀後にスティーヴ・ジョブズが火をつけたハイテクバブルにつながったと言っても過言ではないだろう。

アル・ハバードとシリコンヴァレーを結びつけた重要人物はマイロン・ストラロフだった。ストラロフは才能ある電気工学エンジニアで、一九五〇年代半ばには、アンペックス社で戦略計画立案に携わる社長補佐を務めていた。アンペックス社は、当時はまだ農場や果樹園が広がるのんびりした渓谷だった場所で事業を興した最初のハイテク企業のひとつだ(そこがシリコンヴァレーと呼ばれるようになったのは一九七一年以降)。最盛期には従業員が一万三〇〇〇人を数えたアンペックス社は、録音とデータ記録両方のためのオープンリール式磁気テープを開発したパイオニアである。一九二〇年ニューメキシコ州のロズウェルで生まれたストラロフは、スタンフォード大学で工学を学び、アンペックス社にごく初期に雇用されたひとりであり、おかげで富豪となった。名ばかりのユダヤ教徒だが、三〇代になるとスピリチュアルな世界を志向するようになり、やがてイギリス人哲学者でオルダス・ハクスリーの友人でもあるジェラルド・ハードと知り合う。彼のアル・ハバードとのLSD体験記に感動したストラロフは、一九五六年三月にヴァンクーヴァーに向かい、ハバードが自宅アパートメントで催していたセッションに参加した。

六六マイクログラムのサンド社製LSDによって、ストラロフは恐怖と陶酔を交互に味わう旅へと出発した。その数時間のあいだに、彼は地球の全史を目撃した。地球が生まれ、そこで生命が誕生し、人類が出現し、自分自身の誕生トラウマの再体験で旅は最高潮に達した（これはハバードがガイド役を務めるサイケデリック・ジャーニーの一般的なコースだったようだ）。「あれは私にとってすばらしい始まりだった」数年後に受けたインタビューで、彼はそう語った。「ものすごい幕開けだったよ。私の人格のほとんどすべてを決定した、苦しい誕生経験をもう一度体験したんだ。だが、人類の一体感、神の実在も実感した。あれ以来、私にはわかったんだ……この仕事に没頭することになる、と。あの最初のLSD体験から、『これは人類最大の発見だ』と言いつづけている」

ストラロフはこの発見について、ごく親しい友人やアンペックスの一部の同僚に話した。彼らは毎月一回ぐらいのペースで集まり、スピリチュアルな疑問や、（健康な一般の）人が秘める可能性を呼び覚ますLSDの力について、話し合うようになった。アンペックス社の若きエンジニア、ドン・アレンと、スタンフォード大学の電気工学教授ウィリス・ハーマンもグループに加わり、やがてアル・ハバードがはるばるメンロ・パークまでやってきて、メンバーたちのサイケデリック・ジャーニーのガイド役を務めると同時に、ガイドの方法を指南した。ストラロフは回想する。「彼はセラピストとして一流だった」

自分の限界を超えるためにLSDが役に立つと確信したストラロフは、ハバードの力を借りて、アンペックス社を世界初の「サイケデリック企業」にしようとしばらく奮闘した。ハバードが、毎週本社でワークショップを開催し、シエラネバダ山脈のある場所に会社幹部を集めてLSDを与えた。しかし、ユダヤ人である会社の本部長が、ハバードが何かというと仕事場に持ち込もうとするキリストや聖母マリア、最後の晩餐などのイメージに難色を示したことで、計画は頓挫した。同じ頃、ウィリス・ハーマンがスタンフォード大学での指導の方向性を転換し、最終的に幻覚剤セッションをおこなう、「人間の可能性」を追究する新しい授業を始めた。エンジニアたちはこれに殺到した（そして今もセッションは続いている。ベイエリアのあるハイテク企業では、今でも管理職研修で幻覚剤を使っている。ほかにも一部の企業では〈マイクロドージング・フライデー〉を制定している）。

一九六一年、ストラロフはフルタイムで幻覚剤研究に打ち込むために、アンペックス社を辞め、ウィリス・ハーマンとともに国際先進研究財団（ＩＦＡＳ）なる仰々しい団体を設立して、ＬＳＤによる人間の人格や創造性の開発について研究を始めた。医学部長としてチャールズ・サヴェージという精神科医を、心理学者スタッフとしてジェイムズ・ファディマンという大学院一年目の学生を雇い入れた（一九六〇年にハーヴァード大学を卒業したファディマンは、恩師リチャード・アルパートによってサイロシビンの洗礼を受けたが、それは卒業後のことだった。「世界最高の経験をしたんだ」とアルパートは元教え子のファディマンに告げた。「ぜひ君にも分かち合ってもらいたい」）。アンペックス社でエンジニアをしていたドン・アレンも職を辞し、ガイド役および検査役としてＩＦＡＳに合流した。財団は食品医薬品局（ＦＤＡ）から薬品研究の許可を取りつけ、アル・ハバードを通じてＬＳＤとメスカリンを確保して、アル・ハバードの言葉を借りれば、「クライアントへの処置」を始めた。その後の六年間で、財団は約三五〇人の処置をおこなうことになる。

ジェイムズ・ファディマンとドン・アレンは、財団で過ごした当時を回想し（ふたりとも長時間のインタビューに応じてくれた）、人類の持つ可能性の最前線と信じていたものに取り組んだあの日々は、じつにスリリングで刺激的だったと語った。たいていは「健康体の人々」、ファディマンの言葉を借りれば「健康な神経を持つ外来患者」が対象で、クライアントは、事前事後の心理テスト、ガイド付きLSDセッション、フォローアップというパッケージに対し五〇〇ドルを支払う。アル・ハバードは「ふらりと入ってきては、出ていった」とドン・アレンは振り返る。ジェイムズ・ファディマンは、「彼はわれわれのインスピレーションであり、財団顧問でもあった。メンローパークでの研究の陰の黒幕だったんだ」と話す。折を見て、ハバードはスタッフをデスヴァレーに連れだしては訓練をおこなった。原始地球を思わせるその風景が啓示的経験を導きやすくすると信じていたからだ。

財団の研究者たちは、一九六〇年代初頭に論文を五、六編発表し、画期的な「成果」を報告している。クライアントの七八パーセントがセッションの経験によって今までより人を愛せるようになったと回答し、七一パーセントが自己肯定感が高まった、八三パーセントがセッション中に「高次の力あるいは究極の現実」を垣間見たと答えた。そういう体験をした人は、セッションの影響も長く続いた。ドン・アレンの話では、「信念、態度、行動の面で明確かつ持続的な変化」につながったというクライアントが大部分で、「これは統計値をはるかにうわまわる結果だ」という。とくに、「人を批判することが少なくなり、柔軟さが増し、よりオープンになり、自分の殻に閉じこもることがあまりなくなった」という点で顕著だった。とはいえ、明るく喜ばしい結果だけではなかった。なかには、セッション後に突然離婚をしたクライアントも何人かいた。相手とそりが合わない、あるいは破壊的な行動パターンに縛りつけられていると気づいたからだという。

　財団では、ＬＳＤで実際に想像力や問題解決力が向上するのか、調査もおこなった。「この点についてはあまりはっきりしていなかったんだ」ジェイムズ・ファディマンは指摘した。「体験が強烈すぎて、目的から意識が逸《そ》れ、何が問題だったかわからなくなってしまうんだよ」そこで、この仮説を実証するため、ファディマンとその同僚たちは、一〇〇マイクログラムという比較的低用量のＬＳＤを摂取して、信頼の置ける創造性測定実験ができるかどうか、みずから試しはじめた。驚くことではないかもしれないが、実験は可能だと彼らは判断した。

　ジェイムズ・ファディマンとウィリス・ハーマンは、芸術家、エンジニア、建築家、科学者といった人々の中で、全員が仕事で何らかの「膠着状態」にある人を四人ずつのグループにして、それぞれに同量のＬＳＤを処方した。「過去のセットとセッティングを徹底的に利用した」ファディマンは回想する。そして実験対象者に、「創造力が格段に高まってきっと驚くし、これまでになく問題が解決できるはずだ」と事前に伝えた。対象者たちは、頭の回転がはるかにスムーズになり、容易に問題を視覚化したり、別の文脈に置き換えたりできるようになったと報告した。「セッション中に新機軸の効果的な解決策が次々に飛び出したので、われわれも実験参加者たちも驚いた」とファディマンは書いている。実験対象者の中には、ウィリアム・イングリッシュやダグ・エンゲルバート*といった、その後の数年間にコンピューター界で革命を起こすことになる先見者たちもいた。この研究には問題点が多い——対照群がない、成功の判断を実験対象者自身の評価に頼っている、実験が途中で中断された——ものの、少なくとも今後の研究に期待を持たせ、方向性を示した。

財団は一九六六年には解散したが、シリコンヴァレーでのハバードの活躍はまだ終わらなかった。彼のキャリアの中でも謎めいたエピソードのひとつだが、半分引退していたも同然だった一九六八年に、突然ウィリス・ハーマンに現場に引っぱり出されたのである。IFASの解散後、ハーマンはスタンフォード研究所（SRI）に勤務することになった。SRIはスタンフォード大学が設立した権威あるシンクタンクで、軍部も含む連邦政府の各機関とも連携していた。ハーマンはSRIの教育政策研究センターに配属され、未来の教育体制について構想を練るよう指示された。当時LSDは違法薬物になっていたが、スタンフォード大学周辺のエンジニアや学者のコミュニティではまだ広く使われていた。

この頃には破産していたハバードは、臨時の〝特別捜査官〟として雇われた。表向きは学生運動における薬物使用を取り締まることが仕事だった。ハーマンがハバード宛てに出した手紙は曖昧だが意味深だ。「教育にも影響が大きい現在の社会運動を調査する過程で、新左翼の学生たちのあいだで広がっている薬物使用は、必ずしも無邪気なものとは言えない疑いが出てきました。政治変革を目的とした武器として故意に存在するものもあるようなのです。われわれとしては、これが長期的な教育政策に影響を与える可能性を考え、調査する必要があると考えております。そのため、通常では入手できないような関連データにアクセスできる特別捜査官として、あなたをお迎えできないかと考えている次第です」手紙の中では触れられていないが、ハバードの仕事には、政府関係機関との契約を継続するために、彼の政府関係者との太いパイプを利用することも含まれていた。こうしてアル・ハバードは再び例のカーキ色の警備員の制服を着用し、金色のバッジを胸につけ、ベルトに銃と銃弾を装備して、カムバックしたのである。

しかし制服と〝特別捜査官〟の称号はすべて隠れ蓑で、それもかなり大胆な隠れ蓑だった。台頭するカウンターカルチャーへの対抗勢力となることを大声で宣言するため、ハバードが実際にＳＲＩ（あるいは別の誰か）*のために大学内での違法薬物使用を調査していた可能性はあるとはいえ、だとすれば、彼はまたしても二重スパイをしていたことになる。一九六八年にはＬＳＤは違法薬物になっていたが、「［ＬＳＤ］体験を世界じゅうの政治的および知的リーダーたちに広める」というハバードとハーマンの使命は依然として健在だったのだ。その実現の努力はおそらく続けられており、ただ以前に比べればひそかに、隠れ蓑の下でおこなわれていた。一九九〇年のインタビューでウィリス・ハーマンがトッド・ブレンダン・フェイヒーに話したとおり、「アルは警備の仕事なんていっさいしなかった。アルの仕事はわれわれのために特別セッションをすることだった」。それについては元ＳＲＩの職員も認めている。

この元ＳＲＩ職員というのは、フューチャリストの第一人者となったエンジニアで、現在はセールスフォース・ドットコムの政府関係および戦略計画担当上級副社長である、ピーター・シュワルツである。一九七三年、シュワルツはＳＲＩでウィリス・ハーマンの下で働くことになった。大学院を出て最初の仕事だった。すでにアル・ハバードはほとんど引退しており、シュワルツは彼のオフィスを引き継いだ。デスクの上の壁にはリチャード・ニクソンの大きな写真がかかっており、「よき友人のアルへ、長年の奉仕に感謝する、君の友人ディックより〔ディックはリチャードの愛称〕」という書き込みがあった。書類受けには手紙が山積みで、A・M・ハバード宛てに世界じゅうから手紙が舞い込んでいた。その中には、未来のCIA長官で、当時は共和党全国委員会の委員長だったジョージ・ブッシュの手紙まであった。

「誰なんだ、このアルって男は？」シュワルツは不思議に思った。するとある日、白髪をクルーカットにした小太りの男が現れ、手紙を引き取っていった。警備員の制服を着て、腰には三八口径の銃を携えている。

「ウィリスの友人なんだ」ハバードはシュワルツに告げたという。「すると彼は僕に、藪から棒におかしな質問を次々に投げかけてきた。『人は実際にはどこから来たと思う？　宇宙についてどう思う？』あとで知ったことだが、それは相手の資質を試し、自分の跡継ぎ候補としてふさわしいかどうか判断する、彼流のやり方だったんだ」

　興味を引かれたシュワルツは、ハーマンにその謎の男について尋ね、少しずつエピソードをつなげて、ハバードという男の人生の大部分を明らかにした。若きフューチャリストはすぐに、「自分が出会った、面白いアイデアの持ち主はたいてい、ハバードのもとでトリップをしたことがある」と気づいた。「スタンフォードやバークレーの教授たち、SRIのスタッフ、コンピューター・エンジニア、科学者、作家。誰もがその体験で変身していた」シュワルツによれば、初期の一部のコンピューター・エンジニアは、集積回路の設計をするとき、コンピューター上でそれができるようになる前はとくに、LSDに頼っていたという。「彼らは、複雑な要素を三次元空間に視覚化しなければならなかった。それを全部頭の中でやっていたんだ。そういうとき、LSDが役に立つとわかった」

やがてシュワルツは「そのコミュニティにいる者（つまり、一九六〇年代から一九七〇年代初めにかけてのベイエリアのハイテク関係者およびスチュアート・ブランドの〝全地球ネットワーク〟界隈にいる人々）は誰もがハバードのLSDを試したことがある」と知った。

なぜエンジニアが幻覚剤に殺到したのか？　みずからも航空宇宙工学を学んだシュワルツは、取り組む問題をシンプルにしていくことができる一般的な科学者と異なり、「工学で解決しなければならない問題には単純化できない複雑さがつねにつきまとう。完璧には解決しきれない複雑な変動要素のバランスをずっと取りつづける必要がある。だからパターンを探すので必死なんだ。LSDはそのパターンを示してくれる。われわれエンジニアの誰もが当時ハバードのLSDのお世話になり、それがシリコンヴァレーの誕生に大きく寄与したのは間違いないと思う」

編集者スチュアート・ブランドがハバードLSDの洗礼を受けたのは、一九六二年、IFASでのことで、ジェイムズ・ファディマンがガイド役だった。初めてのLSD体験は「一種のバッドトリップだった」と回想する。でも、その後何度か経験したサイケデリック・ジャーニーが彼の世界観を変えた。そして間接的には全人類の世界観を変えたのだ。続いてブランドは〝全地球ネットワーク〟を召集し（ここにはピーター・シュワルツ、エスター・ダイソン、ケヴィン・ケリー、ハワード・ラインゴールド、ジョン・ペリー・バーロウが含まれる）、コンピューターの意味と働きを再定義するうえで重要な役割を演じた。コンピューターを、軍や企業のトップダウン構造で役立つ道具（ウィリアム・ホワイトの著書『*Organization Man*［組織のなかの人間］』の表紙には、コンピューターのパンチカードが「組織人間」の手軽な象徴として描かれている）から、個人の解放やバーチャルコミュニティ（明らかにカウンターカルチャーの気配を感じる）のためのツールへと変貌させたのである。自分の新しいアイデンティティを構築し、やはりバーチャルな人々とコミュニティを作る、実体のない場所、すなわちサイバー空間は、はたしてどれだけ幻覚剤体験によるイマジネーションから作り出されたのだろう？　同様に、バーチャルリアリティは？[*] 物質的現実は情報に書き換えられるという考え方から生まれた人工頭脳工学の概念そのものさえ、現実を崩壊させてスピリチュアルな空間によみがえらせる力を持つLSD体験に端を発しているのではないか？

ブランドは、彼のコミュニティにおいて、おおいに創造力をかきたててくれたLSDには価値があったと考えている。ネットワーク化されたコンピューターの威力を最初にもたらしたのはLSDだったが（ダグラス・エンゲルバートや初期のハッカーコミュニティのような、先見の明を持つSRIのコンピューター・エンジニアが仲介したとはいえ）、やがてその役割はコンピューターそのものが引き継いだ（「ある時点からドラッグはそれ以上向上しなくなったが、コンピューターは向上を続けた」とブランドは言った）。IFASでのサイケデリック体験のあと、ブランドは作家ケン・キージーと親しくなり、かの悪名高き「アシッドテスト」に関わるようになる。彼に言わせると、「参加型アートの一形態で、これが直接〈バーニング・マン〉につながった」という。〈バーニング・マン〉とは、前述したように、ネヴァダ砂漠で年に一度開催される、アート、先進技術、幻覚剤の各コミュニティの集会である。LSDは、西海岸のコンピューター・カルチャーの特徴である共同実験の精神と失敗に対する包容力をはぐくむうえで欠かせない材料だった、と彼は考えている。「LSDのおかげで、みんなで一緒になっておかしなことをやろうって気になったんだ」

ときにLSDは、人に真の啓示を与える。たとえば一九六六年春のある寒い午後に、ブランド自身が経験したように。退屈した彼は、ノースビーチの自宅の屋根にのぼり、ファディマンの定義する創造性をかきたてる用量、一〇〇マイクログラムのLSDを口に放り込んだ。毛布にくるまってダウンタウンのほうに目をやったとき、建物が軒を連ねるいくつもの通りが、じつは必ずしも平行ではないことに気づいた。地球が丸いせいだとブランドは考えた。大地は平らだと私たちはふだん思っているし、だからどこまでも限りなく広がっているとつい考え、資源もやはり無限にあるかのように扱ってしまう。「無限だと思って扱えば、いつか使いきってしまう」と彼は思った。「だが、丸い地球は限りある宇宙船であり、慎重に管理しなければならない」少なくともその日の午後、ブランドにはそう思えたのだ。「三階プラスLSD一〇〇マイクログラム分、高いところから眺めてみて」

もし世間にこのことを伝えられれば、すべてが変わるのでは？　だがどうやって？　宇宙に関するテレビ番組が頭にぱっと浮かび、疑問に思った。「なぜ宇宙から撮った地球の写真が見られないんだ？　私はその考えにすっかり取り憑かれた。宇宙における地球について、私たちの理解に革命を起こすかもしれないその写真を、どうやったら手に入れられる？　そうとも、話題を作ればいいんだ！　じゃあ、どう表現する？　『宇宙から見た地球の写真を手に入れよう』だめだ、疑問形にして、もうちょっと執拗な感じを出したほうがいい。アメリカの持つせっかくの資源を利用させろ。『地球が丸ごと写っている写真を、われわれはどうしてまだ見られないんだ？』」

屋根から下りたブランドは、地球の写真開示運動を始め、それはやがて国会やNASAにも届いた。ブランドの運動がじかに効果を発揮した結果かどうかはわからないが、二年後の一九六八年、アポロ宇宙船の宇宙飛行士たちはカメラをこちらに向け、月から地球を撮影した初めての写真を発表した。そしてスチュワート・ブランドはヒッピー系雑誌「全地球《ホール・アース》カタログ」の第一号を発刊した。それですべてが一変したのか？　そう言っても過言ではないだろう。

二　崩壊

ティモシー・リアリーは、幻覚剤コミュニティにだいぶ遅れてたどり着いた。一九六〇年に彼がハーヴァード・サイロシビン計画に着手する頃には、北米では幻覚剤研究が始まってすでに丸一〇年が経ち、何百本という論文が発表され、国際学会もいくつか開催されていた。リアリー自身はこうした研究の蓄積をほとんど顧ず、自分の研究こそが心理学の歴史に画期的な新章を開いたという印象を与えようとした。一九六〇年当時、幻覚剤研究の未来は明るかった。ところが、その後わずか五年間で、LSDにまつわる倫理的パニックがアメリカを呑み込み、文字どおりすべての幻覚剤とその研究両方が禁止に追い込まれるか、非合法化されることになった。いったい何があったのか?

「ティモシー・リアリーのせいだ」その疑問に対する、あまりにも明白な答えだ。この件に関して私がインタビューした数十人におよぶ人々ほとんど全員が、答える前にまずこう前置きした。「リアリーを非難するのはいかにも簡単だ」しかしそのあとで、誰もがそのとおりのことをした。よきにつけ悪しきにつけ世間の注目を集めようとあらゆる努力をした、その派手好きな心理学教授が、幻覚剤研究の大義に重大なダメージを与えたと結論するのは避けられないだろう。実際、彼はそのとおりのことをした。それでも、研究室から世の中へと解き放たれたとたん、幻覚剤そのものが社会を巻き込んだ勢いは、個人で抵抗するには、あるいは誰かひとりに責任を負わせるには、あまりに強力すぎた。ティモシー・リアリーの愉快だが思慮に欠ける、宣伝効果抜群の行動があってもなくても、LSDが持つディオニュソス的熱狂のパワーだけで、世間を大きく揺るがし、さまざまな反応を呼び起こすことになっていただろう。

リアリーが一九五九年にハーヴァード大学に招聘されたときには、すでに才能ある心理学者として高く評価され、そしてすでにその頃には（一九六〇年夏にメキシコのクエルナバカでサイロシビンを初めて体験して衝撃を受ける前のことだ)、自分の研究分野に失望しつつあった。数年前、オークランドのカイザー基金病院で精神科研究部長を務めていたとき、リアリーは同僚とともにセラピーの効果を査定する巧妙な実験をおこなっていた。精神科の治療を受けようとしていた患者たちを、当時の標準的な治療を受けるグループといっさい治療をしないグループ(ウェイティング・リストに載っていた人々で構成)のふたつに分けた。一年後、全患者の三分の一が症状がよくなり、三分の一が悪化し、三分の一には変化が見られなかった――どちらのグループに所属しているかにかかわらず。治療を受けても受けなくても、結果は変わらなかったのである。それなら従来のセラピーに何の意味があるのか? 心理学には? リアリーは迷いはじめた。

まもなくリアリーはハーヴァード大学社会関係学部で教職を得て、ダイナミックでカリスマ的な、しかしやや皮肉屋なところがある教師となった。ハンサムな雄弁家で、アイルランド人らしく大風呂敷を広げるところがあり、その魅力でどんな人でも骨抜きにしてしまい、とくに女性にもてた。昔からいたずらっ子で、反抗的な傾向があり、たとえばウェストポイント陸軍士官学校時代には倫理規定に違反して軍法会議にかけられ、また、女子寮で一晩過ごしたことが発覚してアラバマ大学を退学させられた。だから、凝り固まったハーヴァードの体制は、彼の中の反骨精神を強く刺激した。リアリーは心理学のことを皮肉めかして〝ゲーム〟と呼んだ。のちに先頭に立ってリアリーと敵対することになる、同じ学部の同僚ハーバート・ケルマンは、その新任教師は「人好きのする男だった」(ケルマンは赴任したばかりのリアリーの家探しを手伝った）が、「最初からなんとなく胡散臭く感じていた。たとえば実存主義など、何の知識もない分野についても平気でべらべらとしゃべり、心理学は徹頭徹尾ゲームだと学生たちに語っていた。それは少々傲慢だし、無責任だと思えた」。

私は、ウェストケンブリッジにある介護施設の、怪我をしないようにどこもかしこも詰めものをされた小さな部屋で妻と暮らす、すでに九〇代になったケルマンを訪ねた。リアリーに恨みはいっさいない様子だったが、教師としても科学者としてもあまり敬意は持っていなかった。実際リアリーは、幻覚剤を体験するずっと以前に、すでに科学に失望していたようだ、と彼は考えていた。ケルマンに言わせれば、サイロシビンを試す前から、「彼は半ば見境をなくしていた」という。

一九六〇年の夏、メキシコのプールサイドでリアリーが初めてサイロシビンを試したのは、R・ゴードン・ワッソンが「ライフ」誌にかの「奇妙な幻覚をもたらすキノコ」について記事を書いた三年後のことだった。リアリーはそのキノコによって変身した。あの午後、人間の心を理解したいという彼の情熱に再び火がともった。いや、爆発したのである。

「クエルナバカのプールサイドで過ごした四時間のあいだに、熱心な心理学者として過ごしたそれまでの一五年間よりはるかに人間の心、脳、その構造について知った」のちにリアリーは、一九八三年に出版した回想録『フラッシュバックス』の中で書いている。「脳は活用されきっていないバイオコンピューターだと知った……通常の意識は、知性の海の中のひとしずくにすぎない。意識と知性はシステマティックに拡大させることができる。脳をプログラムし直すこともできるのだ」

サイケデリック・ジャーニーから帰還したリアリーは、「早く帰ってみんなにこのことを話したい」という抑えきれない衝動に駆られた、と一九六八年の回想録『*High Priest*（大祭司）』の中で振り返っている。そのあとまるで預言者のような言い回しが数行挿入されるが、これはティモシー・リアリーのその後の全足跡を予言しているようにさえ見える。

耳を澄ませ！　目を覚ませ！　おまえは神だ！　おまえの体の細胞には神の計画が刻み込まれている。耳を澄ませ！　その聖なる言葉を手に入れろ！　ほら、こうして啓示が示される。それでおまえの人生は一変するだろう！

しかし、ハーヴァードに勤務しはじめてから少なくとも最初の一、二年は、科学を奉じるふりをしていたのだ。秋になってメキシコからケンブリッジに戻ると、前途有望な助教で、鉄道会社の資産相続人であるリチャード・アルパートを同僚として迎え、学部長デヴィッド・マクラランドから暗黙の承認をもらうと、リアリーとアルパートは〈ハーヴァード・サイロシビン計画〉を開始した。ディヴィニティ通り五番地にある社会学部の建物の小さな掃除用具入れがその本部だった（私はその建物を見にいってみたが、ずいぶん前に取り壊され、今は同じ場所に、区画の端から端まで続く長々とした煉瓦造りの科学棟が建っている）。昔から売り込みのうまいリアリーは、自分たちが始めようとしている研究は、今世紀初めに同じハーヴァード大学で変性意識状態や神秘体験について研究していたウィリアム・ジェイムズの伝統を直接引き継ぐものだと主張して、大学側を説得した。大学は研究についてひとつだけ条件を出した。その新薬については、大学院生には与えてもかまわないが、学部生には与えないこと。まもなく、そのなんとも心惹かれるタイトルの新たなゼミがハーヴァードの講座リストにお目見えすることになった。

実験的意識拡大ゼミ
内側あるいは外側からもたらされる意識の変化について描かれた、さまざまな文献を検証する。神秘体験の基本構造については、文化を跨がった研究をおこなう。ゼミのメンバーは意識を拡大させる手法をみずから体験し、この分野の手法面の問題点について注意深く体系的な分析をおこなう。ゼミ参加者は上級の大学院生に限る。指導者の同意をもって参加を認める。

〈実験的意識拡大ゼミ〉は大人気を博することとなった。

ハーヴァード・サイロシビン計画は三年間続いたが、その間、少なくとも科学という面では、驚くほど成果らしい成果をあげなかった。最初の実験で、リアリーとアルパートはありとあらゆる種類の何百人という人々にサイロシビンを処方した。主婦、ミュージシャン、芸術家、学者、作家、同僚の心理学者、大学院生。そのあとみずからの経験について質問事項に答えてもらった。「自然な環境におけるアメリカ人とキノコ：仮報告」によれば、被験者の大多数がおおむねとてもポジティブな、人によっては人生を一変させるような体験をしたという。たしかに〝自然な〟環境だった。セッションは大学の建物内ではなく快適なリビングルームでおこなわれ、BGMがかかり、蠟燭が灯され、たまたま通りかかった人が見たら、実験というよりパーティのように見えただろう。なにしろ、主催者側もたいてい実験に参加したからだ（リアリーとアルパートは思いきった量のサイロシビンを、のちにはLSDを摂取した）。少なくとも当初は、リアリー、アルパート、ゼミの大学院生も、自分たちや被験者のサイロシビン・ジャーニーの内容を詳しく記録する努力をした。あたかも、自分たちは意識という地図のないフロンティアを探検する開拓者であり、過去一〇年の幻覚剤研究など存在しないかのように。「われわれは誰の力も借りず、独自に研究を進めた」と、リアリーはこれまでの研究に対する誠意がほとんど見えない言葉を並べた。「西欧の文献には道案内も地図もなく、変性意識状態の存在を認める言葉さえほとんどなかった」

とはいえ、その広範なフィールドワークを利用して「セットとセッティング」のアイデアを理論化したという意味では、独自の貢献をしたと言える。セッションについて述べる文脈で「セットとセッティング」という言葉を使ったのは彼が初めてだ。コンセプトこそアル・ハバードが発案者と言うべきだが、この便利な用語そのものは、幻覚剤の科学的研究に今も残るリアリー最大の貢献だろう。ハーヴァード在勤中の最初の数年に、リアリーとアルパートは五、六本の論文を発表した。これらは、詳細な観察にもとづいた幻覚剤体験のアメリカ民族誌としてとてもよく書けているし、また、新たな感覚を得た初期の興奮が垣間見られるという点でも、現在も読むに値する。

被験者たちの人生を一変させるような経験は、社会的にもっと広く応用できるのではないかという考えにもとづき、一九六一年、リアリーと大学院生ラルフ・メッツナーはさらに野心的な研究プロジェクトを思いついた。〈コンコード刑務所実験〉は、人の人格を変えることができるサイロシビンを利用すれば累犯者の常習性を減らせるかもしれないという仮定を、検証しようとするものだった。この大胆な実験が実現したことそのものが、リアリーの売り込みのうまさと人間的魅力を証明している。なにしろ、刑務所の精神科医と刑務所長の両方から承認をもらわなければならなかったのだから。

実験の主旨は、マサチューセッツ州コンコードにある重警備刑務所の受刑者をふたつのグループに分けて、出所後の再犯率を比較するというものだった。三二人の受刑者のグループが、刑務所内でおこなわれたセッションでサイロシビンを与えられた。このとき、リアリーのチームメンバーもひとり、一緒に薬を服用した。受刑者たちと同じ目線に立ち、彼らをモルモット扱いしないためだとリアリーは説明した。[*] もうひとりのメンバーは、経過を観察し記録を取るために薬は飲まなかった。受刑者の第二グループには薬を与えず、特別な治療もおこなわない。そして、両グループについて、出所後数ヵ月間、経過を追った。

リアリーが発表した結果は驚くべきものだった。出所後一〇ヵ月が経った時点で、サイロシビンを摂取した者のうち再び刑務所に戻ってきたのはわずか二五パーセントだったのに対し、対照群は平均値である八〇パーセントに近かった。しかし、数十年後に幻覚剤学際研究学会（MAPS）のリック・ドブリンが、コンコード刑務所実験について、被験者一人ひとりの結果を再検討し、実験を丁寧に見直して、リアリーはデータを誇張していたと結論づけた。実際、両グループの再犯率には統計的に明確な違いはなかったのである（じつは当時も、実験の方法論に欠陥があることに気づいた学部長のデヴィッド・マクランドが、これを痛烈に非難するメモをメッツナー宛てに書いていた）。リアリーの科学面の業績について、やはり幻覚剤研究者であるシドニー・コーヘンは、「科学者なら眉をひそめたくなるたぐいの研究」と切って捨てた。

一九六二年春におこなわれた、もうひとつ別の、もっと信用の置ける実験については、リアリーの果たした役割はごくわずかだ。第一章で取り上げた、〈聖金曜日実験〉である。コンコード刑務所実験とは異なり、やがて「マーシュ礼拝堂の奇跡」として知られるようになるこの実験は、対照群を作って二重盲検法を用いる、心理学実験の伝統的手法を尊重して科学的に取り組む努力がなされた。実験者にも被験者（二〇人の神学生）にも、誰に対象薬物が与えられ、誰にプラシーボ（向精神薬）が与えられたか、知らされなかった。内容は完璧には程遠かった。パンケは、被験者のひとりが興奮状態になり沈静させられたという事実を隠蔽した。それでも、サイロシビンには、文献に描写されているような宗教体験と「同等とは言えないまでも、明確な違いはない」神秘体験を引き起こす、信頼に足る効能がある、という結論は現在でも通用するし、現行の研究の波を鼓舞する役目を果たした。とくにジョンズ・ホプキンズ大学では、二〇〇六年に（ほぼ）同じ実験が再現された。

しかし聖金曜日実験の功績はティモシー・リアリーではなく、ウォルター・パンケのものとするのが筋だろう。リアリーは当初から実験計画について批判していたのだ。彼はパンケに、対照群もプラシーボも時間の無駄だと告げた。「あの実験からひとつでもわかったことがあるとしたら」リアリーはのちに書いている。「幻覚剤の実験に二重盲検法を使うばかばかしさだ。誰に幻覚剤が与えられたか、五分もすればみんなにわかってしまう」

この頃には、リアリーは科学的手法にほとんど興味をなくしていた。「心理学ゲーム」のかわりに、彼が言うところの「導師《グル》ゲーム」を始める準備を着々と進めていたのだ（おそらく、リアリーがあれほど人を惹きつけたのは、何事にも真剣になりすぎない性格だったからだろう――グルとしてさえ）。サイロシビンやLSDをスピリチュアリティや文化という分野で活かすほうが、個人の治療に利用するよりはるかに影響力が大きいと、彼はすでに気づいていた。ハバードやハクスリー、オズモンドといった先達たちのときもそうだったが、幻覚剤は、自分には単に人を癒すだけでなく、社会を変革し人類を救済するパワーがあるとリアリーに確信させ、預言者になることがおまえの使命だと悟らせた。まるで、みずからを広く社会に拡散させるには、カリスマ的な救世主タイプの人間の脳に寄生するのがいちばんだと、幻覚剤自身が思いついたかのようだった。

「われわれはあのときハーヴァードで、はるか先の歴史について考えていた」とリアリーは当時のことをのちに書いている。「浅薄でノスタルジックな五〇年代が終わり、そろそろ長期的なビジョンを持つときだと思った。すでにアメリカでは哲学が枯渇し、有形で経験主義的な、新たな哲学が必要とされていたのだ」こうした考えの重大な背景として核爆弾や冷戦があることは間違いなく、リアリーの計画をいよいよ切迫したものにした。

リアリーが科学者から福音伝道師に転身したのは、彼が幻覚剤のガイド役を務めたアーティストたちの勧めでもあった。一九六〇年一二月、ニュートンの自宅でよくおこなっていたセッションのひとつで、彼はビート・ジェネレーションの詩人、アレン・ギンズバーグにサイロシビンを処方した。本来ギンズバーグは、化学物質の助けなど借りなくても幻視できる予言者なのだが。トリップの終盤、ギンズバーグは転げるように階下に下りると、服を全部脱ぎ捨て、そのままニュートンの町を全裸で歩き、この新たな福音を説いてまわるつもりだと宣言した。「憎み合うのはやめようと人々に説教し、愛と平和の運動を始めるんだ」ギンズバーグは言った。彼の言葉から、一九六〇年代が産声をあげようとしているのがわかるだろう。蛍光色のヒヨコが外に出ようと殻をつつく音が聞こえてくる。家から出ないほうがいいとリアリーが説得すると（理由はいろいろあるが、なにより真冬の一二月だった）、ギンズバーグは電話に飛びつき、世界の指導者たちに電話をかけようとした。意見の相違に折り合いをつけるよう、ケネディやフルシチョフ、毛沢東を説得するのだ。結局ギンズバーグが話せた相手は友人のジャック・ケルアックだけで、みずからを神と名乗ると（「こちらはG－O－Dだ」）、マジックマッシュルームをいっ、絶対に試せと告げた。

いや、彼だけでなく、誰もが試すべきだ、と。

ギンズバーグは、ハーヴァード大学教授であるリアリーこそ、幻覚剤十字軍を率いる隊長として最適任だと確信した。ギンズバーグにとっては、新たな預言者が新大統領の母校である「ハーヴァード大学から出現する」という事実こそ、「歴史的喜劇」だった。「俗界に住む人間である、唯一無二のリアリー博士が救世主の役目を担う」のだから。偉大な詩人の言葉は、ティモシー・リアリーの自我というよく耕された肥沃な土に蒔かれた種のようなものだった（幻覚剤は、自我が溶けてなくなる経験を導く薬物なのに、一部の人は幻覚剤経験によって逆に自我がぐんぐん大きくふくらむ。これは幻覚剤が抱える数多くの矛盾のひとつである。宇宙の偉大な秘密に触れることができたゆえに、自分は特別だ、大いなる存在に選ばれし者だと感じる傾向があるようだ）。

ハクスリー、ハバード、オズモンドも、リアリーと同じ歴史的使命感を持っていたが、それをどう達成するかという方法論の点で大きく考えが異なっていた。三人は、自分たちはスピリチュアリズムを供給する側にいると考える傾向があった。まずエリートたちに幻覚剤による意識改革を体験させ、そのあと大衆に浸透させる。なぜなら大衆には、これほど圧倒的な体験をいきなり受け入れる心の準備ができていないはずだからだ。彼らがそう広言していたわけではないが、いわば古代ギリシアの「エレウシスの密儀」モデルだ。古代ギリシアのエリートたちはひそかに集まってキュケオンという幻覚作用のある聖なる飲み物を飲み、一晩を過ごして啓示を受けたのである。だが、生粋のアメリカ人であるリアリーとギンズバーグは、幻視体験を民主化し、今こそ誰にでも意識を超越できるようにしようと考えた。それこそが幻覚剤最大の恩恵だ、史上初めてテクノロジーが超越の民主化を可能にしたのだ。何年ものちに、ハーヴァード大学精神医学教授のレスター・グリンスプーンは、ジェームズ・バカラーとの共著『サイケデリック・ドラッグ』で当時の状況を的確にとらえた。「幻覚剤は、かつては、おもに宗教的神秘家」およびウィリアム・ブレイク、ウォルト・ホイットマン、アレン・ギンズバーグといった幻視芸術家ら、「ごく一部の特別勇敢な冒険家にしか探検できなかった精神領域を、マスツーリズムに公開した」。今では錠剤ひとつ、あるいは薬を浸み込ませた吸い取り紙一枚あれば、ブレイクやホイットマンが語っていたことを、誰でもその身で体験できるのだ。

しかし、このスピリチュアル・マスツーリズムの新形態のことは、この時点では、まだほとんど宣伝も販促活動もおこなわれていなかった。ハーヴァード・サイロシビン計画に物議を醸すニュースが初めて新聞で取り上げられたのは、一九六二年の春のことだった。始まりはハーヴァード大学の学生新聞「クリムゾン」の記事だ。事がハーヴァード大学であり、しかもリアリーが当事者だったから、話題はすぐさま全国紙にまで広がり、リアリーを有名人にすると同時に、瞬く間に彼とアルパートのハーヴァードからの放逐という結末につながった。このスキャンダルは幻覚剤に対する反発を予見させるものであり、その反発はどんどん激しくなって、まもなく幻覚剤研究の大部分を中止に追い込むのである。

リアリーとアルパートの同僚たちは、最初からハーヴァード・サイロシビン計画に不快感を持っていた。一九六一年のデヴィッド・マクラランド学部長のメモにはさまざまな疑問が並べられている。リアリーとアルパートの「自然な環境」における実験には対照群がないこと、医学的管理がおこなわれていないこと、すでに数百人はいる被験者とともに実験者も薬剤を必ず摂取する点（彼はリアリーとアルパートのことを指して、「各自がいったいどれほど頻繁にサイロシビンを服用するのか?」と尋ねている）。マクラランはふたりの研究者のことを「理想に愚直すぎる」とも非難している。

「強烈な神秘体験の報告が多くあがっているが、そのおもな特徴は、自分自身に深く潜った驚きだ」と彼は書いている。また翌年には、大学院生ラルフ・メッツナーのコンコード刑務所実験を細かく評価し、「データをもっと注意深く客観的に分析するべきだ。どういう結果が出るか君には最初からわかっており……データは単に、すでに明らかなことを確認するために使われたにすぎない」とメッツナーを批判している。プロジェクトの支持者たちのみならず、一般の学生のあいだでもサイロシビン計画ゼミは大人気で、学部の教授陣は腹立たしい思いをしていた。なにしろ彼らは、リアリーとアルパートとドラッグを相手に、優秀な大学院生という貴重な頭脳資源の争奪戦をくり広げなければならなかったのだから。

しかしこうした不平がディヴィニティ通り五番地の外に出ることはなかった――一九六二年三月までは。このとき初めてマクラランは、ハーバート・ケルマン教授の要求に応じて教授陣と学生を集めた会議を開き、サイロシビン計画への懸念を公表した。ケルマンが会議の招集を求めたのは、教え子の大学院生から、アルパートとリアリーの周囲に一種のカルトができており、一部の学生はドラッグ・セッションへの参加を強制されているように感じていると聞いたからだ。会議の序盤は、ケルマンが場を仕切った。「単なる学問上の意見の相違だとしたら、それに越したことはないんです。しかし、この計画は学術界の価値を侵害している。計画全体に反知的な雰囲気がある。発見を言語化することより、経験そのものに重きを置いている。それに、こんなことは言いたくないのですが、リアリー博士とアルパート博士は実験に対する態度がいい加減すぎる。使用されている薬物が被験者に与える影響を考えると、余計に心配です。

私も、私のところに訴えにきた学生たちも、何より懸念しているのは、これらの薬物が引き起こす幻覚や精神的作用によって、学部内に一種の〝内輪〟のセクトが形成されていることです。セッションに参加しないと決めた者たちは、〝野暮〟の烙印を押されます。この学部内でそういうことが奨励されては困ります」幻覚剤がハーヴァードの一学部を分裂させたのだ。そしてそれはまもなく世間をも分裂させる。

アルパートはこれに激しく反論し、この研究は、学部内で神格化されている「ウィリアム・ジェイムズの伝統をじかに引き継いでいる」し、ケルマンの批判は学問の自由に対する攻撃だと主張した。しかしリアリーのほうは懐柔策をとり、研究にいくつかまっとうな制限を設けることに同意した。これで一件落着だと誰もが思って帰宅した。

だがそれも翌朝までのことだった。

会議室内は教授や学生でいっぱいだったので、ロバート・エリス・スミスという学生新聞「クリムゾン」の学部生記者がそこにまじって熱心にメモを取っていたことに、誰も気づかなかった。翌日の「クリムゾン」紙は、この論争を第一面で報じた。〈心理学教授陣、サイロシビン研究に反対する〉。そのまた翌日、この話題を、新聞王ハーストが創刊した「ボストン・

ヘラルド」紙が取り上げ、必ずしも正確とは言えないが、はるかにパンチのある見出しをつけた。〈幻覚剤、ハーヴァード大で論争を巻き起こす――三五〇人の学生が薬物を摂取〉こうして話はおおやけになり、記者たちを相手に大喜びで爆弾発言をするティモシー・リアリーが有名になるのはまもなくのことだった。大学側が、サンド社からリアリーに提供されたサイロシビンの錠剤を保健課の管理下に置くと一方的に決めたとき、リアリーはとりわけ魅力的なひと言を選んで記者に告げた。「幻覚剤は、それを摂取したことがない連中をパニックに陥れ、一時的に正気を失わせる」

その年の末、リアリーとアルパートは「幻覚剤を大学というセッティングで研究するのは刺激が強すぎるし、議論の的となる」と結論した。ふたりは「クリムゾン」紙宛ての手紙で、〈精神的自由のための国際協会〉（ＩＦＩＦ）という団体を設立し、今後は大学ではなくこの団体の管轄化で研究をおこなうと宣言した。その後、大学のみならず、連邦政府までも幻覚剤研究に新たな制限を設けたことに、ふたりは憤った。つわりがひどい妊婦に処方された新薬の鎮静薬によって子どもに先天的な奇形が生じたサリドマイド事件を受けて、議会は治験薬の管理をＦＤＡにまかせたのである。ＩＦＩＦはこう宣言した。「アメリカ史上初めて、そして異端審問以来、西欧世界で初めて、現在の科学界は秘密警察の存在を許している」そして「今後一〇年間、意識の管理と拡大こそが、市民の自由を左右する問題となるだろう」と予言した。「誰が君たちの大脳皮質を管理するのか？」彼らは「クリムゾン」紙に、つまり学生たちに向けて、手紙を書いた。「君たちの意識の範囲と限界を誰が決めるのか？　自分の神経システムを探検し、意識を拡大したいと望んでいるのに、他人にそれを止める権利があるのか？　いったいなぜ？」

幻覚剤は一九六〇年代に「研究室から脱走した」とよく言われるが、実際には研究室の壁の向こうに放り出されたと言ったほうが正確だろうし、一九六二年末、ティモシー・リアリーとリチャード・アルパートほど空に高々と高速で放り投げられた者はほかにいないだろう。「科学ゲームはもう充分なので、終わりにします」その秋、ケンブリッジに戻ってきたリアリーは、マクランド学部長に告げた。リアリーとアルパートが文化革命ゲームを始めたのはそれからだ。

北米全土に広がる幻覚剤研究者コミュニティは、リアリーの挑発に困惑し、やがて警戒を始めた。リアリーは西海岸やカナダのグループと定期的に連絡を取り、かなり頻繁に手紙をやりとりし、訪問し合っていた（彼とアルパートは一九六〇年と六一年にストラロフの財団を訪ねている。「われわれのことを堅苦しすぎると思ったようだ」とドン・アレンは私に言った）。ハーヴァードに赴任してすぐ、リアリーは、マサチューセッツ工科大学で一学期間教鞭を執っていたハクスリーと知り合った。ハクスリーは、この茶目っ気のある教授がいたく気に入り、文化変革の触媒としての役割を幻覚剤に期待する彼の考えに共感したものの、リアリーの無鉄砲な行動、やんちゃすぎる点を心配した。* 最後にケンブリッジを訪れたときも（ハクスリーは一九六三年一一月、ジョン・F・ケネディが暗殺された同じ日に、ロサンゼルスでこの世を去る）、「戯言《たわごと》ばかり並べていたので……とても心配になった。彼の正気についてではなく（彼は完璧に正気だった）、世界の見方についてだ」

リアリーが〈精神的自由のための国際協会〉を設立するとすぐ、ハンフリー・オズモンドはケンブリッジに飛び、彼を諭そうとした。オズモンドとアブラム・ホッファーは、幻覚剤を臨床医学研究の外に持ち出そうとするリアリーのやり方が政府を刺激し、自分たちの研究そのものが引っくり返されるのではないかと恐れていた。またオズモンドは、リアリーが精神薬理学者をプロジェクトに含めず、「これほど強力な化学物質を無害なおもちゃのように」扱っている点を咎めた。幻覚剤のそういう無責任な使い方と真剣な研究を区別し、せっかく考えだした中立的な用語「幻覚剤《サイケデリック》」がカウンターカルチャーに汚染されているのを憂慮して、オズモンドは再び「サイコデリティック」という新語を作った。世間に浸透しなかったことは言うまでもない。

「あなたはこうした反対意見に向き合うべきです。あなたの笑顔はたしかにすばらしいが、それで何でも追い散らせると思ったら大間違いですよ」オズモンドは告げた。またしても、リアリーの無敵の笑顔の登場だ！　だが、オズモンドにとっては災厄でしかなかった。

マイロン・ストラロフはリアリーに不躾な手紙を送る形でこの件に介入した。ＩＦＩＦのやり方は「正気の沙汰ではない」と断じ、やがて来る崩壊を正確に予言していた。「全国でＬＳＤ研究をしているわれわれ全員に大惨事をもたらすだろう……。

ティム、君が私に話してくれたとおりにその計画を進めたら、必ず深刻なトラブルに巻き込まれるはずだ。そのトラブルは君だけでなく、われわれ研究者全員におよぶだろうし、幻覚剤という研究分野全体に取り返しのつかないダメージを与えかねない」

だが、ＩＦＩＦの計画とは具体的には何だったのか？　リアリーは何の躊躇もなく公言した。できるだけ多くのアメリカ市民に「強力な幻覚剤を与え」、人の脳を一つひとつ変化させて国全体を変革することである。彼は計算のすえ、アメリカ社会の脳みそを爆発させるには、ＬＳＤ使用者が四〇〇万人必要であり、これを一九六九年までに達成すると決めた。

じつは、リアリーの計算はあながち間違っていなかった。一九六九年までにＬＳＤを試したアメリカ人は二〇〇万人弱程度だったが、その人々が核となってアメリカ社会の頭脳を吹き飛ばし、アメリカは事実上それまでとは別の国になってしまった。

とはいえ、リアリーの計画に最も激しく反対したのはアル・ハバードだったと言える。彼とリアリーの関係は最初からぎくしゃくしていたのだ。ふたりが初めて顔を合わせたのは、リアリーがハーヴァードに着任した直後のことで、ハバードはケンブリッジにロールスロイスを乗りつけ、リアリーのサイロシビンと物々交換できればと考えて自分のＬＳＤを持ってきた。「彼はあの制服姿でひょっこり現れた」リアリーは回想している。「謎めいた、どこかこれ見よがしなところがある独特の雰囲気をまとい、大言壮語を並べたてたものさ！」この点を評価させたら、リアリーほど適任者はいないだろう。ハバードは「有名人の名前を次々に出した。君は信じないかもしれないが……法王と友達なんだ、とかなんとか。

何より感心したのは、胡散臭い詐欺師みたいな風体をしていながら、世界じゅうの有力者とコネがあり、しかもそうした人たちは基本的に彼を支援していたことだ」
しかしリアリーの伝説的な魅力も、ハバードにはあまり効果がなかった。根は保守的で、純粋に献身的な男だから、世間の脚光を浴びることも、まだ走りだったカウンターカルチャーも、軽蔑していた。「初対面のときはティムのことが好きだった」何年も経って彼は語った。「だが何度も警告したんだ」トラブルにもマスコミにも近づくな、と。「めざす方向はいいと思えたが、極端に走りすぎた……結局、まったくの役立たずだとわかった」ほかの幻覚剤研究者たちと同様、幻覚剤を自己流のやり方で使おうとする姿勢、とくに、何より重要な、訓練を積んだガイド役を入れずにセッションをおこなう点を強く批判した。ハバードがリアリーを嫌ったのは、彼と密接なつながりがある法執行機関や情報機関の影響があったからかもしれない。この頃には、リアリーはすでに彼らのレーダーにとらえられていた。

オズモンドによれば、ハバードのリアリーへの反感が危険なくらいはっきりしたのは、幻覚剤への向かい風がしだいに強くなりつつあったこの当時に、ふたりで幻覚剤セッションをおこなったときのことだったという。「自分の手でティモシーを撃ち殺さなければならないとまで思いつめていて、それはよくないとこんこんと説得したのですが……逆にこっちが撃たれるんじゃないかと不安になったぐらいでした」

ここまできたら、ティモシー・リアリーを止められるのは銃弾ぐらいしかないと考えたハバードは正しかったのかもしれない。リアリーに宛てたストラロフの手紙もこう締めくくられていた。「口にきつく猿ぐつわでもはめないかぎり、君を黙らせる方法はないのではないかと思う」

一九六三年の春には、リアリーは授業を休講にすることが多くなって、契約が切れる年度末には大学を離れると公言し、ハーヴァードからすでに片足が抜けている状態だった。しかしアルパートは教育学部と新たな契約を結び、大学に残るつもりでいた――「クリムゾン」紙にまたしてもスクープ記事が載り、ふたりともクビになるまでは。今回その記事を書いたのは、アンドルー・ワイルという名の学部生だった。

高校時代にハクスリーの『知覚の扉』に熱中した彼は、幻覚剤に強い興味を持ってハーヴァード大学に入学した。だからサイロシビン計画のことを知ると、参加したくてリアリー教授のオフィスまで押しかけた。

薬剤を学部生に与えることは大学側から禁じられているとリアリーは説明したが、完全に門前払いするのもかわいそうなので、テキサスにある会社に注文すればメスカリンなら郵送してくれるかもしれないと教え（当時はまだ合法だった）、ワイルはすぐにそのとおりにした（大学の便箋を使って）。ワイルは幻覚剤の可能性にすっかり魅せられ、学部生によるメスカリン・グループ作りに協力した。しかし、リアリーとアルパートのもっと特別なクラブに入りたかったのに拒まれた彼としては、一九六二年の秋に、一部の学部生がリチャード・アルパートから薬物を受け取っていたと耳にしたとき、黙っていられなかった。ワイルは「クリムゾン」紙の編集長のもとに押しかけ、調査を申し出た。

ワイルは、大学の規定を破ってアルパートから薬物を手に入れた数人の学部生に当たりをつけた（のちにワイルは、「学生たちもほかの連中も、ヘテロセクシャルにしろホモセクシャルにしろ、幻覚剤を惚れ薬として使っていた」と書いている）。ところがスクープ記事を書くには問題が二点あった。まず薬物を使った学生たちは、録音装置のある場所では真実を話そうとしなかった。また、「クリムゾン」紙の弁護士が、教授の名誉を毀損するような記事が出まわることに難色を示した。弁護士たちは、情報を大学の執行部に渡したらどうかとワイルに勧めた。そうすれば、こちらの非難に対して大学側がどんな反応を示すにしろ、それを記事にできるし、新聞が訴えられる危険性も減る。それでもワイルには学生の証言が必要だった。

そこで、そうした学生のひとり（ロニー・ウィンストン）の父親が財界の有力者だと知った彼は、ニューヨークに向かい、その親と会って取引を持ちかけた。アルパートの話では、[*]「ワイルは、五番街に店を構える有名な宝石商、ハリー・ウィンストンのところに行き、『あなたの息子さんは教員からドラッグを手に入れています。もし息子さんがそれを認めてくだされば、息子さんの名前は記事には載せません』と告げた。だからロニー青年は学部長のもとに行き、アルパート博士からドラッグをもらったのかと訊かれると素直に認め、最後にこんな思いがけない付け足しをした。『はい先生、もらいました。でも、ハーヴァードに入って以来、あれほど教育的な体験をしたのは初めてでした』」

二〇世紀中にハーヴァードを解雇された教授はアルパートとリアリーだけらしい（実際にはリアリーはクビになったわけではないが、ハーヴァード大学側は彼との契約が切れるまでの数ヵ月間給料の支払いを止めていた）。この一件は全国紙に取り上げられ、何百万人ものアメリカ市民に、幻覚剤という一風変わった新薬にまつわる議論が知れ渡った。また、アンドルー・ワイルには、「ルック」紙からこの議論について記事を書いてほしいという思いがけない依頼が舞い込み、幻覚剤の話はさらに広まった。ワイルはハーヴァードの幻覚剤事情を三人称で描写し、「メスカリンでひそかに研究をしていた……学部生のグループ」についても、自分が創設メンバーだということはおくびにも出さずに、触れている。

もちろんこれはアンドルー・ワイルにとっては自慢できる出来事ではなく、最近この件について彼と話したときには、あれ以来ずっと後悔していて、リアリーとラム・ダス（ハーヴァードを解雇されて二年後、アルパートはスピリチュアリティを求めてインドに旅立ち、戻ってきたときにはラム・ダスに改名していた）に謝る機会を持とうとしてきたと語った。リアリーはすぐに彼の謝罪を受け入れた。どうやら、いつまでも人を恨むようなことができない男らしい。だが、ラム・ダスは彼を何年も拒みつづけ、ワイルはそれがつらかった。だが、一九九七年にラム・ダスが心臓発作を起こしたあと、ワイルは彼が住むハワイに飛び、あらためて謝罪を申し入れた。とうとうラム・ダスも折れて、ハーヴァードを解雇されたことはむしろ恩恵だったと思うようになったと彼に話した。「もし君があの記事を書かなかったら、私はラム・ダスにはなっていなかった」

さて、ふたりがハーヴァードから縁を切られたところで、私たちもティモシー・リアリーとリチャード・アルパートとはお別れするべきなのかもしれないが、ふたりのアメリカ文化を巡る長く奇妙な旅は、まだまだ長く奇妙な道のりが続く。大勢の元学生や取り巻きたちを引き連れたリアリーとアルパートの旅芸人一座は、〈精神的自由のための国際協会〉（これはやがて〈スピリチュアリティ探求同盟〉に生まれ変わる）の拠点をケンブリッジからメキシコのシワタネホへと移し、メキシコ政府に追い出されると、今度はカリブ海の島ドミニカに短期間滞在し、やはりドミニカ政府にも追い出されて、最終的に、ビリー・ヒッチコックという名の大富豪が所有する、ニューヨーク州ミルブルックにある六四部屋もある豪邸で、騒々しい日々を何年か過ごした。

台頭するカウンターカルチャーの気運に乗って、一九六七年一月、リアリーは（アレン・ギンズバーグとともに）、サンフランシスコでおこなわれた初めての〈ヒューマン・ビーイン〉にスピーカーとして招かれた。このときゴールデンゲート・パークには二万五〇〇〇人もの若者が集まり、新時代《ニューエイジ》の到来を主張するスピーカーたちの話を聞きながら、無料で配られたLSDでトリップしたのである。元教授は、いつものブルックスブラザーズのスーツのかわりに白いローブとラブビーズ（そして白髪まじりの髪に花を挿した）姿で、トリップする〝ヒッピー〟――その年、地方紙のコラムニスト、ハーブ・カーンが流行させた用語――の群れに、「ドラッグをキメろ、波長を合わせろ、社会に背を向けろ（ターンオン、チューンイン、ドロップアウト）」を勧めた。当初はシャワーを浴びながら思いついたと言っていたが、のちにメディア批評家マーシャル・マクルーハンから「もらった」と話すようになったこのスローガンは、その後生涯リアリーについてまわり、世界じゅうの親世代や政治家たちから軽蔑の目で見られることになる。

しかしリアリーの人生はそれからさらに迷走し、もの悲しいものになっていく。彼が大学を離れるとすぐ、この国の若者たちへの影響力を警戒した政府は、リアリーにさまざまな嫌がらせを始め、とうとう一九六六年のラレドでの逮捕劇にエスカレートした。休暇中、家族とともに車でメキシコに向かっていたとき、国境警備隊が彼の車を捜索して、少量のマリファナを見つけたのである。リアリーは、マリファナ所持を違法とする連邦政府の方針に抗いつづけて何年も刑務所で過ごし、さらにその後数年は国際指名手配されるはめになった。というのも、一九七〇年に、極左テログループ〈ウェザーマン〉の手引きで、カリフォルニアの刑務所を大胆にも脱獄したからだ。その後盟友たちに励まされてアルジェリアに亡命し、そこを活動基盤としていた黒人解放闘争組織〈ブラックパンサー党〉のエルドリッジ・クリーヴァーの保護下に入る。だが保護下といっても、けっしてピクニック気分でいられるような環境ではなかった。リアリーはパスポートを没収され、事実上、囚われの身となったのである。またしてもなんとか脱走してスイスに逃れ（そこでは武器商の田舎屋風別荘《シャレー》で贅沢な避難生活を送った）、その後、合衆国政府がスイス政府に手をまわして彼の逮捕をもくろむと、ウィーン、ベイルート、カブールに逃亡し、結局そこで連邦捜査官に確保されて合衆国に送還され、今度は重警備刑務所へ、しかも一時は独房に収容された。だが、そうして迫害されればされるほど、彼はいよいよ使命感を募らせた。

その後のリアリーの人生は、なんとも現実離れした一九六〇年代の悲喜劇そのもので、法廷と刑務所を何度も行き来し（投獄回数は合計二九回）、一方で華々しい活動も目立った。回想録出版や講演、テレビ出演、カリフォルニア州知事選立候補（このときジョン・レノンが作詞作曲し、ビートルズがレコード化したキャンペーンソングが『カム・トゥゲザー』である）、G・ゴードン・リディとの二人三脚による、成功はしたがややお粗末だった大学巡回講義。何を隠そう、G・ゴードン・リディとはウォーターゲート事件の工作員〈鉛管工〉グループのひとりで、かつてはダッチェス郡地方検事補としてミルブルックでリアリーを逮捕した張本人である。その間、リアリーは終始ありえないほど陽気で、けっして怒らず、無数にある写真や映像から察するに、たとえどんなことがあっても「いつも笑顔で」という賢人マーシャル・マクルーハンの助言を忘れなかったらしい。

一方、幻覚剤研究におけるリアリーの元パートナー、リチャード・アルパートは、一九六五年から、リアリーに比べればかなりのんびりした、東方へのスピリチュアルの旅に出た。一九七一年にはラム・ダスの名で、今では古典となった『ビー・ヒア・ナウ――心の扉をひらく本』を出版し、アメリカ文化に長く残る独自の軌跡を刻むと同時に、東洋の宗教がカウンターカルチャーに、やがてはいわゆるニューエイジに浸透していく道筋を示した。一九六〇年代にアメリカである種のスピリチュアリティが復興したのだとすれば、ラム・ダスは立役者のひとりだと言えるだろう。

しかし、ハーヴァード後のリアリーのご乱行は、幻覚剤研究に暗雲を投げかけることになる倫理的パニックの元凶と言っていい。リアリーは、ドラッグそのものだけでなく、「カウンターカルチャーの遺伝子は、ＤＮＡではなくＬＳＤという文字で構成される」という考えについても、広告塔の役目を果たすようになった。一九六〇年一二月にニュートンの自宅でアレン・ギンズバーグにサイロシビン・トリップをさせたのを皮切りに、リアリーは幻覚剤とカウンターカルチャーを切っても切れない鎖でつなぎ合わせた。幻覚剤が体制に対する脅威と見なされるようになったのは、それが理由のひとつに違いない（そうならなかった可能性はあるだろうか？　もし幻覚剤というものの文化的アイデンティティを形作ったのが、たとえばアル・ハバードのような保守的カトリック信者だったとしたら？　ＬＳＤがこんな反体制的イメージを持つようになったとは思えない）。

　リアリーが「ＬＳＤは核爆弾よりはるかに脅威となる」だとか「ＬＳＤを摂取した子どもたちは君たちの戦争では戦わないだろう。彼らは君たちの仲間には加わらない」みたいな発言をしたのも、火に油を注いだ。これらはけっして根拠のない言葉ではなかった。一九六〇年代半ばから、実際に何万人もの若者たちがドロップアウトし、サンフランシスコのヘイトアシュベリーやニューヨークのイーストヴィレッジといった通りに流れ着いた[*]。青年たちはヴェトナム行きを拒んだ。戦闘意欲や体制側の権威《オーソリティ・オブ・オーソリティ》は地に墜ちた。摂取すると人格が変わるらしいその奇妙な新薬がこのことと関係しているのは間違いなかった。ティモシー・リアリー自身、そう語っていた。

　とはいえ、こうした気運の盛り上がりは、ティモシー・リアリーがいなくてもきっと起きたはずだ。幻覚剤が社会に浸透していったルートは、もちろん彼を通じたものだけではなかった。単にリアリーが誰より目立っていただけだ。一九六〇年、リアリーがサイロシビンを試し、研究計画を発足させた同じ年、作家のケン・キージーもＬＳＤを体験して衝撃を受け、幻覚剤にまつわる発言や幻覚剤そのものをできるかぎり大声で広めようと努めた。

幻覚剤の歴史における愉快な皮肉のひとつとして挙げられることは、キージーが初めてLSDを体験したのは、メンローパーク退役軍人病院がおこなった政府の研究プロジェクトにおいてであり、この実験に参加した対価として七五ドルが彼に支払われたことだ。キージー自身は知らなかったが、彼の初LSDトリップは、じつはMKウルトラ計画の一環でこの研究に資金提供したCIAがもたらしたものだった。CIAはすでに一〇年ほど前から、この計画のもと、LSDを化学兵器として使用する方法を模索していたのである。

ケン・キージーに関して言えば、CIAは実験の人選を大きく間違えた。キージー自身、「モルモットの反乱」といううまい言い回しをしているとおり、メリー・プランクスターズと名づけた集団とともに、同世代の意識改革をおこなうべく、ベイエリアの何千人という若者たちに無料でLSDを配ってまわった。ケン・キージーとメリー・プランクスターズが新たな時代精神《ツァイガイスト》を形成する一端を担ったのだとすれば、一九六〇年代という反体制時代の盛り上がりは、CIAのマインドコントロール実験の失敗から始まったとも言える。

振り返ってみると、ハンフリー・オズモンド、アル・ハバード、オルダス・ハクスリーが一九五六年から一九五七年にかけて幻覚剤療法の新たなパラダイムを提案したとき、従来の精神医学界が眉をひそめたのは仕方がないことだっただろう。幻覚剤を理解するために使われていたそれ以前の理論モデルは、現体制と齟齬《そご》をきたすことなく、精神医学分野の従来の枠組みの中に容易に収まるものだった。「精神異常発現剤」は、精神医学における精神疾患の標準的な理解と矛盾せず（薬剤の効果は誰もが知る精神病とよく似ていた）、「サイコリティック」は従来のトークセラピーに利用しやすい補助剤として、精神医学理論にも精神分析療法にも組み込めた。しかし、サイケデリック療法は考え方そのものが、精神医学界にとっても専門家たちにとっても受け入れるのが難しかった。週一回のセッションを限りなくくり返すかわりに、この新療法はたった一度高用量によるセッションをおこなうだけ。その目的は自己を一変させるような体験を導くことであり、しかもこれまでの患者とセラピスト両方の役割を想定し直さなければならなかった。

　精神医学界は、サイケデリック療法がまとうスピリチュアルなイメージにも不快感を示した。幻覚剤研究の再開に重要な役割を果たすことになるカリフォルニア大学ロサンゼルス校の精神科医チャールズ・グロブは、一九九八年に書いた幻覚剤の歴史に関する論文でこう記している。「宗教と科学、病者と健常者、治療者と被治療者の境界を曖昧にしてしまうサイケデリック・モデルは、応用神秘主義の領域に突入した」。心を生化学的に理解しようとする傾向が高まっていた精神医学界としては、足を踏み入れるのに躊躇する領域だった。セットとセッティング（グロブはこれを「薬理学の範疇外にある重要な変動要素」と呼ぶ）を重視する点でも、サイケデリック療法はシャーマニズムに少々近すぎた。「シュリンクス」と揶揄される、科学者としての立場が確立しているとはまだ言えない精神科医（シュリンクスというのは〝首狩り族《ヘッドシュリンカーズ》〟の短縮語で、腰巻をした呪医を連想させる）にとっては、行きすぎに思えた。それに、サリドマイド事件以来、薬品の臨床試験にはプラシーボを使った二重盲検法が「絶対的標準基準」なのに、幻覚剤の試験ではこれが困難、という要因もあった。

一九六三年には、名だたる精神科医たちが学術誌で幻覚剤研究に反対する意見を発表しはじめた。「アーカイヴズ・オブ・ゼネラル・サイキアトリー」誌の編集者、ロイ・グリンカーは、「幻覚剤をみずからに処方し……神秘的幻覚を見ることに夢中に」なっている研究者たちを痛罵し、「研究者としての資格に欠ける」と断じた。翌年には「ジャーナル・オブ・ジ・アメリカン・メディカル・アソシエーション（JAMA）」誌で、自分で薬を摂取する研究者の存在を遺憾だと表明し、「彼らの導き出した結論はみずからの陶酔状態のバイアスがかかっている」とした。一九六四年、この新薬は非科学的な「魔術のオーラ」に包まれていると、JAMAに別の批判も寄せられた。ベティ・アイズナーのような一部の幻覚剤セラピストが「超越的なものが精神医学に」取り入れられることを歓迎し、超常現象に関心を寄せるようになったこともマイナスになった。

たしかに、研究者が幻覚剤を使った経験にしばしば影響を受けるという非難は間違いではないが、禁欲することもまた弊害となったのである。なぜなら、一九六〇年代に巻き起こった幻覚剤論争で、いちばん大声で頭ごなしに反対したのは、幻覚剤について何ひとつ知らない人々だったからだ。自分で幻覚剤を試したことがない精神科医にとって、その効果は、意識の限界を超えた状態というより、精神病のようにしか見えなかった。精神異常発現剤パラダイムが猛烈な勢いで復活した。

一九六二年から六三年にかけ、ちまたに大量の「密造ＬＳＤ」が出まわるようになり、バッドトリップに苦しむ人たちが緊急救命室や精神科に駆け込んでくるようになると、精神医学界の主流派は幻覚剤研究を今すぐやめさせなければと考えるようになった。ＬＳＤは今や治療薬ではなく精神疾患の原因と見なされていた。一九六五年には、マンハッタンにあるベルヴュー病院は、六五人の患者について、いわゆるＬＳＤ誘発性精神疾患と診断した。すでにマスコミはパニック状態で、ＬＳＤの危険性に関する都市伝説の広がる速度は事実よりはるかに大きかった。[*]一見科学的な発見についても、事情は同じだった。「サイエンス」誌で、ＬＳＤは染色体にダメージを与える可能性があり、先天異常を引き起こしかねないとある研究者が報告すると、事は大々的に報じられた。この研究はのちに同じ「サイエンス」誌で不正確だったことが明らかにされたが、ほとんど注目されなかった。ＬＳＤは危険だという世間の風潮に反していたからである。

それでも、一九六〇年代半ばにＬＳＤを摂取した人たちが、偏執症、躁病、緊張症、不安障害のほか、「フラッシュバック」（ＬＳＤを摂取してから数日あるいは数週間経ってふいに症状が再発すること）を訴えて緊急救命室に押しかけたのは事実だ。とくに統合失調症のリスクを持つ若者の場合、ＬＳＤトリップが発症のきっかけになる恐れがあり、実際に症状を引き起こすこともある（ただし、たとえば両親の離婚や学校卒業など、人にトラウマを与えるどんな経験でも発症のきっかけになるということは明記しておきたい）。しかし、多くのケースで、幻覚剤についてあまり知らない医師たちが、ただのパニック反応を精神疾患の悪化と誤解してしまい、それが事態を悪くした。

一九六八年にヘイトアシュベリー無料診療所でボランティアで診察をしていた若きアンドルー・ワイルは、バッドトリップを数多く目撃して、やがて彼らに〝対処する〟効果的な方法を開発した。「患者を診察してパニック反応だと判断すると、相手にこう言う。『ちょっと失礼してもいいかな？　隣室に深刻な症状の人がいるんだ』すると彼らはたちまち回復しはじめる」

一九六〇年代、ＬＳＤをはじめとする幻覚剤のリスクについて、科学者のあいだでもマスコミでも激しく議論された。賛成派と反対派はそれぞれ、自分に有利な証拠やエピソードだけを取り上げて言い分を通そうとするのが特徴だったが、シドニー・コーヘンは例外で、寛容な態度で問題に取り組み、答えを出すために実際に調査さえおこなった。そして、一九六〇年から、自分の中でふくらむ疑問を追究する一連の論文を発表しはじめた。最初の研究では、幻覚剤研究者四四人から得た合計二万五〇〇〇件の実験結果について、ＬＳＤまたはメスカリンを摂取した約五〇〇〇人の被験者のデータを調べた。これだけのサンプル数の中で、自殺の確実な報告はわずか二件で（精神科の患者群としては低い割合）、ほかに一過性のパニック反応が数件あるが、「継続的で深刻な身体的副作用の明らかな形跡はない」とわかった。彼は、資格のあるセラピストや研究者が投与すれば、幻覚剤によって問題が引き起こされることは「きわめてまれ」であり、よってＬＳＤとメスカリンは「安全」であると結論した。

リアリーらは、幻覚剤の汚名を晴らすため、コーヘンのこの一九六〇年の論文をよく引き合いに出した。しかし、一九六二年に「ＪＡＭＡ」誌に発表したこれに続く論文で、コーヘンは新たに「注意を要する」調査の進展を報告した。医療環境外で、あるいは無責任なセラピストのもとで、気軽にＬＳＤを使うと、「深刻な問題」につながり、場合によっては「破壊的な反応」を起こす。医療者が薬を管理しきれなくなっている現状に危機感を持ち、コーヘンは「自殺、継続的な精神疾患性反応、反社会的行動の危険性」を警告した。また、翌年「アーカイヴズ・オブ・ゼネラル・サイキアトリー」誌に発表した別の論文では、精神病的変化の症例を複数件、自殺未遂の例を一件報告し、刑事である父親が売人から押収したＬＳＤをまぶした角砂糖を食べてしまった少年が、一ヵ月以上、視界の歪みや不安障害に悩まされた例を紹介した。この学術誌の編集者であるロイ・グリンカーが添付コメントで幻覚剤研究を批判したのは、まさにこの記事だった。とはいえコーヘン自身は、責任を持って務めるセラピストが管理すれば、幻覚剤には大きな可能性があると信じつづけていたのだが。一九六六年にコーヘンが発表した四本目の論文では、ＬＳＤと関連がある死亡事故二件――うち一件は溺死事故、もう一件は車道に飛び出して車に「止まれ」と叫んだ――を含む、ＬＳＤが引き起こした事故をさらに紹介した。

しかし、一九六六年にはＬＳＤは世間の倫理的パニックにすっかり呑み込まれ、幻覚剤の長所と短所をバランスよく評価する記事など例外中の例外だった。新聞の見出しをいくつか挙げれば、当時の雰囲気がわかるだろう。〈ＬＳＤ使用を勧めた殺人教師〉、〈ＬＳＤサンプル、若者を高架橋から飛び込ませる〉、〈カリフォルニアでＬＳＤが伝染病並みに大流行〉、〈晴天下でのＬＳＤトリップで六人の学生が失明〉、〈五歳の少女がＬＳＤを食べて発狂〉、〈スリルドラッグで心がワープし死に至る〉、〈われわれの中にいる怪物――ＬＳＤという名のドラッグ〉。わずか九年前にサイロシビンに熱狂したR・ゴードン・ワッソンの記事を掲載して、幻覚剤への世間の関心を煽った「ライフ」誌でさえ、〈LSD：制御できなくなった向精神薬の爆発的脅威〉という熱のこもったカバーストーリーを掲載し、非難の大合唱に加わった。当時、その雑誌の発行者と妻が、シドニー・コーヘンをガイド役に、LSD体験を何度か楽しんでいたことなどもはや関係ない。今や実際に子どもたちがドラッグに手を染め、ドラッグの蔓延が「制御不能」になりつつあるのだから。街角でしゃがみ込むすっかりおかしくなってしまった人々の写真とともに、記事は「LSDトリップは必ずしも往復旅行ではなく」むしろ「精神病棟や刑務所、あるいは墓地への片道切符なのだ」と警告した。[*] 一九六五年に、「ライフ」誌創刊者夫人で劇作家のクレア・ブース・ルースはシドニー・コーヘンにこう書き送った。「LSDはずっとあなたのフランケンシュタインだった」

たとえばアヘンのような、濫用のおそれがある強力な薬物でも、医療用としては合法的に利用されてきたものも多い。なぜ幻覚剤はこんなことに？ 最も有名な幻覚剤研究者であるティモシー・リアリーの数々の派手なエピソードのせいで、科学的利用と娯楽的利用のあいだにはっきりした境界線を引き、注意深く監視すればよいという議論をするのが難しくなってしまったのだ。リアリーは故意に、いや大喜びで、そうした境界線を消し去った。しかし、LSDがこういう残念な〝人格〟を持ってしまった原因は、境界線の崩壊だけでなく、ティモシー・リアリーのような人たち自身の人格、あるいは彼らの研究の欠陥にあったのかもしれない。

幻覚剤研究の第一波の悲運を決定づけたのは、幻覚剤の持つ途方もない可能性を幻覚剤そのものが煽ったこと、そして幻覚剤という薬物は今で言う破壊的技術《ディスラプティヴ・テクノロジー》だったことだ。この強力な化学物質を扱っていると、聖金曜日実験でコモンウェルス通りを走りだしたあの神学生のように、ふいに、個人だけでなく世界を変える力を持つ啓示を受けたような気になるのだ。こんなすごい薬を研究室に閉じ込めておくなんて、あるいは病人だけのために使うなんて、間違っていると思えてくる。研究者自身を含め、誰でもその恩恵にあずかれるのに！

リアリーの軽率さに、もっと堅苦しい幻覚剤研究者たちは眉をひそめていたかもしれないが、彼らだって幻覚剤からあふれんばかりのパワーを感じ取り、その可能性について同じような結論に達していたに違いない。彼らには分別があったから、公言しなかっただけだ。

第一波の幻覚剤研究者の中で、一九六三年頃のこのリアリーの定番と言ってもいいパワフルな言葉に、反論する者がいるだろうか？「間違いなく、幻覚剤の意識拡大効果がわれわれ人類を一変させるだろう。紳士淑女諸君、すべてのルールが変わろうとしている。人は、その頭蓋骨の中にあるすばらしい電子回路をいよいよ全面的に利用しようとしている。現社会体制は、この変化の訪れを覚悟しておいたほうがいい。これまで好んでしがみついてきた考え方が、二〇億年かけて蓄積された潮流を阻んでいるのだ。言葉のダムは決壊しようとしている。高台に向かえ、さもないと君たちの知性の船は流れに押し流されてしまうだろう*」

だからリアリーの真の罪は、確信する勇気を持っていたことだった。確信だけなら、彼だけでなく、幻覚剤研究コミュニティに所属する者、誰もが持っていた。政治スキャンダルというのは、権力者が真実をうっかり漏らしてしまったときに起きると言われる。リアリーは、誰もが信じているけれど分別があれば表立って口に出したり書いたりしないことを、周囲に聞こえるようにあえて大声で言いたてようとしがちだった。病人や社会不適応者を治療するためにこの薬物を使うことと（社会は、はみ出し者を普通にするためなら何でもするだろう）、社会そのものが病気であるかのように扱ったり、一見健康な人をはみ出し者に変えるために幻覚剤を使うこととでは、まったく話が別だ。

とにかく、幻覚剤そのものの性質のせいにしろ、研究者第一波がたまたまこんなふうに幻覚剤体験を作りあげてしまったからにしろ、幻覚剤は西欧世界に、体制側としてはとても受け入れられない、破壊的な気運を生んでしまったのである。実際ＬＳＤは、接触したもののほとんどすべてを溶かしてしまう酸なのだ。それは精神のヒエラルキー（超自我、自我、無意識など）、社会のさまざまな権力構造、あらゆる種類の境界線を消してしまう。たとえば患者と治療者、研究と娯楽、疾病と健康、自己と他者、主観と客観、霊界と物質界。こうしたあらゆる境界線が、西欧文明に存在するアポロン的緊張を表すもの、つまり区別や二元性、ヒエラルキーを築きそれを保守する衝動を表すのだとすれば、幻覚剤は、そうした境界を陽気に押し流してしまう、制御しきれないディオニュソス的パワーを象徴していた。

だが、幻覚剤が解放したこのパワーは、じつは必ずしも制御できないものでない。最強の酸でも、慎重に扱えば、ツールとしてときにとても役立つ。第一波の研究者がやろうとしていたのは、まさに、この強力な化学物質を収める適切な容器を探すことだったと言える。彼らはいくつかの可能性を試した。精神異常を発現させるもの《サイコトミメティック》、サイコリティック、幻覚を起こすもの《サイケデリック》、のちにはエンセオジェニック。どれも完璧ではなかったが、理論的枠組みと使用法の手順を示すことで、この化学物質の力を制御する方法をそのときどきに提示した。リアリーとカウンターカルチャーが最終的に第一波の研究者グループと袂《たもと》を分かったのは、医学的にも宗教的にも科学的にも、幻覚剤にそんな容器は必要ない、ガイド役などいなくても、「自分で何でもやろう《ドゥ・イット・ユアセルフ》」でいいと判断したからだ。結局、それはリスキーで、おそらくは間違った考え方だった。だが、実験をしなければ、そんなことはわかりようがなかった。一九四三年以前には、意識を変化させてしまうこれほど強力な薬は西欧世界になかったのだから。

だが、ほかの文化圏では古くから幻覚剤を利用しており、もし彼らの前例についてもっと気にかけていれば、これほどの騒動にはならなかったかもしれない。そうした文化圏の多くを「遅れている」とみなしていたがために、私たちは彼らから学ぼうとしなかった。しかし、何より教訓となったのは、幻覚剤のような強力な薬物は、頑丈な社会的容器がなければ、個人にとっても社会にとっても危険だということだ。つまり、決まった儀式やルール、作法でその使用をコントロールし、いわゆるシャーマンと呼ばれるガイド役が必要不可欠なのだ。ハバード・メソッドのサイケデリック療法は、この理念の西欧世界版としてまとまりつつあったし、私たちの手持ちのやり方ではシャーマン的作法に最も近い。一九六〇年代のアメリカの若者たちにとって幻覚剤体験はあらゆる面で新鮮で、大人がそこに介入するなんて、けっして受け入れられなかっただろう。だが、このことこそ、一九六〇年代の幻覚剤実験最大の教訓だと私は思う。幻覚剤という強力な化学物質とそれが引き起こす体験には、正しい文脈、言い換えれば適切な容器を見つけることが重要なのだ。

境界線の話題に戻れば、一九六〇年代の幻覚剤ブームは、少なくとも一本は境界線を引いた。そしてその境界線は、これまでになくくっきりとしたものだったと言える。世代間の境界線である。一九六〇年代のカウンターカルチャーに幻覚剤が何をどんなふうにもたらしたか、正確に答えるのは簡単なことではない。そこではあまりにも多くの要素が働いた。幻覚剤があってもなくても、おそらくカウンターカルチャーは生まれただろう。なにしろヴェトナム戦争と徴兵制があったのだから。だが、カウンターカルチャーの形態と、音楽、アート、文学作品、デザイン、社会関係における特徴的なスタイルは、もし幻覚剤がなかったらまったく違うものになっていたはずだ。幻覚剤はまた、社会学者のトッド・ギトリンが言う一九六〇年代政治の「あたかも」ムードにも貢献した。今や、手を伸ばしさえすれば何でも手に入るし、壊してはいけない既存の価値観などひとつもないし、歴史を消して（やはり例のクスリが役立つ）世界を一から始めることだってできるかもしれない、という「あたかも」の感覚である。

しかし、一九六〇年代の激変が前例のない巨大なジェネレーションギャップの結果だとしたら、幻覚剤がその責めを負うだろう。いや、その誉れにあずかると言うべきか。若者たちが、前世代の人々にはまったく未体験の通過儀礼をおこなった社会が、歴史上あっただろうか？

ふつう通過儀礼というのは社会の結束を強める目的でおこなわれ、若者が障害を乗り越えて、大人が築き維持している門をくぐって、向こう側にある成人コミュニティの仲間入りを果たすためのものだ。しかし一九六〇年代のサイケデリック・ジャーニーはそうではなく、体験し終わったとき、若き旅人たちは親世代の知らない精神風景に降り立った。こういうことは二度と起きてほしくないし、それは、幻覚剤の歴史の次章ではジェネレーションギャップが生じないことを祈る理由でもある。

つまり、これこそがリアリーが今に残した功績なのかもしれない。彼は若い世代、つまり何年も経った現在、体制を支える側に立った世代にサイケデリック体験をさせ、いま新たな幻覚剤研究が再開する土壌を作ったのだから。

一九六六年の末には、幻覚剤のあらゆる研究プロジェクトがつぶれた。その年の春、サンド社は、アルバート・ホフマンがわが「問題児」と呼ぶようになる薬物を襲った非難の波から距離を置こうと、LSD－25を市場から回収し、在庫をすべてアメリカ政府に預けたうえ、その時点でおこなわれていた七〇件の研究計画の多くを休止させた。

その年の五月、上院でLSD問題に関する聴聞会が開かれた。ティモシー・リアリーとシドニー・コーヘンが証言し、幻覚剤研究を勇敢に弁護して、合法的な利用と、当時政府が叩きつぶそうとしていたブラックマーケットとを明確に区別しようとした。このとき、ロバート・F・ケネディ上院議員が驚くほど親身になって話を聞いてくれた。彼の妻エセルは、アル・ハバードの前哨基地のひとつである、ヴァンクーヴァーのハリウッド病院でＬＳＤ療法を受けたことがあると言われていた。ケネディ上院議員は、依然としておこなわれている研究プロジェクトの多くを休止させるというＦＤＡ査察官の計画を厳しく追及し、「『そうしたプロジェクトが』六ヵ月前までは価値が認められていたのだとすれば、なぜ今になって認められなくなるのか？」と尋ねた。そして、違法な利用のせいで医学的利用まで禁止されるのは「国家の損失だ」と主張した。「おそらく、正しく使えばとても役に立つという事実が、見えなくなっているのだ」

しかしケネディの主張はいっさい通らなかった。リアリーと、たぶん幻覚剤それ自体が、そういう区別を不可能にしてしまったのである。一〇月には、合衆国全土に散らばっている約六〇人の幻覚剤研究者のもとに、作業の停止を命じるＦＤＡからの手紙が届いた。

メンローパークの国際先進研究財団で創造性に関する実験をおこなっていた心理学者、ジェイムズ・ファディマンは、その日のことをよく覚えている。プロジェクトへのＦＤＡの承認取り消しの手紙が届いたちょうどそのとき、創造的な問題解決が得意な四人を相手にセッションをするため、ＬＳＤの投与を終えたところだった。手紙を読んだとき、隣の部屋では「意識拡大中の四人の男が」床に横たわっていた。ファディマンは同僚たちに、「この手紙は明日到着するということでみんな了解してくれ」と告げた。だから、国際先進研究財団では、その翌日になって初めて研究プログラムを中止した。合衆国じゅうで実施中だったほかのすべての研究プログラムと同様に。

じつはひとつだけこの粛清を逃れた研究プログラムがあった。スプリンググローヴのメリーランド精神医療研究センターである。ここでは、スタニスラフ・グロフ、ビル・リチャーズ、リチャード・イエンセン、それに一九七一年に亡くなるまではウォルター・パンケ（聖金曜日実験の研究者）も、アルコール依存症、統合失調症、ガン患者の実存的苦痛といった精神障害に対処するサイロシビンやLSDの可能性を模索しつづけた。ほかの何十という研究が強制的に中止させられたのに、なぜこれだけ大規模な幻覚剤研究プログラムが、なんと一九七六年まで存続を許されたのかは今も謎だ。そこまで幸運に恵まれなかった研究者のあいだでは、ワシントンの有力者を相手にサイケデリック療法がおこなわれていたからだと噂されており、彼らがその価値を認めていたか、研究結果を知りたがったか、あるいは単に薬物を手に入れたかったか、そのいずれかではないかと勘ぐる者もいた。しかし、センターの元職員に話を聞いたところ、それは違うだろうという回答だった。ただ、センター長のアルバート・カーランド医学博士は連邦職員のあいだで高く評価されていたうえ、ワシントンと驚くほど太いパイプを持ち、そのコネを使ってLSDを手に入れていたことは確かで（一部は政府が出所だった）、おかげでほかが全部中止になったあと一〇年ものあいだ研究を続けることができたようだ。

それでも、一九六六年の出来事も一九七六年の出来事も、合衆国における幻覚剤研究とサイケデリック療法に完全に終止符を打つことはなかった。それは地下活動という形で、ひそかに続けられたのである。

結び

一九七九年二月、アメリカの幻覚剤研究第一波の研究者たちが文字どおり全員、ロサンゼルスのオスカー・ジャニガーの自宅に集合した。この様子を誰かがビデオ撮影したものが残っており、画質はよくないものの、会話はほとんど聞き取れる。ジャニガー宅のリビングルームにいるのは、ハンフリー・オズモンド、シドニー・コーヘン、マイロン・ストラロフ、ウィリス・ハーマン、ティモシー・リアリー、そして彼が座っているソファの隣には、見るからに居心地が悪そうなアル・ハバード船長。七七（あるいは七八）歳の彼は、そのとき住んでいたアリゾナ州カサ・グランデのトレーラーハウス・パークからわざわざそこまでやってきたのだ。腰に銃を挿しているかどうかまでは確認できないが、例の警備員の制服姿だ。

老人たちは、最初はややぎこちない様子で、思い出話をしていた。張りつめた空気が漂っていた。しかし、相変わらずチャーミングなリアリーはおおいにサービス精神を発揮し、みんなの緊張をほぐそうとしていた。栄光の時代はすでに過去のものとなっていた。彼らが人生を懸けて取り組んだビックプロジェクトはすべてガラクタと化した。しかし、重要な成果をあげたと全員が信じていた。さもなければ、誰もこの集まりに来なかっただろう。ジャケットとネクタイ姿のシドニー・コーヘンは、全員の心にあった疑問を口にした。「あのことすべてに、どんな意味があったんだろう?」そしてみずから答えることまでした。「人々を刺激し、奮起させた。常識的な評価基準をぶち壊した——たぶん粉々に。幻覚剤がやったことは全部、とてもいいことだったと私は思う」

そのとき誰あろう、リアリーがこの質問を投げかけた。「過ちがあったと思う人は誰かいるかい?」いつも礼儀正しいイギリス人オズモンドがそのときばかりは反発心をむきだしにして、あえて〝過ち〟という言葉を使わずに言った。「私が言いたいのは……あなたは別のやり方を見つけるべきだった、ということです」

誰かはわからないが、そこで冗談を飛ばした。「〝過ち〟はあったよ。誰もあれをニクソンに与えなかった!」

その部屋にいる巨大な異分子とついに向き合ったのは、マイロン・ストラロフだった。「あのときの君の行動のせいで、合法的な研究を続行するのがいっそう難しくなった。そのことにわれわれは不快感を持っていた」

リアリーは、自分は別の役割を果たすとあのとき君たちにはっきり言ったはずだ、と答えた。「極地の探検家にならせてほしい、と。奥地へ行けば行くほど、スプリンググローヴの研究者連中がわれわれを非難する理由が増えた」そして、いよいよ自分たちが悪玉のように見えた。「とにかく、われわれの誰もが、与えられた役割を果たしていたのだとわかってもらいたい。どっちが善でどっちが悪かとか、褒められるべきはどっちでけなされるべきはどっちかとか、そういうことはないんだ……」

「ティムとアルのような人間が必要だったんだと私は思うよ」シドニー・コーヘンが、寛大にもリアリーの考えを受け入れて言った。「彼らは飛び出さなければならなかったんだ、船を動かし……物事を引っくり返すには。実際あまりにも遠くに行きすぎてしまったわけだが」それからオズモンドに向き直った。「そして、君のようにじっくり考え、研究する人間も必要だった。そうやって少しずつ物事が動いて全体像ができあがったんだ。だから、こうならなければどうなっていたかなんて、私には想像できないんだよ」

アル・ハバードは熱心に会話を聞いていたが、自分からはほとんど発言せず、膝の上のハードカバーの本をいじっていた。だが途中で、研究は続けるべきだ、規制物質法は最低だと甲高い声で言った。われわれは「継続すべきなんだ。人々を目覚めさせるんだ！　本当の自分自身を見せてやらなきゃならない。カーターのやつにたっぷり処方してやればいい！」カーター政権の国防長官ハロルド・ブラウンと、ＣＩＡ長官スタンスフィールド・ターナーにも。だがハバードは、本当はリアリーの隣に座りたくはなかったし、過去のことは水に流そう、だなんて、ほかの連中以上に言いたくなかったし、リアリーを大目に見ようとも思わなかった。たとえリアリーが彼に気を使ってくれているとしても、だ。

「ああ、アル！　何もかもあなたのおかげですよ」リアリーは集まりの途中、あの最高の笑顔をハバードに向けて言った。「銀河の中心におわす大いなる存在は、ここぞというタイミングであなたを地球に遣わしてくれた」

ハバードはにこりともしなかった。そして数分後にぼそりと言った。

「あんたはたしかに自分の役割をみごとに果たしたよ」

第四章

旅行記——地下に潜ってみる

私の計画としては、ジョンズ・ホプキンズ大学かニューヨーク大学で臨床試験に申し込もうと思っていたのだ。ガイド役つきサイケデリック・ジャーニーを体験するとしたら、たとえどんな環境でもバッドトリップしそうな気がしたので、すぐに病院の緊急救命室に駆け込めるような場所で、経験豊富なプロに絶対に付き添ってほしかった。しかし、今では正規の研究者たちはもはや「健常者」を対象にしていなかった。つまり、さんざん話を聞かされてきたサイケデリック・ジャーニーを経験したかったら、非合法な方法をとるしかないということだ。経験を本に書こうとしている作家が相手でも、ガイド役を引き受けてくれる人がはたしているだろうか？　しかも私自身、一緒にいてリラックスでき、安心して心をまかせられるような、信頼できる人物でなければならない。とにかく何があるかわからなかったし、さまざまなリスクを必然的に伴う挑戦だった。法的、倫理的、心理的リスクに加え、執筆という面でさえリスキーだ。なにしろ、言葉にできないと言われる体験をあえて言葉にしなければならないのだから。

何が私をこんなに衝き動かすのか考えると、やはり「好奇心」にほかならなかったが、それではあまりにも生ぬるい。その時点ですでに、一〇人以上のガイド付きサイケデリック・ジャーニー経験者にインタビューし、それが実際にどんなものなのか想像ばかりがふくらんでいた。多くの人が、人生で一、二を争う強烈な体験だったと語り、なかには、あれからすっかりポジティブな人間に生まれ変わったと言う人もいた。より「オープンになれた」という言葉は、脳みそに刻まれた思考習慣の深い轍《わだち》からなかなか出られない私ぐらいの年齢の人間にとっては、とくに魅力的だった。そのうえ、たとえわずかでも、何か神的存在の顕現を体験できる可能性だってあるのだ。私がインタビューした人の多くが、当初は完全な物質主義者や無神論者で、私と同じくらいスピリチュアリティとは無縁だったのに、神秘体験をして、この世界には私たちには知りえないことがあるのだと絶対的に確信したという人が何人かいた。物理法則がこの世界のすべてを構築していると私は考えているが、それを超えた「向こう側」が存在するというのだ。あるとき話を聞いたひとりのガン患者のことがたびたび頭に浮かんだ。自分は無神論者だときっぱり言いながらも、「神の愛を全身に浴びた」と彼女は語ったのだ。

とはいえ、私を怖気づかせた言葉もあった。多くの人が記憶の奥深くに連れていかれ、すっかり忘れていた子どもの頃のトラウマ体験がよみがえった人も、なかにはいた。被験者たちは苦しみ、体の芯まで震えあがったが、それで心が浄化されたことも確かだった。薬――正規か否かにかかわらず、どんなガイド役も、自分が処方するドラッグを必ずそう呼ぶ――は心の鍋を強くかきまぜ、抑圧されていたありとあらゆる素材が表面化する。なかには恐ろしいものや醜いものもあるだろう。本当にそこまでする覚悟があるのか？

正直なところ、そこまでの覚悟はなかった。私は昔から、自分の内面を深く、あるいはじっくりと見つめるタイプではなかった。過去を振り返ったり、心の奥に潜ったりするより、どんどん前に進もうとするたちで、私の心に深層などというものがあるとすれば、できればそっとしておきたい。なにしろ表層だけでもいろいろと面倒なのだ。私が小説家や詩人ではなくジャーナリストになったのも、それが理由かもしれない。心の地下室にあるものはすべて、理由があるからそこに詰め込まれている。問題を解決するのに必要な特定の何かを探すのでもなければ、わざわざ階段を下りて、暗い部屋の灯りをつけたがる者などいないはずだ。

私はふだん、バランスの取れた、精神的にタフな人間と見られていて、子どもの頃の家族の中でも、成人してからもうけた自分の家庭でも、友人や同僚たちといるときも、昔からずっとそんな役柄を演じてきたから、そういう性格だと考えてまず間違いないだろう。だがときどき、たとえば夜更けにどうしても眠れないときや、マリファナで頭がぼうっとしているときなど、ふと気づくと自分という存在を揺るがす激しい恐怖の嵐に翻弄されていて、心のバランスを失い、鉄壁だったはずのアイデンティティが転覆しそうになる。そういうとき、私という安定した表向きの存在のどこか奥のほうに、すべてをかき乱す力や無秩序さ、ひょっとすると狂気さえはらんだ陰の自分がいるのではないか、そんな気がしてくるのだ。私の正気という表皮の厚さはどれほどのものなのか？　ときどき疑問に思うし、それは誰もがそうだろう。だが、本当に答えを知りたいのだろうか？　かつてイギリスの精神科医ロナルド・D・レインは、人間が恐れるものは、死、他者、自分の心の三つだと言った。私も強がりはよそう。だが、恐怖に好奇心が勝つときもある。私にもそういうときが来たらしい。

「アンダーグラウンドの幻覚剤」と言っても、幻覚剤を不法に製造し、販売し、使用する人々のことではない。私の念頭にあるのは、非合法活動の中の特定の部分集合で、その集合にはおそらく二〇〇〇~三〇〇〇人程度の「ガイド役」あるいはセラピストが属し、慎重に処方したいわゆる幻覚性物質を用いて患者のスピリチュアリティ、創造力、感情の可能性を最大限に引き出すことで、病を癒したり、健康状態を向上させることを目的としている。そうしたガイド役の多くは有資格者なので、幻覚剤を使えば法的に罰せられるだけでなく、資格を剝奪される恐れさえある。たとえば医師だというある人物に会ったときには、サイケデリック療法を実施している医師がほかにもいると聞いた。ラビやさまざまな聖職者もいる。みずからをシャーマンと呼ぶ者もいれば、ケルトの僧ドルイドと名乗る者もいた。あるいは、代替療法の諸流派を組み合わせて訓練を積んだセラピストたち。種類がたくさんありすぎて、聞くだけでめまいがしてくる。私が会った人々の流派を挙げてみよう。ユング派やライヒ派、ゲシュタルト心理療法、トランスパーソナル心理学。エナジーヒーリング、オーラ療法、呼吸療法、整体。エアハード式セミナートレーニング（EST）、ファミリー・コンステレーション療法、ヴィジョンクエスト、占星術、ありとあらゆるタイプの瞑想トレーナー──普通はかつての心理学ムーブメント「人間性回復運動（HMP）」という名目でひとくくりにされる、エサレンを本部とする一九七〇年代のあらゆる代替療法が、大集合したかのようだ。こういうニューエイジ風の用語が並ぶと少々眉をひそめたくなるかもしれない。彼らの話を聞いていると、一九七〇年代初頭のどこかの時点で進化をやめてしまった言葉や語彙を使っているように聞こえることもあった。ちょうどサイケデリック療法が地下に潜ることを余儀なくされた時期であり、サブカルチャーはそこで凍結された。

私は西海岸のベイエリアでそういう人たちを何人か、難なく探しだすことができた。おそらくベイエリアは、地下活動をする脱法ガイドがこの国のどこより集中している場所なのだ。あちこちに声をかけるうちに、サンタクルーズでガイドをしている人と仕事をする友を持つ、友人を見つけた。そのガイドは、自分の誕生日に毎年恒例のサイロシビン・ジャーニーを企画するのだという。また、幻覚剤を使う正規ルートと非正規ルートを仕切る膜は、場所によっては透過性があることもすぐに知った。大学でのサイロシビン実験についてレポートしているときに仲良くなった何人かの人たちが、非合法の仕事もしている「同僚」を紹介しようと言ってくれた。私の調査の目的を人々が信用してくれるようになると、紹介の輪がどんどん広がっていった。すでに一五人の地下ガイドにインタビューし、五人のもとでセッションをおこなうに至った。

いろいろなリスクがあるというのに、彼らの多くは意外なほどオープンで、寛大で、信頼できる人たちだった。今のところ、幻覚剤を利用するセラピストを当局が検挙するような動きはないが、セッションが違法であることに変わりはないし、何の予防措置もなしにジャーナリストに情報提供するのは危険すぎる。だからどのガイドからも名前や場所を明かさないよう頼まれたし、彼らを守るあらゆる措置を取ることが条件だった。その点を考慮して、名前やセッションの場所だけでなく、各エピソードについて詳細が特定できそうな箇所にも変更を加えている。とはいえ、これから紹介する人たちはみな実在の人物である。

私が会った地下ガイドたちは文字どおり全員が、幻覚剤がまだ合法だった一九五〇年代から六〇年代に、西海岸やケンブリッジ周辺で作業していたサイケデリック・セラピストたちの直接あるいは間接の弟子だ。実際、私がインタビューしたほとんど全員が、遡ればティモシー・リアリー（彼のもとで学んだ大学院生を通じて研鑽したという者もいた）、スタニスラフ・グロフ、アル・ハバード、あるいはベイエリアで活躍した心理学者レオ・ゼフに行き着いた。一九八八年に亡くなったゼフは、最初期の地下ガイドのひとりで、誰よりも有名だ。死ぬまでに三〇〇〇人の患者を「処置し」（アル・ハバードの用語）、一五〇人のガイドを育てたといい、私が西海岸で会った何人かも彼の薫陶を受けていた。

ゼフはまた（匿名で）手記を残し、彼の死後、一九九七年に『*The Secret Chief*（秘密の首領）』という本になった。ジェイコブという名のセラピストに親友のマイロン・ストラロフがインタビューしたということになっている（二〇〇四年にゼフの家族がストラロフから許可をもらい、ゼフの正体を明かしたうえで、『*The Secret Chief Revealed*［出現した秘密の首領］』という書名で再出版した）。そのインタビューを見るかぎり、ゼフは、アプローチ方法も様式も、私が会った地下ガイドたちと多くの面で共通している。反逆者、導師、あるいはヒッピーというより、庶民的な雰囲気だ。あるいは、イディッシュ語を使って「親しみのある《ヘイミッシュ》」と言ったほうがゼフは喜ぶかもしれない。二〇〇四年版には、ワイシャツにニットのベストを合わせ、大きなパイロットサングラスをかけたゼフがにっこり笑っている写真が掲載されているが、無法者や神秘家というより、人好きのするおじさんという感じだ。だが彼はまさに無法者であり神秘家だっただ。

一九六一年、オークランドで一〇〇マイクログラムのLSDで初めてトリップしたとき、彼は四九歳のユング派のセラピストだった（ゼフ自身の言い回しを借りれば、初めて「トリップした」とき、ストラロフその人がガイド役だったのかもしれない）。自分にとって重要な意味を持つ品物を何か持ってきてくださいとガイド役に言われていたので、ゼフはユダヤ教の律法書トーラーを持ってきた。ＬＳＤの効果が現れると、ガイドが「トーラーを私の胸に置き、次の瞬間、私は神の膝元にいた。私は神と一体になった」。

ゼフはすぐに自分のセラピーに幻覚剤を取り入れはじめ、すると患者がしばしばわずか一度のセッションで、心の防御壁を壊し、無意識領域に埋もれていたものを表面化させ、スピリチュアルな啓示を獲得することを知った。彼がストラロフに話したところでは、あまりにも「すばらしい」結果なので、一九七〇年に政府が幻覚剤をスケジュール1に分類し、目的が何であれ幻覚剤を使うことを禁じたとき、ゼフはアンダーグラウンドでサイケデリック・セラピーを続けるという一大決心をした。

それは簡単なことではなかった。「ひどく苦しみながら眠りに落ち、朝目覚めるとまた苦しみはじめる」彼はストラロフに語った。「私は自分に言う。『ジェイコブ（彼の偽名）、なんでわざわざこんなつらいことをしてるんだ？　そこまでする必要はないだろう』すると私は自分を見つめ、こう言うんだ。『患者さんたちを見ろ。彼らに何が起こっているか、よく見るんだ』私はこうも言う。『こんなことをする価値はない？』すると必ずこう反論する。『いや、ある』……どんなつらい目に遭うとしても、これだけの結果が出るんだから価値はあるんだ」

ゼフは長いキャリアを通じて、地下セラピーの手順の多くを成文化し、ガイドが患者と交わすべき定型的な「同意事項」を明記した。たとえば、他言無用であること（厳禁）、性的接触について（禁止）、セッション中はセラピストの指示に従うこと（例外はなし）など。さらに、薬は小杯で与える（「変身体験の重要なシンボル」）など、儀式的な要素を多く加えた。ゼフはまた、従来的なセラピーとはまったく違うやり方も提示した。まず、ガイド自身、自分が処方する薬を試してみなければならないと彼は信じていた（正規ガイドは自分では体験しようとしない、あるいは許されない）。サイケデリック・ジャーニーをガイドが案内したり、操作しようとしたりしてはならないとも考えるようになった。方向や目的地は自然にまかせたほうがいい（「彼らをとにかく放っておけ！」彼はストラロフに言った）。ガイド役は学者ならではの客観性の仮面をはずして、素のままの自分を出し、感情を見せるべきだとした。とくにバッドトリップをしている患者には、そっと触れたり、ハグしたりして安心させてあげること。

マイロン・ストラロフは『出現した秘密の首領』の序文で、レオ・ゼフのような地下ガイドが幻覚剤研究全体に与えた影響について概観し、彼がその文章を書いた一九九〇年代末に再開された正規の幻覚剤研究は、一九五〇年代から六〇年代の幻覚剤研究の第一波はもちろんのこと、ゼフのような「地下ガイド一人ひとりの作業が積み重なった結果として発展した」と示唆した。現在大学で幻覚剤研究をしている人々がこのことを表立って認めようとしないのは理解できるが、ふたつの世界のあいだに交流があるのは確かであり、一部の人は、ごく慎重にそこを行き来している。たとえば大学での幻覚剤実験に参加する新人ガイドたちを訓練するため、優秀な地下ガイドが何人も雇われた。ジョンズ・ホプキンズ大学で、ガイド付きサイロシビン・セッションにおける音楽の効果を調べようとしたときも、音楽療法を試みている一部の地下ガイドたちにも調査対象が広げられた。

合衆国内でいったい何人の地下ガイドが活動しているかも、その正確な活動内容も、誰も知らなかったが、それがようやく把握できたのは二〇一〇年のことだった。その年、一九六〇年代初めにメンローパークの国際先進研究財団（IFAS）でおこなわれていた幻覚剤研究に参加していたスタンフォード大学出身の心理学者、ジェイムズ・ファディマンが、ベイエリアで開催された幻覚剤学会の会議に出席した。会議は幻覚剤学際研究学会（MAPS）が主催し、ヘフター、ベックリー財団、ボブ・ジェスのスピリチュアル実践協議会、ほかに、当時おこなわれていた幻覚剤研究の大部分を支援していたNPO三団体が協賛した。サンホセのホリデーインには一〇〇〇人以上の出席者が集まり、そこには数十人の研究者（彼らはパワーポイントを使って研究成果を発表した）、大学の臨床試験現場と地下セラピーの両方からやってきた大勢のガイドたち、それ以上に大勢の「サイコノート」が含まれていた。サイコノートとは幻覚剤を日常的に使用している人々のことを指し、年齢を問わず、その目的はスピリチュアル体験のため、治療のため、娯楽のためとさまざまだ（私が「娯楽《レクリエーション》」という言葉を使うとすぐに、だからといって軽薄だとか注意不足とか無目的ということにはならないとボブ・ジェスに注意される。もちろんだ）。

「科学的方向性に沿った」MAPS会議に出席したジェイムズ・ファディマンは、ガイド付きの幻覚剤《エンセオジェン》ジャーニーの有効性について講演した。聴衆の中にどれぐらいの数の地下ガイドがいるのだろうと思った彼は、講演の最後に、明日の朝八時にガイドを集めたミーティングをおこないたいと告げた。

「朝七時半に無理して起き出したよ。集まっているのはせいぜい五人ぐらいだろうと思ったら、なんと一〇〇人もいたんだ。驚いたよ！」

　あまりにばらばらで多様なこの一団をコミュニティと呼んでは言いすぎだろうし、まして組織には程遠いが、それでも一〇人以上の人々にインタビューしてみてわかったのは、彼らは仕事観、作業のやり方、行動規範さえ共有しているプロフェッショナルだということだ。サンホセでの会議の終了後すぐに、ネット上に〝ウィキ〟（不特定多数の個人が文書を持ち寄り、共同で新たなコンテンツを作るウェブサイト）が登場した（ファディマンは二〇一一年の自著『*The Psychedelic Explorer's Guide*［幻覚剤探求者ガイド］』にそのURLを掲載している）。私はとくにふたつの項目と、いくつかのサブウィキ（編集途中の文書）にとくに興味を持ったが、ここ数年は新たな書き込みがない。ファディマンの本に掲載されて、サイトがおおやけになってしまったため、編集者が書くのをやめてしまったか、あるいは別にサイトを立ち上げたのか。

　ひとつ目の項目はサイトの目的の草稿で、「貴重で深遠な体験をより多くの人々に広める支援をすること」とある。その経験とは、「意識の一体化」と「非二元性の意識」と表現されていて（ほかにも言い方がありそうなものなのに）、瞑想や呼吸法、断食など、薬を用いない方法もいくつか紹介されている。しかし、「スピリチュアリティを呼び覚ます強力な触媒」として知られる「精神活性物質を分別を持って使用することが、ガイドの主要ツールである」と書かれている。

ウェブサイトには、ガイドをめざす人々のために、法的免責、倫理協約、医学的疑問について、印刷可能なフォームへのリンクが張られている（「われわれには保険みたいなものがあまりないんです」あるガイドが自嘲気味に笑って言った。「だから慎重には慎重を期さないと」）。また、「スピリチュアル・ガイドのための倫理規定」というサイトにもリンクしている。このサイトはなかなか配慮が行き届いており、サイケデリック・ジャーニー参加者の心身のリスクを提示しつつ、参加者の健康に最終的な責任を持つべきはガイドであると強調している。「きわめて宗教的なセッション」がおこなわれているあいだは、「参加者はガイドの示唆や操縦、悪意ある利用にとくに無防備な状態である」ことを認識したうえで、ガイドはあらゆるリスクを参加者に開示し、同意を得、参加を内密にすることを保証し、つねに参加者の安全と健康に配慮し、自己宣伝したい気持ちや「野心から守り」、参加者に「支払い能力があるか否かにかかわらず」便宜を図ること、と規定されている。

このサイトで最も役立つのは、おそらく「参加者とガイドのためのガイドライン」という文書だろう。* このガイドラインは、参加者あるいはガイドがサイケデリック・ジャーニーにアプローチする最善の方法について、半世紀のあいだに蓄積された知識や知恵を概観した内容になっている。セットとセッティング、セッションに臨む際の心身の準備、薬の相互作用の可能性、ジャーニーの方向性が意図的に形成される意味、いいことも悪いことも含め経験中に何が起きるか、ジャーニーの進行段階、バッドトリップの可能性と対処法、セッション後の〝まとめ〟の重要性、など基本情報がまとまっている。

ガイド付きサイケデリック・ジャーニーをこれから経験しようとしている私には、それぞれが自己流で、一匹狼的にセラピーをおこなっているのだとばかり思っていた地下ガイドのコミュニティが、プロフェッショナルとして行動し、蓄積された知識や経験をまとめたものをもとに、アル・ハバード、ティモシー・リアリー、マイロン・ストラロフ、スタン・グロフ、レオ・ゼフといったパイオニアたちの伝統を守って作業しているのだと知って、心強く感じた。ルールや規定、契約がきちんと存在し、作業内容の多くは、多かれ少なかれ、すでに制度化されていた。

また、たまたまこのウェブサイトと巡り合って感慨深かったのは、一九五〇年代、六〇年代当時から比べ、幻覚剤文化がここまで進化していたのかということだ。これらの文書には、幻覚剤という強力でアナーキーな薬には悪用の恐れがあるので、有効利用するにはある種の文化的な容器が必要だという、暗黙の認識が存在しているように思える。つまり、強烈なディオニュソス的パワーを封じ込める一種のアポロン的反作用として働く、手順やルール、儀式が大事だという認識だ。対照群を想定した実験や白衣の臨床医、ＤＳＭに基づいた診断など現代医学がそういう容器のひとつだが、地下ガイドもまた容器なのだ。

それでも、最初にインタビューしたふたりのガイドはもうひとつ信頼できなかった。地下ガイドという人種に慣れておらず、想定されるサイケデリック・ジャーニーに神経質になっていたせいかもしれないが、彼らの宣伝文句を長々と聞かされるうちに、頭の中で警報が鳴りだし、および腰になったのだ。

私がインタビューしたひとり目のガイド、アンドレイは、ルーマニア生まれのどら声のセラピストで、何十年という経験を持つ六〇代後半の男だった。かつては、私の友人の友人の、そのまた友人と一緒に仕事をしていたという。太平洋北西岸のある都市に、私は彼を訪ねた。小さな平屋建ての質素な家が並ぶ、庭の芝生にも手入れが行き届いた界隈に、彼のオフィスはあった。戸口の手書きの看板に、靴を脱いで階上に上がるよう指示が書かれ、階段を上がった先に、暗めの照明の待合室があった。壁にはキリムのラグが掛かっていた。

テーブルの上には、お決まりの古い「ピープル」誌や「コンシューマー・リポート」誌のかわりに小さな神殿があり、少々首を傾げたくなるようなスピリチュアル系の品々が無秩序に供えられていた。仏像、水晶球、カラスの羽根、香を焚く真鍮製の鉢、セージの枝。神殿の奥には、額入りの写真がふたつ並んでいる。ひとつは見知らぬヒンドゥー教の導師で、もうひとつは私も知っているメキシコのクランデラ、マリア・サビーナだ。

こういうつい居心地が悪くなる光景には、それから何度もお目にかかった。実際、私が会ったどのガイドも仕事部屋にその手の神殿を置いていて、参加者はしばしば、ジャーニーに出発する前に、自分の大切なものをそこに寄贈することを求められる。ニューエイジのがらくたを意味も考えずただごたまぜに並べただけだと片付けたくなったが、しだいに共感が持てるようになっていった。これはサイケデリック・コミュニティによくある混合主義を、形にして表現したものなのだ。このコミュニティに属する人たちは、宗教的というよりスピリチュアルな傾向が強く、彼らが大事にするのは、神秘主義に共通する核の部分、あらゆる宗教に通底すると彼らが考える「宇宙意識」だ。対立し合うさまざまな神の象徴が無秩序に集まっているだけのように見えたものが、じつはすべての底辺に共通するスピリチュアリティを目に見える形で表現する、独自のやり方だったのだ。あらゆる宗教を下支えするとオルダス・ハクスリーが信じ、幻覚剤を使えばじかに触れることができるとされる、いわゆる「永遠の哲学」である。

数分後、アンドレイが部屋に入ってきて、私が握手の手を差し出すと、驚いたことにぎゅっとハグをされた。大男で、白髪まじりの髪に急いで櫛を入れたように見える。青いチェックのボタンダウンシャツの下には、大きなお腹をなんとか隠そうと必死になっている黄色いTシャツ。訛りがかなりきつく、親しみやすい感じにも無愛想にも見せようとしているようで、こちらも混乱する。

アンドレイは二一歳のとき、軍を除隊になった直後に初めてLSDを試した。アメリカから友人が送ってくれたもので、この体験で人生が変わった。「われわれは、人生というものの限られたごく一部しか生きていないと気づいたんだ」彼はそこから東洋の宗教や西欧の心理学を学びはじめ、とうとう心理学で博士号まで取得した。しかし、再び軍に呼び戻されることになり、せっかく始めた心理学やスピリチュアリティの研究を中断させられそうになったとき、「自分なりの選択を余儀なくされ」、兵役を放棄した。

やがてブカレストを発ってサンフランシスコに渡り、話に聞く「世界初のニューエイジ大学院」をめざした。カリフォルニア統合学研究所である。一九六八年に創立されたこの学校は「トランスパーソナル心理学」を専門とする研究機関で、カール・ユングとアブラハム・マズローの流派を汲み、またアメリカ先住民のヒーリングや南米のシャーマニズムといった東西の「伝統的叡知」に根ざした、強いスピリチュアリズム志向を持つ心理療法の学校だ。トランスパーソナル療法とサイケデリック療法、その両方の創始者であるスタニスラフ・グロフが長年そこで教えている。二〇一六年には、アメリカで初めて、修了証がもらえるサイケデリック療法プログラムを始めた。

学位プログラムの一環でセラピーを受けなければならなくなり、ベイエリアとアメリカ西部フォーコーナーズで「薬を使う」あるアメリカ先住民と出会った。「やったー！」彼は心の中で叫んだという。「このLSD体験ののち、俺はこれで食っていけると思った」こうしてサイケデリック療法がアンドレイの天職となった。

「人生を満喫できるよう、自分が何者かを知るお手伝いをするんだ。かつては来る者は拒まず、誰にでもセラピーをしたが、なかには精神的にすでに限界という連中もいてね。病気になる崖っぷちにいる人間にこれをやると、崖から突き落とすことになる。自我をいったん手放し、そのあとまた自分の領域に戻ってくるには、そもそも自我がしっかりしていなきゃならない」以前、問題を抱えたあるクライアントから、セラピーを受けたあと精神疾患を発症したと言って、訴訟を起こされたことがあるのだという。「だから、精神的に追いつめられているようなクライアントにはもうセラピーをしないと決めたんだ。そう宣言したとたん、その手の連中は来なくなったよ」最近はＩＴ業界の若者が多いという。「俺はシリコンヴァレーに巣食う危険なウィルスさ。彼らは、『金の檻の中で金のニンジンを追いかけつづけている僕は、ここでいったい何をしているんだろう？』と悩み、やってくる。その多くが、これからは人生でもっと有意義なことをしようと考えるようになる。［経験によって］スピリチュアルな現実に目覚めるんだ」

なぜアンドレイのもとでセラピーを受ける気になれなかったのか、正確なところはわからないが、変に聞こえるかもしれないけれど、引っかかったのはニューエイジ風のスピリチュアリズムではなく、私としてはいまだに違和感が消えず怖いと感じていたセラピーのプロセスについて、かなりいい加減に見えたからだった。「心理療法ならではのゲームルールに則ったやり方はしない」彼は、デリのカウンターの向こうでサンドイッチをスライスして包む店員みたいな無頓着さで言った。「セラピストは真っ白なスクリーンとなれ、なんてどうでもいい。主流心理学ではクライアントをハグしないが、俺はする。触れもする。アドバイスもする。クライアントには森に来てもらうことにしている」彼はそのオフィスではなく、オリンピック半島にある人里離れた森の奥でセラピーをする。「そういうのは本来全部ご法度《はっと》だ」彼は、だから何だ、とばかりに肩をすくめた。

私は自分が抱いている恐怖心について告白した。そう訴える人は今までも大勢いたと彼は言った。「求めているものは手に入らないかもしれないが、必要なものは手に入る」私は心の中で息を呑んだ。「大事なのは、たとえ困難でも、経験に身をまかせることだ。恐怖にひれ伏すこと。最大の恐怖とは、死の恐怖と狂気の恐怖だ。だが、それを前にしたとき、ただ身をまかせるしかない。だからひれ伏せ！」私は恐怖の正体をずばり指摘されたが、アンドレイのアドバイスはまさに、言うは易し、おこなうは難しだと思えた。

もう少しやさしくて辛抱強い雰囲気のガイドのほうがいいと思っていることに気づいたが、ぶっきらぼうだからといってアンドレイを拒絶するのもどうかと感じた。彼は賢いし、経験豊富だし、私のセラピーに乗り気だ。だが、そのとき彼が語りはじめた話が決定打だった。

それは、サイロシビン・ジャーニーの途中で心臓発作を起こしたと思い込んだ、私と同年代のクライアントの話だった。「死にそうだ、と彼は言った。『救急に電話してくれ！　わかるんだ、心臓が！』死に身をまかせろと俺は告げた。聖フランチェスコは、死ぬ過程で永遠の生を手に入れることができると言った。死も経験のひとつにすぎないとわかれば、もはや何も心配はいらなくなる」

なるほど、だがもしそれが本物の心臓発作だったら？　オリンピック半島の真ん中の森の中で？　アンドレイは、彼が訓練していた向上心のあるガイドから「一度尋ねられたことがある」と言った。「『もしクライアントが死ぬようなことがあったらどうしますか？』と」こんなふうに答えてほしいと何かを期待していたわけではないが、それでも、彼が例の無頓着な様子で肩をすくめて口にした答えではけっしてなかった。

「ほかのあまたの死者たち同様、埋葬するまでだ」

私はアンドレイに、また連絡すると告げた。

アンダーグラウンドの幻覚剤セラピーの世界にはこの手の特異なキャラクターが大勢いるとまもなく知ったが、自分の心を、いやその意味では体のどの部分も、信じてまかせられるキャラクターとは必ずしも言えなかった。アンドレイと会った直後、セラピーをお願いできそうなふたり目のガイドと面会した。ハーヴァード大学でティモシー・リアリーのもとで学んだことがある、八〇代の優秀なセラピストだ。幻覚剤の知識が豊富で、経歴も申し分なく、私が尊敬している人たちからも一目置かれている。それでも、彼のオフィスの近くにあるチベット料理レストランでランチを食べながら話をしたとき、彼はループタイをはずすと、それをいきなりメニューの上に垂らした。その瞬間に、彼を信用する気が失せていったのだ。消化不良を起こしやすい自分の胃にぴったりの前菜を選ぶには、銀の留め金のついた振り子が発散するエネルギーにまかせるのがいちばんだと説明した。彼のループタイがランチに何を注文したのか忘れてしまったが、アメリカ同時多発テロが政府の陰謀である証拠についてあれこれ説明を始めるのを聞く前から、私のガイド探しはまだまだ続きそうだと覚悟した。

六〇代で幻覚剤を試すことが一八歳とか二〇歳の頃と明らかに違うのは、トリップする前にいちおう相談しておきたいと思うかかりつけの心臓専門医がいる可能性が高いという点だ。私がそうだった。今回の冒険に出かける一年前、それまで何の問題もなく動いていた心臓が、突然存在感を主張しはじめ、生まれて初めて気になりだした。ある日の午後、パソコンの前に座っていると、突然胸の奥で鼓動のリズムが不規則に省略されていることに気づいたのだ。

私の心電図に現れた異常なのたうちを見た医師に告げられた症状は、「心房細動」だった。心房細動が危険なのは心臓発作を引き起こすことではない、という言葉に私は（一瞬）ほっとしたが、医師は続けて、問題は脳卒中の危険が高まることだと言った。心拍を落ち着かせ、血圧を下げる薬を二種類処方してもらい、加えて、血液をさらさらにする小粒のアスピリンを毎日一錠飲むことになった。そう心配しないで、と医師は言った。これで「かかりつけの心臓専門医」という言葉が突然私の語彙に仲間入りし、もう消えることはないだろう。

医師のアドバイスにすべて従った——心配しないでという最後のひと言を除いて。四六時中、心臓のことを考えずにいられなかった。以前は意識したことなどなかったのに、急にあらゆる働きが気になった。それは、確認しようと思えば（そして絶え間なく確認したくなった）、いつでも聞いたり感じたりできた。その後数ヵ月経過しても再発することはなかったが、何かというと確認作業をする自分をもはや止められなかった。毎日血圧を測り、ベッドに入るたびに心音に異常はないかと耳を澄ました。何も起きないまま数ヵ月が経ち、いちいち心配しなくても心臓を信頼してよさそうだとようやくまた思えるようになった。幸い、心臓はまたしだいに私の意識から遠のいていった。

こんな話を長々としたのは、サイケデリック・ジャーニーに出かける前にかかりつけの心臓専門医に相談に行くことにした理由を説明したかったからだ。医師は私と同年輩だったから、「サイロシビン」や「LSD」や「MDMA」という言葉を聞いてもそう驚かないだろうとは思った。私は自分の計画について打ち明け、心臓の問題を考えたとき、かの薬物がはたして禁忌かどうか、あるいは処方してもらった薬と相互作用を起こす恐れはないか、尋ねた。幻覚剤の大部分は精神にのみ作用し、循環器系にはまったくと言っていいくらい影響はないので、あまり心配はないと思うが、今あなたが挙げたものの中でひとつだけ避けたほうがいい薬があると医師は言った。それがMDMAだった。エクスタシーやモーリーとも呼ばれるこの薬物は、パーティドラッグとして人気を博すようになった一九八〇年代半ばに規制物質法のスケジュール1に指定された。

3,4−メチレンジオキシメタンフェタミンは従来型幻覚剤とは異なる（異なる脳受容体に作用し、強い視覚効果を持たない）が、私がインタビューしたガイドの中には、よく使うと話す者もいた。共感をもたらす薬物エンパソジェンのひとつであるMDMAは、人の心の壁を低くし、患者とセラピストのあいだにすばやく絆を築く（レオ・ゼフは、一九七〇年代、友人でありベイエリアの伝説の化学者サーシャ・シュルギンとその妻でセラピストのアン・シュルギンによってMDMAが一般に普及すると、最初にこれを使ったセラピストのひとりとなった）。サイケデリック・ジャーニーを始める前に患者のわだかまりを解き、信頼を構築するのに最善の方法だとガイドたちは語った（「数年分のセラピーを一日の午後に凝縮できる」と言う者もいた）。しかしMDMAは、その化学名が示すようにアンフェタミンと構造が近く、幻覚剤と違って心臓に生化学的影響をおよぼす。かかりつけの心臓専門医にMDMAを禁止されたのは残念だったが、旅行計画のほかの部分についてはおおむねゴーサインが出されたのでほっとした。

トリップ一　LSD

少なくとも紙面上の情報では、私がセラピーを受けることにした最初のガイドは、あまり希望が持てなかった。都会から遠く離れた西部の山中で暮らし、セラピーもそこでおこなってい て、電話も持っていなかった。自家発電し、自分で水を汲み、自給自足の暮らしをし、ごく限られた衛星インターネットサービスを利用しているだけだった。病院に救急搬送してもらえるような場所だとは到底思えなかった。そのうえ私はユダヤ人で、かつてはドイツ車を買うことさえ躊躇していたような家庭で育ったというのに、この人物はナチの息子だった。六〇代のドイツ人で、父親は第二次世界大戦中、ナチス親衛隊に所属していたという。セットとセッティングの重要性をさんざん聞かされてきたあとだったから、どの要素ひとつ取ってても幸先がよくなかった。

それでも、人里離れた場所にあるキャンプ地にレンタカーを停めたとき、フリッツがにこにこしながら現れて、温かいハグで私を歓迎してくれた（ガイドたちのこの一連の挨拶にはすでに慣れはじめていた）とたん、私は彼が好きになった。そこにはいくつかの建物がこぢんまりと並んでいた。手作りの庵、それよりひとまわり小さな小屋がふたつ、八角形のユルト型テント、陽気なペイントをほどこされたふたつの離れ。それらの建物が、鬱蒼と木が茂る山の頂の空き地に点在していた。私はフリッツから送られてきた手書きの地図を頼りに（その一帯はGPSにも未知の土地だった）、廃鉱のある荒涼とした風景の中を続く誇りっぽい悪路を何キロメートルも車で走ったあと、イトスギやポンデローサマツが屹立する暗い山道をのぼった。森の大木の下には、樹皮が滑らかで鮮血のような色をした低木、マンザニータが茂っている。辺鄙《へんぴ》としか言いようのない場所だった。

　フリッツはいろいろと矛盾を抱えた、でも見るからに心やさしい、陽気そうな男だった。年齢は六五歳、やや盛りを過ぎたヨーロッパの映画俳優という風情で、豊かな灰色の髪を真ん中で分け、筋肉質のがっしりした体形だが衰えが見えはじめていた。出身地はバヴァリア地方で、怒りっぽいアルコール依存症の父親のもとで育った。ナチス親衛隊に所属していた父は、ナチス版米軍慰問協会《USO》ともいえる、軍のためにオペラその他の娯楽を提供する文化担当官のボディガードを務めていた。その後ロシア戦線で戦い、スターリングラード攻防戦を生き延びたが、帰還したときには戦争神経症を患っていた。フリッツは父の惨めさにまみれながら育ち、戦後世代の多くが共有する恥辱と怒りを胸に秘めていた。

　よく晴れた春の午後、私たちはキッチンのテーブルでお茶を飲みながら話をした。「［徴兵の歳になって］軍が僕のところに来たとき、くそったれと言ってやった。おかげで刑務所行きさ」結局入隊させられ、二度も軍法会議にかけられた。そのうち一度は軍服を燃やしたせいだ。独房にいるあいだ、フリッツはトルストイやドストエフスキーを読み、隣の房の毛沢東かぶれと配管越しにやりとりをして、一緒に革命の計画を立てた。「いちばん誇らしかった瞬間は、カリフォルニアにいる友人からもらったオレンジ・サンシャイン《LSD》を看守たち全員に配ったときだ」

大学では心理学を学び、ドイツ駐留アメリカ軍から手に入れたＬＳＤを山ほど試した。「ＬＳＤと比べたら、フロイトなんて冗談だとしか思えなかった。フロイトにとっては相手の経歴がすべてで、神秘体験なんて目もくれようとしなかった」フリッツはユングと「僕のヒーロー」だというヴィルヘルム・レイヒへ興味を移した。その過程で、ＬＳＤが自分自身の心の奥を探る強力なツールになると知った。ＬＳＤによって過去を再体験し、おかげで青年時代の彼をずっと悩ませてきた怒りと憂鬱から自由になれたのだ。「以来、人生に光が差し込んだ。何かが変わったんだ」

私が会ったガイドの多くと同じように、フリッツは幻覚剤による神秘体験に触発されて、スピリチュアリティを求める何十年にもわたる長旅に出発し、やがて「これまでの直線的な、経験則にのみ即した心が吹き飛ばされ」、過去との出会いやテレパシー、予知能力、われわれの時空概念を否定する「共時性《シンクロニシティー》」の可能性に目覚めた。インドの道場《アシュラム》でしばらく過ごし、そこでかつてサイケデリック・ジャーニーのさなかに目にした同じ光景の数々を目撃した。あるとき、ドイツである女性とセックスをしていたとき（どちらも、快楽を肯定するタントラ教を実践していた）、ふたりとも幽体離脱を体験し、天井からおたがいの姿を眺めることになった。「幻覚剤のおかげで、僕はいわゆる存在不可能なものを目にしてきた。でもそれはけっして魔術でも超常現象でもないと思う。僕らにはまだ理解できない、意識の持つテクノロジーなんだよ」

普段は、意識のトランスパーソナルな状態だとか「形態形成場」だとかいう話を人がしはじめると、すぐに忍耐力がなくなる（多少でもあったとして）のだが、フリッツの話は何かが違った。とくに説得力があるわけではないのだが、少なくとも……触発された。彼は、とてもありえないような考えを謙虚に、何気ない語り口で話すので、こちらも身構えずに聞くことができた。幻覚剤にしろ超常現象についてのトンデモ本にしろ、彼はただ自分の好奇心を満たしたいがために手を伸ばす、そんなふうに見えた。神秘体験をすると、それを特権と考え、宇宙の秘密を知る鍵を自分だけが手に入れたと思い込んで、やたらと慢心する人も中にはいる。カルトのグルが誕生する最短の近道というわけだ。そういう鍵を持つとたいてい人は自信過剰になり、何も知らない哀れな人間どもに偉そうな態度をとるようになる。そういう連中は本当に鼻持ちならない。ところがフリッツは違った。むしろ正反対だった。ここではないどこかを体験したことで、逆に彼は謙虚になり、さまざまな可能性や神秘に対して心を開いた。ときには自分を疑い、現世の日々の暮らしも楽しんでいた。彼には浮世離れしたところがなかった。フリッツにこれほど好感を持ったことに、自分でも驚いていた。

バヴァリアのコミューンで五年間暮らし（「僕らはみな、戦後世代が被ったダメージを少しでも癒そうとしたんだ」）、一九七六年にヒマラヤでハイキングをしていたときにカリフォルニアから来た女性と出会って、サンタクルーズに戻る彼女についていった。そこで北カリフォルニアを席捲していた人間性回復運動に加わることになり、ラジニーシというインド人指導者のため瞑想センターを運営したり、ディープティシューマッサージ、ロルフィングなどのボディワークや、ゲシュタルトおよびライヒマン療法をおこなったり、ときには生活のために造園の仕事をすることもあった。一九八二年に父親を亡くした直後、エサレン研究所での呼吸法コースでスタニスラフ・グロフと出会い、ついに本当に父と呼べる人と巡り会えたと感じた。ワークショップのあいだに、フリッツは「幻覚剤を使ったときと同じくらい強烈な体験をしたんだ。突然、誕生体験をした。母が僕を産んでいたんだ。そのあいだ僕は、巨大なＩＭＡＸスクリーンに女神シヴァが映し出され、世界を創造し、破壊するのを眺めていた。グループにいた誰もが、そういう体験をしてみたいと言ったよ！」グロフは、幻覚剤が非合法化されてからこのホロトロピック・ブレスワークという非薬物療法を開発した。フリッツも今では自分のボディワークプログラムにこの呼吸法を加えている。

やがてフリッツは、北カリフォルニアやブリティッシュコロンビアで、グロフとともに数年間、修行に打ち込んだ。その過程で、将来妻となる女性セラピストと出会った。グロフは、表向きはホロトロピック・ブレスワークを教えていた。しかしフリッツによれば、グロフは一部の厳選したグループに、サイケデリック療法に関する豊富な知識を伝え、新しい世代にひそかに自分のメソッドを伝承していたという。フリッツとその妻も含む選ばれし人々はやがて地下ガイドとなった。この山になんとかたどり着いた人々のうち、女性は彼女が、男性はフリッツが担当しているのだという。
「お金はあまり稼げない」フリッツは言った。実際、食事と宿泊付きの三日間のセッションで、料金はわずか九〇〇ドルなのだ。「違法だし、危険も伴う。人によっては精神疾患の発作を起こす場合もある。そのうえ、本当にお金にならない。でも僕はヒーラーだし、幻覚剤はめざましい働きをする」彼がこの仕事を天職と考え、心から愛していることがひしひしと伝わってきた。目の前で人々が根底から変化していく様を見守るその仕事を、愛してやまないのだ。

フリッツは、もし彼のところでセラピーを受けるなら何をすることになるか、説明した。そこで三日間過ごすあいだ、八角形のユルトで寝起きし、そこで「ワーク」もおこなう。初日の午後はＭＤＭＡかブレスワークを用いてウォームアップというか、おたがいを知り合うセッションをおこなう（私の場合、ブレスワークに限定される理由を説明した）。この際に、私が変性意識状態に対処できるかどうか見極め、それから二日目の朝にＬＳＤジャーニーに私を送り出す。同時に、薬剤の適正量についてもこのセッションを参考にする。

使用する薬は違法な製造者から提供を受けていると聞くが、その純度や質は担保されているのか、と尋ねてみた。フリッツによれば、新しいバッチを受け取るたびに「まず純度を確かめ、それからある程度思いきった量を自分で使って感じ方を確認してから、人に与えている」という。ＦＤＡの認可とまではいかないが、何も保証がないよりはましだ。

仕事中に自分から薬物を服用することはないが、クライアントの近くにいると「接触陶酔《コンタクト・ハイ》」

になることはあるという。セッション中、フリッツはメモを取り、音楽を選び、約二〇分おきにクライアントをチェックする。

「気分はどうかとは訊かないが、今どこにいるかとは尋ねる。僕は必ずあなたのそばにいて、いつでも受け止めるスペースをちゃんと確保しておくので、何も、誰のことも心配しなくて大丈夫。奥さんのことも、お子さんのことも。だからすべてを解放して、身をゆだねてほしい」

セッションをするときにどうしてもガイドに付き添ってほしいと思ったのは、このことも理由のひとつだったとそのとき気づいた。前年の夏にジュディスとマジックマッシュルームを試したとき、ジャーニーのあいだ妻の様子が心配ではらはらしてしまい、気が散って深くは潜れなかったのだ。いわゆる混乱状態になる（心理学用語でどういうのかは知らない）のはいやだったが、誰かが私のために「受け止めるスペースをちゃんと確保して」くれているのはありがたかった。

「セッション後の夜、眠る前にジャーニーのことを書きとめておくようお願いすることになる。そして、最終日の朝におたがいのメモを比較し、まとめて、あなたの経験の意味を考える。そのあと僕がどっさり朝食を作って、あなたが帰宅の途につく準備をお手伝いする、という寸法だ」

私たちはセッションの日取りを決めた。

初日の午後、テントの中でフリッツとブレスワークをしてわかったのは、自分が「簡単に落ちる」、つまりトランス状態になりやすいということだ。私にとってはまったく新しい心の領域であり、呼吸のパターンを変えるだけでそこに到達できてしまう。これは驚きだった。

フリッツの指示は単純明快だった――深く速く呼吸し、吐くときはできるだけ強く。「最初は不自然に感じ、意識的にリズムを維持しなければならないかもしれないが、数分もすれば体が慣れて、勝手にやってくれるようになる」私はマットレスに横たわり、アイマスクをした。一方フリッツは、太鼓の音が際立つ、リズミカルな部族音楽のようなものを流しはじめた。嘔吐する人がときどきいるので、と言い、横にプラスチックのバケツを置いてくれた。

初めのうち、フリッツの熱心なコーチングにもかかわらず、大げさで不自然な呼吸を続けるのはなかなか大変だったが、ふいに体が慣れて、何も考えずにその激しいリズムを維持できるようになった。重力から急に解放されて軌道に乗ったかのように、自動的に深く強く呼吸していた。すると、太鼓の響きに合わせて手足を無性に動かしたくなってきた。太鼓は、別の鼓動がもうひとつ生まれたかのように、肋骨の奥に大きく轟いている。心も体も何かに取り憑かれたかのようだった。そのときの気持ちはほとんど思い出せないが、「うわっ、うまくいってるじゃないか、どういうことかわからないけど」と思ったことは確かだ。

私は仰向けになったまま激しく踊っていた。手足がばたばたと勝手に動いた。体はすっかり音楽に乗っ取られていた。キリスト教において、宗教的恍惚状態になった人が語ると言われる意味のわからない「異言」を発している、そんな気分だった。何か秘密の目的を持った外的な力に、身も心も支配されているかのようだ。

頭にほとんど映像は浮かばず、あるのはむきだしの興奮だけだったが、やがて大きな黒馬の背に乗って、森を貫く一本の坂道を駆け下りている自分が目に浮かんだ。競馬の騎手のように馬の肩のあたりで立ち乗りし、長い脚を大きく伸ばして地面を蹴るたび伸縮する馬の強靭な筋肉を、私は両脚できつく挟んでいる。馬の走るリズムと自分のリズムが重なるにつれ、馬のパワーに呑み込まれていくのを感じる。こんなふうに自分の体をじかに感じるのは初めてで、すばらしい気分だった。その一方で、乗馬には（ダンスにも！）あまり自信がなかったから、一瞬でも気を抜けば転げ落ちそうで、不安でもあった。

どれくらいトランス状態が続いたのか自分ではわからなかった。時間の感覚は完全になくなっていた。でも、呼吸をゆっくり静めてとフリッツから指示されただけで、いつしか現在に、現実の部屋に引き戻されたとき、一時間一五分も「そこにいた」と聞かされた。フルマラソンでも走ったかのように、私は体がほてり、汗びっしょりで、勝利感に満たされていた。「赤ん坊のように若々しく、輝いて見える」とフリッツに言われた。

「抵抗するそぶりがまったくなかった」彼は感心したように言った。「明日の本番に向けて、いい兆候だ」何が起きたのか自分ではわからなかったし、馬に乗っていたときのことぐらいしか思い出せなかったが、体が思いきり解放されたかのようだった。自分の中から何かが放出されたか消え去ったかして、浮遊感がある。それが何かわからないせいで、謙虚な気持ちだった。これこそが、ウィリアム・ジェイムズの言葉を借りるなら、「まったく異なる複数の意識の形」のひとつだ。通常とはまるで違っていながらとても近くにある別の意識。ふだん目覚めている意識から、ちょっとした呼吸法によって切り離されたもの。

そのとき恐ろしいことが起こった。フリッツは夕食の準備のために母屋に行き、私はひとりテントに残って、自分の経験についてラップトップに書き込もうとしていた。するとふいに鼓動が速くなり、胸の奥で心臓が激しいダンスを始めたのだ。これは心房細動だとすぐに気づき、脈を取ってみるとリズムがめちゃくちゃだった。あばら骨の檻《おり》の中にパニックになった鳥が閉じ込められ、なんとかして外に出ようと、骨の格子に体をぶつけつづけている。そして私は町から何キロメートルも離れた、とんでもない辺境にいる。

不安に包まれた沈んだ夕食のあいだずっと、私の心臓はそんな調子だった。フリッツは心配そうだった。これまで何百回もブレスワークを指導したり監督したりしてきたが、こういう反応を見たのは初めてだという（ホロトロピック・ブレスワークが原因でひとりだけ死亡した人がいるということはすでに聞かされていた。その人には動脈瘤があったのだという）。私は明日のことが心配だったし、それは彼も同じだったと思う。しかしフリッツは、私が心臓のことをそんなふうに感じるのは、精神的な変化、つまり「ハートが開かれた」せいではないかとも考えていた。私はそのメタファーには抵抗があり、生理学的な考え方に固執した。〝心臓はポンプであり、私のそれはうまく機能していないだけである〟。私たちは明日の計画について話し合った。摂取量を減らしてやってみたらどうか、とフリッツは提案した。「あなたは感受性が強いから、少用量でもジャーニーには充分なのではないか」というのだ。今回はやめておいたほうがいいかもしれないと私は言った。すると、始まったときと同じくらい唐突に、心臓がいつもの心地よいリズムに戻るのを感じた。

用量にかかわらず、明日の朝ＬＳＤを試すのは狂気の沙汰なのではないか？　頭の中で激論が交わされ、ほとんど眠れなかった。ひょっとしたら命を落とすかもしれないのに、それでも挑戦するなんてどうかしている。だが、私は本当に危険な状態なのだろうか？　今では心臓に違和感はなく、これまでに読んだどんな情報にも、ＬＳＤの効果はほぼ脳に限定されており、循環器系には影響を与えないとあった。振り返ってみると、ホロトロピック・ブレスワークのように体にかなりの負担を強いる動作をすれば、心臓がどぎまぎするのは道理だった*。そうとも、ＬＳＤジャーニーはまた今度にしよう。だがそう思うと、ひどく落胆した。わざわざこんなに遠くまで来たのに。それに、恐ろしくはあるがもっと深く探りたいと思っていた。さっき、普段とは異なる意識の状態をちらりと垣間見ることもできたのだ。

そうしてひと晩じゅう、ああでもないこうでもないと考えつづけたが、夜が明け、最初の朝日の光線がストローブマツの針葉の隙間から差し込んできたとき、心を決めた。朝食を食べながら、私はフリッツに、気分がいいのでセッションをやりたいと告げた。とはいえ、一〇〇マイクログラムという控えめな量で始め、もし私が望むなら、一、二時間後に「追加《ブースター》」をするということで合意した。

フリッツは皿洗いをし、ユルトでセッションの準備をするあいだ、私に散歩を勧めた。頭をすっきりさせ、自分がどうしたいのかあらためて考えるためだ。私は一時間ほど森の小道を歩いた。昨夜にわか雨が降ったおかげですがすがしい。新鮮な空気にヒマラヤスギの香りがたちこめ、マンザニータのむきだしの赤い枝が光っていた。フリッツから、祭壇に供えるものを何か探してくるように言われていた。きょろきょろしながら歩くうちに、セッション中にもし何かあったら、たとえフリッツ自身がリスクを冒すことになるとしても救急に電話をするよう、約束を取りつけることに決めた。

私はマンザニータの葉と黒いすべすべした石をポケットに入れて、一〇時頃にユルトに戻った。すでに心ははっきり決まっていた。ジャーニーが私自身について教えてくれることすべてを心に刻もう、と。フリッツが薪ストーブに火を入れてくれていたので、室内がしだいに暖まっていく。スピーカーに頭が近くなるような位置に、マットレスが敷かれていた。フリッツは生真面目な声でこれから起きることを説明し、待ち構えている恐れがあるさまざまな障害にどう対処すればいいか話した。

「パラノイアになったり、気味の悪い場所にいたり、頭がおかしくなりそうな気がしたり、死にそうだと思ったりするかもしれない。ピューマと出会ったときと同じだ。逃げれば追いかけてくる。だからその場にとどまらなければならない」私はジョンズ・ホプキンズ大学でガイド役が使っている〈飛行指示書〉を思い出した。怪物が現れてもけっして背を向けず、むしろ向かっていき、尋ねること。「おまえは私の心で何をしているんだ？ おまえから何を学べる？」

私は持ってきた石と葉を祭壇に加えた。中央にブロンズ製の仏像が置かれ、過去の訪問者たちが供えたものがまわりを囲んでいる。「硬いものと軟らかいものだね」フリッツが言った。例の約束について提案すると、彼は確約してくれた。それから日本製の茶碗を渡された。底に四角い小さな吸い取り紙がひとつと、追加分としてそれを半分に破いたものが置かれていた。吸い取り紙の片面には仏像が、反対側には私の知らない漫画のキャラクターが描かれている。私は四角いほうを舌にのせ、水と一緒に飲み込んだ。フリッツは儀式めいたことはほとんどしなかったが、私がいま加わろうとしている「聖なる伝統」、この種の薬を用いてイニシエーションの儀式を大昔からおこなってきた、世界じゅうの人々や部族について話した。こうして私は、まもなく六〇歳の誕生日を迎えようとする今、生まれて初めてＬＳＤを摂取した。通過儀礼に臨んでいる気分だった。だが通過したあと、はたしてどこに行くのか？

ＬＳＤの効果が現れるのを待つあいだ、私たちはユルトをぐるりと囲む木製の縁に座り、静かにおしゃべりをしていた。山の上での暮らしについて、犬を飼っていないため敷地内に出没する野生動物について。ピューマやクマ、コヨーテ、キツネ、ガラガラヘビも姿を見せるのだという。私はそわそわと話題を変えようとした。というのも、夜中に母屋に行くのが怖くて、玄関ポーチから小便をしてしまったのだ。今はピューマやらクマやらヘビのことまで心配していられなかった。

一一時頃、なんだか体がぐらぐらするとフリッツに伝えた。マットレスに横になり、アイマスクをつけてはどうかと彼は言った。音楽――アマゾン川流域の部族音楽風で、伝統的な楽器がやさしくリズムを刻んでいるが、屋外にいるような鮮やかな空間感覚を生む自然音（にわか雨やコオロギの鳴き声）も含まれている――が始まるとすぐ、私は心のどこかにさまよいだし、おそらく音楽が呼び起こしたと思われる、完璧な森の中にいた。少なくともこの状況では、アイマスクというものが、ちっぽけに見えてじつはとても有効なテクノロジーだと気づいた。まるでバーチャルリアリティ・ゴーグルでもかけたかのように、別の場所と時間に瞬間移動してしまった。

これはたぶんＬＳＤによる幻覚だとは思ったが、想像していたものとはまったく違って、圧倒的な力があった。でもフリッツの話では、幻覚とは正確には心の中をさまようことであり、それを今まさに私はおこなっている。放浪者は、意思という媒介物を無視してさまようものだが、私もそうだった。それでも、媒介物が完全になくなったわけではない。幻覚の中身を自分で変えようと思えば変えられた。でも、何か示唆を受けたらいつでもそれに従ってしまう夢見心地の今、環境や音楽の導きに喜んで身をまかせた。

それから数時間、音楽はまさに私を導いた。心象風景が次々にそこに現れ、身近な人々がそばにいる場合もあったが、ひとりで探検していることもあった。高級リゾートスパでマッサージを受けるときに流れているようなニューエイジ風のつまらない音楽に、こんなに心を揺さぶられたのは初めてだった。なんて美しいんだ！　音楽はただの音ではなく、もっと偉大で深遠なものとなっていた。ほかの感覚との境界線を自由に跨ぎ、手で触れられるほどで、私が動きまわる三次元空間を形作った。

アマゾンの部族音楽は、私をセコイアの森を貫く急な下り坂へいざなった。道は、銀色のやいばのような急流によって山腹に刻まれた、渓谷に沿って続いている。ここは知っている場所だ。カリフォルニア州マリン郡のスティンソン・ビーチからタマルパイス山にのぼる登山道だ。だがそう認識した次の瞬間には、まったく別の場所に変化していた。音楽は今や、木材で高層の建造物を造っていた。平行方向にも垂直方向にも斜めにも、どうやってそこにという位置になぜか木材は吊り上げられて、階が一つひとつ積み上がっていく。それはまるで建設途中のツリーハウスのように空高くどこまでもそびえ、それでいて建物は宙に開け放たれていて、風鈴のように力を響かせている。

各階が、私がジュディスと過ごした人生のひとこまひとこまを表現していた。長年ともに過ごした私たちが、ステージを一つひとつのぼっていくのがわかる。大学で出会った頃はふたりともまだ子どもで、恋に落ち、町で同棲しはじめ、結婚し、息子のアイザックが生まれて家族となり、田舎に引っ越した。そして今、私は建物のてっぺんにいて、まさにその階がそうであるように、建設が始まったばかりの段階にいる。アイザックが成長して家を出ていった今、ふたりの暮らしははたしてどうなるのか？　未来のヒントになりそうなものはないか目を凝らしたが、わかったのは、この階はそれ以前の階が土台となったうえに築かれているので、けっして揺るがないということだけだった。

そんなふうに何時間ものあいだ、曲が変わるたびに変化していった。ディジェリドゥーのどこか不気味な低い音が印象的なオーストラリアのアボリジニ音楽風の曲では、私は地下に潜り、森の地中の茶色がかった暗闇の中、張り巡らされた根っこのあいだを移動していた。一瞬私は緊張した。何か恐ろしいことになっていくのだろうか？　私は死んで、埋葬されたのか？だとしてもかまわなかった。白い菌糸体が木々の根をつなぎ合わせ、人知を超えた複雑なネットワークを築く、その美しい網目模様に、私は目を奪われていた。この菌糸ネットワークのことはよく知っていた。それが一種の樹木間インターネットを形成して、森の木々の情報交換を可能にしているのだ。だが、今までは頭の中で想像しているだけだったものが、にわかに自分もその一部となった現実として鮮明に実感できた。

音楽がもっと男性的な、あるいは勇ましいものに変わると、息子という存在のこと、そして父という存在のことで頭がいっぱいになった。アイザックのこれまでの人生の映像が足早に流れていった。特別繊細な少年としてもがき苦しんだこと、でもその繊細さがむしろ強みとなり、今のアイザックとなった。息子に言わなければならないことを考えた。大人の仲間入りをして、新しい町に移り住み、自分のキャリアを築こうとしている彼のことを思うと、誇らしくて胸が熱くなる。だが同時に、成功しても強硬にならず、弱さやさしさを失わないでほしいと切に思う。そう伝えたかった。

私はアイマスクに何か違和感を覚え、それが涙で濡れているのに気づいた。

自分の心が大きく開かれ、無防備になっていることを、すでに感じていた。私はアイザックに話しかけているわけではなかった。いや、息子にも話していたが、自分に対しても語っていた。「硬いものと軟らかいもの」この対になった言葉が、コインの表裏のようにくるくると回っていた。ここに来る前の晩、私はあるコンサートホールで、二〇〇〇人の前で講演をしていた。舞台上でスポットライトを浴びながら、あらゆる答えを知っている人間として、何を訊かれても説明できる頼れる男として。じつは、生まれ育った家庭でも同じ役割を演じてきた。

妹たちに対して、一家が危機に見舞われたときには、両親に対してさえ（今でも妹たちは、私が「知らないよ」と答えても頑として聞き入れない）。「それがこのざまだ！」私は顔に笑みが広がるのを感じた。れっきとした大人が、幻覚剤セラピストのユルトの床に目隠しをして横たわり、人生という森にわけもわからず分け入り、自分の心を追い求め、熱い涙――いったい何の涙なのか自分でもわからない！――で頬を濡らしている。

ここは自分にとってまったく未知の領域であり、ＬＳＤを摂取した自分がいったいどこにたどり着くのか見当もつかなかった。身近な場所からそう遠く離れたわけではなかった。悪魔や天使など、会えるかもと期待していたさまざまな存在のかわりに、私が次々に出会ったのは家族だった。音楽の調子に合わせて順に彼らを訪ね、そのたびに感情の大波に呑み込まれた。賞賛（妹たちや母への気持ち。彼女たちは国連会議場のような蹄鉄《ていてつ》型のテーブルを囲み、一人ひとりが女性パワーについてそれぞれ異なる理想を主張していた）、感謝、とくに父に対する共感。追われ、駆り立てられどおしの人生を送った父。今この瞬間まで、要求の多い厳しい両親のもとで育った息子としての父について、ほとんど想像したことがなかった。

共感の満ち潮が堤防を越えて、思いがけない場所へ漏れ出ていった。たとえば、小学四年生のときの音楽の授業。なぜか私はあのときの哀れなローパー先生と再会した。いつも安っぽいスーツを着ていた若き熱血教師は、何度も『ピーターと狼』の演奏を生徒たちに聴かせては、黒板にオーケストラの各楽器の位置や、それぞれのキャラクターを描いて説明したというのに、私たちはまったく興味を持たなかった。彼が興奮気味に教室内を歩きまわるあいだ、その通り道に置いた画鋲をいつ踏むかと、私たちは息を殺して見守ったものだった。たとえ居残りになろうとも、それはこたえられないスリルだった。だが、このローパー先生とは、実際のところどういう人物だったのか？　われわれが無慈悲にいじめた、どこか漫画チックな先生は、子どもたちにも自分と同じ音楽への情熱をかきたてたい、ただそれだけの思いで授業をしていたまっとうな男だったということに、なぜわれわれは気づけなかったのか？　「子どもの無垢な残酷さ」に私は恥じ入り、身震いした。でも次の瞬間、思った。久しぶりに思い出したローパー先生にまでこんなに同情するとは、感傷的になりすぎているのでは？

こうして次々に家族と会って感情が頂点まで高まったところで、愛のダムが一気に決壊した。ジュディスとアイザックへの愛、家族一人ひとりへの愛、扱いにくいあの祖母と長年苦しみつづけた祖父に対してさえ愛を感じていた。翌日、まとめのセッションのあいだ、フリッツは、ジャーニーのこの部分で私が口に出して言ったらしいふたつの言葉をメモから読みあげた。「感情を出し惜しみするつもりはない」、そして「ずっと自分のハートのことばかり心配していた。私の人生で出会ったほかの人たちにだって、みんなハートはあるっていうのに！」

こうして目の当たりにすると、本当に照れくさい言葉だ。あまりにも薄っぺらで、あまりにも陳腐。もちろん私の言語能力不足のせいだとは思うが、それだけではないだろう。サイケデリック経験を言葉にしにくいのは、よく知られていることだ。言葉にしようとすると、見たこと感じたことを歪曲するしかなくなる。あの経験は、根本的にプレ言語的あるいはポスト言語的なものであり、神秘学の学生なら「言語に絶する」と表現するかもしれない。感情は生まれたばかりの裸の状態で現れ、厳しい吟味にさらされることなく、何より、冷酷な皮肉をまぶされていない。グリーティングカードのメッセージにありがちな月並みな決まり文句は、むきだしの真実の力で輝いている。

「愛こそがすべて」

いいだろう、じゃあほかに何がわかった？

違う、話をよく聞けよ。愛がすべてなんだ！

心の奥底にずんと響いた陳腐な決まり文句でも、やはりただの陳腐な決まり文句なのか？　そうじゃない、と私は断じる。それは、あらゆる感情が吸い取られたあとに残った真実にほかならない。干乾びてからからになった言葉を再び感情に浸してみたとき、本来の姿がそこに現れる。普段はありふれた風景に隠れてしまっている、とても美しい、心の奥に深く根ざした真実。スピリチュアルな啓示？　そうかもしれない。少なくとも、ジャーニーの最中、私にはそう思えた。幻覚剤は、特別皮肉屋な人間を、誰もが知っている常識の熱心な伝道者に変えてしまうらしい。

薬のせいで馬鹿になっただけじゃないのか、と人は言うかもしれないが、平凡でセンチメンタルにしか思えない景色の中を旅してみた今、私にはもはやそれがちっとも平凡でセンチメンタルに思えないのだ。結局のところ、陳腐だと思う感覚や物事を皮肉る見方というのは、感情はもちろん、おそらくは感覚にも、簡単に圧倒されたり呑み込まれたりしないよう自分自身を守るために装備する、大人用の鉄壁の防具なのだ。世界にあふれる見たこともない不思議や驚きに出会うたび、私たちはいつだって感情や感覚に押し流されがちだ。もし日々を難なく過ごそうと思ったら、見たり聞いたりすることの大部分を〈既知〉というラベルをきれいに貼った箱か（どういうことかたいして考えずにすばやく棚上げすることができる）、あるいは〈未知〉という箱（当然ながらこちらについては、少なくともその必要がなくなるまでは、もう少々注意を払う）にしまい込まなければならない。ところが幻覚剤は、すべての箱を棚から下ろし、蓋《ふた》を開けて、日頃見慣れた品々でさえ取り出してしきりにひっくり返し、想像力によって磨きあげて、初めて見たときのようにまた光り輝かせるのだ。見慣れたものを再分類するのは時間の無駄なのか？　だとすれば、芸術作品の多くがそうなるだろう。価値を刷新することはとても大事だと思えるし、歳を取り、何を取ってもすでに見たり感じたりしたことがあると思ってしまいがちになると、なおさらだ。

　それでも、レオ・ゼフとは違って、一〇〇マイクログラムのLSDでは、私は神の膝に身を置くことはできなかった。ジャーニーをもっと長く深いものにしたくて、ぜひと頼んだ、五〇マイクログラムの追加分を飲んでもやはりだめだった。「非二元的」、超越的、神秘主義的体験には到達できず、翌朝フリッツとジャーニーを再現しながら、多少がっかりしている自分がいた。それでも数時間のあいださまよった意識の新たな側面は興味深く、楽しめたし、私には役立ったと思う。効果が持続するかどうか確認しなければならないだろうが、この経験で自分の心が思いがけない方向に開かれたように感じた。

　自我が完全に溶けてなくなったわけではなかったので、ある程度は意識の流れを変えたり、これはじつは自分の意識の中なんだと自覚したりすることができた。とはいえ、流れそのものは普段とは明らかに違っていて、私の意思や外界からの影響を受けにくいようだった。夜ベッドに横たわり、覚醒と睡眠のはざまにいるときにときどき開く、少し風変わりな意識空間、いわゆる入眠時意識のことを思い出す。入眠時に、自我は心のほかの場所より一瞬早く活動をやめるらしく、自我の統制を受けなくなった意識領域から、空想や幻覚があふれ出すのである。この入眠時の状態がもっと長引き、ただしある程度はこちらの意思で方向を変えることができる、そんな感じを想像してほしい。特別鮮明でつい熱中してしまう白日夢のようなものだ。とはいえ白日夢とは違って、どんな物語にしろその中にあなたは必ずいて、けっして目を逸《そ》らすことができない。私はその白日夢の論理に、私がそこに存在し認識して初めて物語が展開するというルールに従うしかなく、無理やり意思の力で、あるいは曲が変わることで、初めて心のチャンネルが変わり、すると私はそれまでとはまったく別の場所にいるのだった。

高用量の幻覚剤を摂取して、心を統制する自我の力が完全に消えはしないが緩んだときに起きることとは、つまりこれなのではないか。「つかのま、覚醒時にショーを仕切っている神経症のおせっかいが、幸いにも退場したのだ」とオルダス・ハクスリーは『知覚の扉』の中で書いている。私の場合は完全に退場したわけではなく、ＬＳＤが監督官の声をくぐもらせ、統制が弱くなった。いつもなら自尊心の強い自我が覆い隠してしまうような、ありとあらゆる面白いものが、湧き上がってきたのだ。

私が摂取したＬＳＤはセラピー用の用量だった。患者が無意識に、しかしある程度は自分の意思で心を探究し、それについてあとで話ができるくらいには頭が混乱していない状態を維持できる。私としては、ドラッグ体験というより（向精神薬なら心にもっとノイズを起こしそうなものだが、ＬＳＤの場合それはまったくなく、心の透明度が高かった）、思考と感覚のはざまにある新たな認知モードを発見したような感じを受けた。身近な人々が何人か呼び起こされ、それぞれを前にして、これまでにないほど強烈な感情に襲われた。心のダムが決壊し、しかしそれがまた爽快だった。さらにこの邂逅でいくつか純粋な気づきもあった。たとえば、息子としての父という視点は、思いがけず私の想像力や共感をかきたてた。たとえ大人になっても親との適切な距離感を持つのは難しく、こんな気持ちにはなかなかなれなかっただろう。まとめのセッションのあいだ、人によってはＬＳＤで、内容的にも性質的にも、従来のサイケデリック・トリップというよりＭＤＭＡのそれに近い経験をする場合があるとフリッツに言われた。おそらく私の体験は、事前にパスしなければならなかったＭＤＭＡセッションと同等のものだったのかもしれない。ＭＤＭＡセッションは数年間のセラピーを数時間に濃縮するのと同じだという考えは、翌朝自分の経験についてフリッツと話し合ったあとはとくに、だいたい正しいと思えた。

レンタカーに乗って険しい山道を下り、空路わが家へ向かうため空港へと運転を続けながら、セッションをとくに問題なく終えたことに安堵し（なんとか切り抜けたぞ！　無意識領域のどこかで眠る怪物を起こすこともなかった！）、多くの成果が得られたことを喜んだ。その日一日じゅう、翌日もかなりのあいだ、幸福感の高気圧が私の心の天候を支配していた。珍しくおしゃべりで、気安い感じがするとジュディスは言った。いつものせっかちさは鳴りをひそめ、夕食後も妻とともに食卓で長居した。普段ならさっさと席を立ってさっさと皿を洗い、急いで次の行動に、そのまた次の行動に移ろうとしたはずだ。これは情報として知っていた残照《アフターグロウ》だろうと思った。その後数日間は、何をするにもその残照がほんのりと光を投げかけ、日常というものが強調されて、私はいつになく……感謝の気持ちに満たされた。

とはいえそれは長くは続かず、結局あの経験は自分を一変させるほどではなかったと知ってがっかりした。いつもとは少し違う精神状態――いわば抑制が緩んで、より「今」に存在する感じ――を経験したのは確かだった。その新しい領域を初めて垣間見て、ほぼ無事に帰還した今、さらにもう一歩踏み込んでみようと心に決めた。

トリップ二　サイロシビン

私の二度目のサイケデリック・ジャーニーは、東海岸の小都市の郊外にある、二階建てのロフトの中央に置かれた祭壇の前で始まった。祭壇で祈りを捧げているのは、長いブロンドの髪を真ん中で分けた、頬骨の高いメアリーという魅力的な女性だった。私が彼女の容姿に言及したのは、その後彼女がメキシコのインディオに変身するときに重要な要素となるからだ。祭壇を挟んで私の正面に座る彼女は、目を閉じて、アメリカ先住民の長く複雑な祈りを唱えている。そして順に、基本四方位、四元素、動物と植物と鉱物界の力を呼び起こし、私の旅を導きたまえと聖霊たちにお願いした。

私も目をつぶっていたが、ときどき薄目を開けて、あたりの様子をのぞかずにはいられなかった。カボチャ色に塗られた部屋にはさまざまな鉢植えが置かれ、豊穣と女性のパワーを表すシンボルが飾られていた。刺繡がほどこされた紫色のペルー製の布が祭壇を覆い、その上にいろいろな品が並んでいる。ハート形のアメジスト、紫色のガラス製の蠟燭立て、水を満たした小さな器、四角いダークチョコレートがいくつか入った鉢、指示されて私が持ってきた「神聖な品」（東洋に旅行に行った親友からお土産にもらったブロンズ製の仏像、初めて会ったときにローランド・グリフィスにもらったサイロシビンコイン）、そして私の正面には、今までに見たことがないほど巨大なマジックマッシュルームが、古風な花柄のアンティークの皿に堂々とのっていた。これからこれを丸ごと食べるなんて、とても信じられなかった。

混雑した祭壇にはセージの枝と、インディオたちが儀式のときに燃やすパロサントという南米産の香木、それにカラスの真っ黒な羽根も供えられていた。儀式の途中で何度かメアリーがセージとパロサントに火を灯し、カラスの羽根を使って私を煙でいぶした。聖霊を私の頭に導くためだという。彼女が羽根を私の耳元で翻すと、どこかこの世ならざるシューッという音がした。巨大な鳥が気持ち悪いほど近くに飛んできたような、あるいは悪霊が慌てて体から出ていくような、気味の悪い音だ。

ここまで書いてきたことがどれも妙にインチキ臭く聞こえるのはわかっているが、メアリーが儀式の正当性を心から信じていることが伝わってきたし、植物を燃やす香りと羽根が振られる音に加え、サイケデリック・ジャーニーを目前にする自分の不安もあって、魔法にでもかかったかのように、私の中の懐疑心は消えていた。すでにこの巨大なマッシュルームに身をゆだねる決心をしていた。そして、私が旅のあいだ心を預けるガイド役たるメアリーにとっては、儀式は化学と同じくらい信じるべきものなのだ。今の彼女は、セラピストというよりシャーマンのようだった。

メアリーを推薦してくれたのは、西海岸でインタビューしたガイドで、ユダヤ教のラビでもあった。彼は私の幻覚剤研究に興味を持ってくれたのだ。メアリーは私と同年輩で、今はもう八〇代の、ティモシー・リアリーの元学生の訓練を受けた。その元学生にもインタビューしたのだが、セッションのために訪ねるにはやや遠すぎると思い、断念した。メアリーだって遠方に住んでいるじゃないかと字面だけ見ると思うかもしれないが、彼女のたたずまいや真面目さ、あくまで共感を持って患者に接する態度に、より安心感が持てたのだ。

メアリーは、エナジーヒーリングからスピリチュアルサイコロジー、ファミリー・コンステレーション療法*に至るまで、ありとあらゆるニューエイジセラピーを実践し、五〇歳になったときに初めて薬剤を使ったワークに出合った（「それが接着剤となって、これまでやってきたあらゆるワークがひとつにまとまったの」）。それまでは、大学生だった頃、二一歳の誕生日パーティで一度幻覚剤を試したことがあるだけだった。友人のひとりから、マジックマッシュルームで風味づけした蜂蜜を一瓶プレゼントされたのだ。メアリーはすぐに自室に上がって、スプーン二、三杯食べてみた。「神とともにいるという、強烈な体験をしたの。自分が神で、神は自分だった」

階下でパーティをしていた友人たちが彼女の部屋のドアをノックしたとき、メアリーはいなくなっていた。

　ロードアイランド州プロヴィデンス郊外で育ったメアリーは、熱心なカトリック教徒だったが、「私は女の子だ」と気づいたとき、大好きな儀式も自分では執りおこなえないとわかり、すっかり熱が冷めた。それからメアリーの宗教心はずっと休眠状態だったのだが、蜂蜜の味を知ったとたん、「がらりと変身した」と初対面のときに彼女は語った。「幼い頃につながりが断ち切れてしまったと思っていたものに、またはまってしまったのよね」スピリチュアリティが再覚醒すると、メアリーはチベット仏教に向かい、やがて入信の誓いを立てた。「『生きとし生けるものすべての覚醒と悟りを支援すること』それが今も私の使命なの」

　そして今、治療室で彼女を前に座っている私こそが、覚醒を促すべき次なる生けるもの、というわけだ。私は彼女に目的を伝えた。自分自身について、そして意識の性質についてできるだけ知りたいと思っている。意識といっても、自分の意識についてだけでなく、意識の〝トランスパーソナル〟な側面について――もしそんな側面が実際にあれば、だが。

「マッシュルーム先生は、私たちが本当は何者かを知る、手助けをしてくれる」メアリーは言った。「私たちがなぜ今この人生を生きているのか、魂の本来の目的に連れ戻してくれる」外野からすればこういう物言いがどんなふうに聞こえるか、想像がつく。だが今では私もニューエイジ風の言葉遣いや専門用語にすっかり慣れてしまっていた。もしかすると、陳腐な言葉の陰にとても有意義なものが潜む可能性を垣間見てしまったからかもしれない。それにメアリーの知性やプロ根性に感心したこともある。標準的な合意書（セッションのあいだは彼女の指示どおりに行動すること、彼女の許可なく部屋を出ないこと、性的接触の禁止など）に加え、健康状況について詳しく尋ねる質問表、法的免責、一五ページにおよぶ私の生い立ちや履歴に関する質問事項は、埋めるだけでほとんど一日がかりだった。でもおかげで、信用できる相手だと確信できた。たとえその手にはカラスの羽根が握られていて、それを私の頭のまわりで振り回しているとしても。

とはいえ、祭壇の前に座り、目の前のマッシュルームを眺めていると、喉に詰まらせそうな気がしてならなかった。長さ一四、五センチはありそうだったし、傘の部分はゴルフボールぐらいの大きさだった。グラスにお湯を注いでそこに砕き入れ、お茶にして飲んではだめかと訊いてみた。

「自分がしていることを、しっかり意識しているほうがいいの」彼女は言った。「土から育ったマッシュルームを自分は一口ひと口食べている、というように。まず細かく観察して、それから傘の部分から食べはじめて」呑み込みやすくするのに、蜂蜜かチョコレートかどちらか選んでと言われ、私はチョコレートと一緒に食べることにした。メアリーの話では、友人がマジックマッシュルームを栽培しているのだが、じつは何年も前にポール・スタメッツが講師を務める栽培ワークショップで育て方を教わったのだという。この業界では、ひとりかふたりをあいだに挟めば、全員が友人同士だ。

口に入れたとき、マッシュルームは砂漠みたいに乾燥していて、土風味のダンボールのような味がしたが、ひと口齧るたびにチョコレートを舐めたおかげでなんとか食べられた。柄のいちばん先のごつごつした部分以外はすべて食べきり、それで摂取量は二グラムとなった。メアリーは、ジャーニーの途中で二グラム分追加し、合計で四グラムにする予定だった。これはニューヨーク大学やジョンズ・ホプキンズ大学での臨床試験で被験者に与えられる用量とほぼ同じで、LSDなら約三〇〇マイクログラムに等しい。フリッツのところで摂取した量の約二倍である。

二〇分ほど穏やかにおしゃべりをしていたが、私の顔がほてっているのにメアリーが気づき、横になってアイマスクをつけたほうがいいと提案した。私が選んだのは黒いプラスチック製のハイテクアイマスクで、いま考えるとそれが失敗だったのかもしれない。黒くて軟らかい発泡ゴムで内張りされているので、目を開けていても目の前は真っ暗だ。マインドフォールド・リラクゼーション・マスクというの、とメアリーに教えられた。なんでも、サイケデリック・アーティストのアレックス・グレイがわざわざサイケデリック療法のためにデザインしたらしい。

メアリーが最初に流したのは、ティエリー・デイヴィッドとかいう作曲家のじつにつまらないニューエイジ音楽だった。あとで知ったのだが、ベスト・チル／グルーヴ・アルバムという分野で三度も賞にノミネートされたことがあるアーティストらしい。曲がかかるとすぐに、私はコンピューターで作り出されたかのような、都会の夜景の中にいるのに気づいた。今度もまた音が空間を作り上げた（「最初は音符だった」と、どこか哲学的に考えていたのを覚えている）。ティエリーのエレクトリック音楽が呼び出したのは、人気のない未来的な都市で、音符がひとつ奏でられるたびに黒い軟らかな石筍《せきじゅん》あるいは鍾乳石みたいなものがにょきっと生え、それが集まって録音スタジオの内張りとして使われる防音材に似たものを作っていった（あとで気づいたのだが、この黒いでこぼこした風景を作る黒い発泡材は、私のアイマスクの内張りと同じ素材だった）。まるでTVゲームのディストピアにでもいるかのように、私はこのデジタルの夜景の中をすいすい移動した。とくに恐ろしくはなかったし、つるっとした無機質な美しささえ感じたのだが、なんだかいやな感じがして、どこか別の場所に行きたかった。でもその状態はいつまでも続き、なかなか出口も見つからなかった。私はメアリーに、エレクトリック音楽は嫌いなので、別の曲にしてほしいと頼んだのだが、曲調が変わったにもかかわらず、私はまだその日差しのないコンピューターワールドに閉じ込められていた。ああ、どうして外に、自然の中に出られないんだ！　TVゲームは昔から好きじゃなかった。庭に出られないなんて、残酷じゃないか。植物も、人間も、日光もない。

べつにそのコンピューター世界が面白くない場所というわけではなかった。音符の一つひとつが目の前で具体的な形になっていくのを、私は目を丸くして眺めていた。不愉快な音楽がここを司る神であり、創造力だった。スパリゾートにこそふさわしいニューエイジ音楽でさえ、その空間で永遠に成長し、枝分かれし、増殖していくフラクタルな幾何学模様を生む力となっていた。妙なのは、視界にあるものすべてが黒いことで、でも色調が違うので見分けはついた。私が移動している世界は数学的アルゴリズムによって生まれ、それがある種、人を寄せつけない、非生物的な美しさを醸しだしていた。でもこれは誰の世界なんだ？　私のでないことは確かだ。では誰の脳の中にいるんだ？（ティエリー・デイヴィッドでないことを心から祈る！）「何か恐ろしいことが起きるかも」ふいにそんな気がして、暗い不安が頭をもたげた。〈飛行指示書〉を思い出し、経験に身をゆだねるしかないんだ、と自分に言い聞かせた。「力を抜いて、流れに身をまかせろ」過去のトリップとはまったく違っていた。以前は、多少は意思の自由が残されていて、方向を指示し、思いどおりに心のチャンネルを変えられた。だがこれでは、私は宇宙船型ジェットコースターの先頭車両に閉じ込められ、それがやみくもに突っ走りながら、私の意識領域に何を見せるか、その瞬間瞬間に決めているかのようだった。

いや、これは正確な表現ではない。ただアイマスクをはずしさえすれば、目の前の現実は、あるいは少なくとも現実に緩くもとづいてできている世界は、勝手に構築し直されたのだ。そして、そのときまさに私はアイマスクをはずした。現実世界はまだ存在していると確認して安心したかったこともあるが、小便をしたくてたまらなかったのが大きい。

日光と色が目にあふれ、私はそれを貪欲に吸収し、室内を見回して、非デジタルな世界のありがたい証拠を探した。壁、窓、植物。でも今やすべてがいつもと違っていた。光を浴びて宝石みたいに輝いていたのだ。眼鏡をかけたほうがいいとそのとき気づいた。そのほうがもう少し世界がなじみやすくなると思えたのもあったけれど、もっとはっきり見たかったのだ。すべてのものが私のゆく手をきらきらと照らしつづけていた。私はそろそろと体を起こし、まず片膝をつき、それからぐらつきながら立ち上がった。老人を介護するかのようにメアリーが肘に手を添えてくれて、一緒にトイレに向かった。彼女の顔は見ないようにした。そこに何を見てしまうか、あるいは私の顔にどんな表情が浮かぶか、わからなかったからだ。トイレのドアの前で、メアリーは私から離れた。

トイレの中はきらめく光の洪水だった。私が放つ小便のアーチはこれまでに見たどんなものより美しかった。ダイヤモンドの滝が水溜りに落ちていき、水面にぶつかったとたん、フラクタルな光が幾万にも砕けて弾けた。ダイヤモンドがもう出なくなったところで、洗面台に行き、顔を洗った。鏡に映る自分の顔は見るまいとした。それをするのは心理学的に危険だと思ったからだ。私はよたよたとマットレスに戻り、身を横たえた。

追加が欲しいかとメアリーがそっと訊いてきた。私は欲しいと答え、体を起こして受け取った。メアリーは私の横にしゃがんでいて、そのときとうとう彼女の顔を見てしまった。そこにいたのは、メキシコのクランデラ、マリア・サビーナだった。六〇年前にワウトラの地下の土間で、R・ゴードン・ワッソンにマジックマッシュルームを与えた老女である。髪は黒く、高い頬骨にぴんと張っていたはずの肌には皺が寄り、白い農民風のシンプルなローブ姿になっていた。私は彼女の皺だらけの褐色の手から乾燥マッシュルームを受け取り、目を逸らして黙った。このことを今メアリーに告げる気はなかった（のちに打ち明けると、メアリーは感激していた。マリア・サビーナは彼女のヒロインなのだ）。

しかし、またアイマスクをつけてトリップに戻る前に、やっておかなければならないことがあった。トリップ中に試したいとメアリーに話しておいた、ちょっとした実験である。この心理状態でやり遂げることができるか心もとなかったが、トリップの最中でも、一瞬であれば、いつもの自分らしきものを呼び出せるということはわかっていた。

私のラップトップにダウンロードしてあるのは、奥行き反転錯視と呼ばれる心理学テストで使われる、くるくる回る仮面が登場する短い動画である。仮面はその場で回転していて、凸面が反転して凹面が現れると、意外なことが起きる。仮面の凹面がいきなり飛び出して、また凸面になるのである。これは心のトリックで、顔はすべてでっぱっているものと心が想定しているせいで、見えているものが間違いだと思い込み、自動的に訂正してしまうためだ。ただし、ある神経学者に聞いた話では、幻覚剤の影響下にある人はそういう訂正機能が働かなくなるという。

この自動訂正機能は私たちの知覚の大きな特徴で、正常な成人の心は感覚器官が集めてきた生データだけでなく、経験則にもかなり頼っているという証だ。人は、成人する頃には、現実を観察しテストすることにすっかり慣れ、自分の予測能力に自信を持つようになる。そのおかげで（精神面でもその他の面でも）エネルギー投下が最適化され、生存機会が増すのである。だから心は、感覚器官から生データが来るたびいちいち一から認知機能を立ち上げるのではなく、データのわずかなサンプルと過去の経験から引き出した、最も理にかなった結論に飛びつく。私たちの脳は経験によって効率化された予測マシンなのだ。人間の顔のこととなれば、それこそたっぷり経験がある――顔というのはでっぱっているものだから、こういう凹んだ仮面は間違いのはずだ、訂正しなくては。

このいわゆるベイズ推定（確率理論を構築した、一八世紀イギリスの哲学者トマス・ベイズにちなんで命名。ここで紹介した心の予測も彼の確率論にもとづいている）は、労力やエネルギーを節約しながら判断をスピードアップする。たいていの場合は効果を発揮するが、この回転する仮面のケースのように、間違った先入観を与えることもある。

しかし、一部の人はこのベイズ推定を持たないことがわかっている。統合失調症患者と、一部の神経学者によれば、高用量の幻覚剤を摂取した人で、彼らは物事をこうした予測的あるいは定型的な見方ではとらえない（それは、確実な予測に必要なデータベースみたいなものがまだ構築されていない子どもも同じ）。ここから興味深い疑問が生まれる。統合失調症患者や幻覚剤でトリップ中の人、そして子どもの知覚は、先入観の影響を受けにくく、より現実に即しているという意味で、少なくとも一部の事物については、しらふの健康な成人より正確だとは言えないか？

実験を始める前に、ラップトップにビデオ画面を開かなければならず、それからクリックして再生した。黒い背景に浮かびあがるグレーの仮面は、明らかにCGの産物で、私がさっきまでいた世界のビジュアルと妙にマッチしていた（翌日メアリーとまとめのセッションをしたとき、このイメージがデジタル世界を生み出し、私をそこに閉じ込めたのではないかとメアリーが示唆した。幻覚剤セッションにおけるセットとセッティングの大切さをこれ以上説明する例はないのでは？）。仮面の凸面が回転して凹面が現れたとき、結局仮面はまた飛び出して見えた（マッシュルームを食べる前より変化のスピードが少しだけ遅かったような気はしたが）。ベイズ推定はまだ私の脳で機能しているらしい。あとでもう一度試してみようと思った。

　アイマスクをつけて横たわったとき、またデジタル世界に戻ったことに気づき、がっかりしたが、さっきまでとは何かが違っていた。間違いなくマッシュルームの追加分のおかげだ。以前は自分として景色の中を移動し、自分の視点と認識できるもので景色を眺め、自分の気持ちもはっきりしていた（今かかっている音楽は嫌いだとか、怪物が出てきそうで不安だとか）。ところが今、目の前でいつもの自分が最初はゆっくりと崩れていき、やがて忽然と消えてしまった。「私」は今、付箋と同じくらいの大きさの小さな紙束となり、風に吹かれて舞い散っていく。ところがこの一見大惨事と思える事態を眺めている「私」は、紙切れを追おうとも、回収して元どおりにまとめようともしない。実際、したいことなど何もなかった。私が誰にしろ、何が起きてもかまわなかった。自我がなくなったのだろうか？　それならそれでいい。いや、それこそこの世でいちばん自然なことだろう。するとそのとき自分がまたそこに現れたのが見えた。だが、今回私はペンキかバターのような物質になり、この景色全体をうっすらと覆っているのだった。

　では、自分が消滅するところを眺めているこの「私」は誰なのか？　正確に言えば「私」ではない。ここで言葉の限界が問題になるのだ。私の視点がふたつに分かれたことを完全に理屈が通るように説明しようとしたら、まったく新しい一人称が必要になるだろう。なぜなら、この光景を眺めているものは、いつもの自分とはまったく異なる意識モードであり、立ち位置も違っているからだ。じつは、物語を司るこの意識を「私」と呼ぶことにさえ躊躇がある。普段の一人称とはあまりにも異なっているのである。普段の自分はつねにこの体の中に封じ込められているが、この自分はどんな体にも拘束されていない。それでも私はその視点から物を見ることができた。その視点は、解釈やら説明やらにはいっさいおかまいなしで、すべてに中立な立場にあり、自分の紛れもない大惨事を前にしても平気でいる。ところがこの「自分」は泡と消えてしまったのだ。かつての自分、私と呼ばれていたものすべて、六〇年かけて作り上げられたこの自分は、溶けて景色に散った。つねに考えたり感じたり認識したりしてきた、ここを基盤としてきた主観は、今やあそこに溶けてしまっている客観だ。私はペンキなのだ！

心を守る武器や恐怖心、過去を振り返って感じる後悔、未来への不安、それらをみな抱えていた至高の自我はきれいさっぱり消えてなくなり、もはやそれが消えたことを悲しむ者さえ残っていない。でも何かがそのあとを引き継いだ。自分が溶けて消える光景をやさしい無関心さで眺めている、この実体のない野ざらしの意識である。私は確かにここにいるのだが、私自身とは別の何かになっている。そして、感情や感覚を持つ自分はもういないのに、なんとなく穏やかで満ち足りた感じは残っている。自我が死んでも、まだ生きつづけるものはある。これは大ニュースだった。

経験のこの部分を振り返ると、このとき残っていた意識が、オルダス・ハクスリーが一九五三年にメスカリン・トリップをしたときに表現した「偏在精神」なのだろうかと、ときどき思う。この言葉が何を意味するのか、ハクスリーは「偏在意識に属する意識の全体性」と表現しただけで、とうとうきちんと定義しなかったが、ひとりの脳だけに限定されない、宇宙的な共有意識のことのように思える。ほかに、宇宙意識、オーヴァーソウル、世界意識などと呼ぶ人もいる。要するに、脳外に存在する意識であり、光や重力のように世界の所属物として広く偏在し、構造的な存在でもある。個人がふとした拍子にこの意識にアクセスできたとき、少なくともしばらくは、完璧な光に照らしだされた現実が見られる。

自分の外側にある新たな意識形態を信じたくなるような体験なんて、初めてだった。その新意識の以前にそこにあった自我と同じく、自分の脳の産物だと考えるほうが納得できるし、スケールが大きすぎないので落ち着く。それでも、別の意識形態があると考えること自体すばらしい贈り物だと思えた。死なずして、人生を支配してきた欲望や恐怖、心の防御壁みたいなものをほとんど手放すことができるなんて。仏教徒や超越主義者、熟練の瞑想家なら驚くことではないかもしれないが、自我に取って代わる意識など今まで存在を感じたこともなかった私には新鮮だった。この現実以外にも、別の場所があるのだろうか？　幻覚剤臨床試験に参加したガン患者たちは、サイケデリック・ジャーニーのおかげで、たとえば死を含む人生最悪の出来事でも、客観的に眺め、冷静に受け止められる視点を与えられたと語ったが、それがどういうことか、私にも初めてわかりかけていた。

実際は、それがわかりはじめたのはもう少しあとで、サイロシビン・トリップの終盤に少々恐ろしいことが起きたときのことだった。デジタル世界で何時間も過ごしたのち（時間の感覚はすっかりなくなっていた）、私はまた現実を確認したくなった。そしてまたトイレにも行きたくなった。さっきと同じことがくり返された。老人を介護するみたいにメアリーが私の肘を支えてトイレに案内し、中でひとりになった私はまたダイヤモンドの壮観な見世物を披露した。だが今回は思いきって鏡をのぞき込んだ。私を見返していたのは髑髏《どくろ》で、しかし太鼓の皮さながらにぴんと張った、色白の薄い皮膚がそれを覆っていた。浴室内はメキシコの民芸品で飾られていて、こちらを見返している顔／髑髏からすぐに「死者の日」を連想した。ぽっかり空いた眼窩《がんか》、片側のこめかみにジグザグに走る稲妻状のひび。その灰色の顔／髑髏は私だとすぐにわかったが、同時に祖父の顔でもあると認識していた。

これには愕然とした。父方の祖父であるボブとは、共通点がほとんどないと昔から感じていたからだ。実際、自分と違っていいいいたからこそ愛していた。いや、そういうことで言えば、私の知る誰とも違っていたのだ。ボブは不思議なくらい陽気で、人を悪く思ったり世の中を疑ったりできない単純な人間に見えた（祖母である妻のハリエットがかわりにその寛大さを帳消しにしていた）。長年、酒のセールスをして生計を立て、そこはマフィアが所有していると祖父以外の誰もが知っている会社から仕事を請け負って、週ごとにタイムズスクエアのナイトクラブを巡回した。今の私の歳になると、隠居して画家になり、色彩鮮やかで素朴な、美しい風景画や抽象画を描いた。じつはそのうちの一枚を、ジュディスの水彩画と一緒にメアリーのところに持ってきていた。純粋に明るく、くよくよ悩んだりしない人だった。九六歳まで生き、晩年はいっそう色彩豊かで抽象的な、自由な画風になっていった。

自分の鏡像にこれほどはっきりと祖父が重なって見えたことに、正直ぞっとしていた。数年前、コロラド砂漠にある養護施設に入っていた祖父を訪ねたとき、かつてはたくましく元気いっぱいだった人（八〇代半ばまで、毎日逆立ちするのが習慣だった）が小さなベッドで骨と皮だけになって縮こまっている姿を見た。嚥下に必要な食道の筋肉がもう機能せず、胃ろうでかろうじて生き延びていた。まもなくそこで生涯を終えることになる祖父は、すでに体の多くの部分が衰えていたのだが、なぜか私は、祖父はもう食べ物を味わうことができないんだな、ということばかり考えていた。

私は、祖父と共生する顔に水をばしゃっとかけ、おぼつかない足取りでメアリーのもとに戻った。

おそるおそるもう一度彼女の顔を見ると、うっとりするほど美しい娘がそこにいた。髪はブロンドに戻っていたが、今は若さがはちきれそうだ。メアリーのあまりの美しさに、私は思わず目を逸らした。

彼女からまた四グラムほどの小さなマッシュルームとチョコレートをひとかけら渡された。そして、アイマスクをつける前に、もう一度、回転する仮面のテストを試すことにした。これが大失敗で、結局は仮説を肯定も否定もできなかった。仮面が回転しはじめ、その裏側が徐々に見えだしたとき、すべてがいきなり溶けだして、灰色のゼリーと化したそれがラップトップの画面から流れ出したのだ。私が見ている溶けた仮面は凸面だったか凹面だったか、判別する暇さえなかった。トリップ中に心理実験をするのはもうやめにしよう。

アイマスクをつけてまた横になると、そこは乾ききってひび割れた砂漠で、死を連想させる事物やイメージであふれていた。真っ白な髑髏や骨、よく知っている死者たちの顔が私の前を行き過ぎていく。おじ、おば、祖父母、友人、先生、義父――おまえはわれわれの死をきちんと悼んでいない、という声が響く。そのとおりだった。私はこれまで、誰の死とも本当の意味で向き合ってこなかった。いつも何かがそれを阻んだのだ。でも今ここでならできそうな気がして、やってみた。

一人ひとりの顔を順に見つめる。哀悼の思いが尽きることなくあふれたが、恐怖心はいっさいなかった。ただ一度だけ、ルーセレンおばさんの顔を見たとき、なぜかその顔がゆっくりとジュディスに変化し、背筋が寒くなった。ルーセレンおばさんとジュディスはどちらもアーティストで、ほぼ同じ頃に乳ガンと診断された。ルーセレンおばさんは亡くなったが、ジュディスは死を免れた。なのになぜジュディスが、私が追悼できなかった死者たちの中にいるのか？　彼女もそのひとりになった可能性に、ずっと背を向けてきたということだろうか？　心が大きく開かれ、壁が溶け、涙が流れだした。

異世界への私の旅のことで、ひとつ重要な要素についてここまで触れずにきた。ＢＧＭのことだ。旅のこの最後の部分に足を踏み入れる前に、私はメアリーに、癒し系音楽をやめて何かクラシックをかけてほしいと頼んだ。最終的に、ヨーヨー・マが演奏するバッハの無伴奏チェロ組曲第二番に落ち着いた。この簡素で哀切な二短調の曲はこれまでに何度も耳にしており、しばしば葬儀で流されるが、今この瞬間まで、本当の意味で聴いたことがなかった。

とはいえ、「聴く」という言葉では、私と、チェロの四本の弦による空気の震えとのあいだに行き交うものをとても表現しきれない。このときほど一編の音楽が私に深く突き刺さったことはかつてなかった。いや、これを「音楽」と読んでしまうことさえ、いま流れだしたものを矮小化してしまう。それは人間の意識の流れにほかならず、人はその中にまさに人生の意味を見つけ、ここまで言ってしまっていいのかわからないが、人生の最終章を読むことができる（ここで疑問が生じる。なぜこういう音楽を葬儀だけでなく出産のときにも流さないのか？　答えはすぐにわかった。この曲にはあまりにも「すでに生きられた人生」が、時を過ごすつらさが詰まりすぎていて、誕生や始まりの場にいる人には耐えられないからだろう）。

旅を始めて四時間が経過し、追加の四グラムのマジックマッシュルームを食べたとき、ついにかろうじて保っていた主観と客観を区別する能力を完全になくし、どこまでが私として残っている部分で、どこからがバッハの曲か、わからなくなった。何者でもなくなってすべてを眺める詩人エマソンの「透明な眼球」よろしく、私は「透明な耳」となった。私の意識にあふれる音の流れと自分の区別がつかなくなり、ついに奔流で水浸しとなって、何かを眺める私が立っていられるほんの小さな隙間さえ残らなかった。音楽にみずからを開き、私はまず弦となって、私を撫でる馬の毛のたえなる感触を肌に感じ、すると音のそよ風が楽器の唇から世界に向けて流れだし、音のひとり旅が始まった。次に私はチェロの内側の、音の響く暗いくぼみの奥へ入っていった。トウヒの表板やカエデの側板のカーブで包まれて振動する空気。木製の楽器の内部は、とても雄弁な口となる。まさに、人間が聴きとれるありとあらゆる音がそこから生み出されるのだ。だがチェロの内部は書き込みのできるスペースや、中で思考する頭蓋骨にもなる。今チェロの内側となった私は、記憶の頼りとなるメモもなしに書き、思考している。

　こうして私はチェロと一体化し、この曲が終わるまでの二十数分間のあいだ、ともに嘆き悲しみ、すべてを一変させた。あるいはそんなふうに思えた。すでにバイブレーションが静まりつつある今、自分でもあまり確信が持てなくなっている。でもあのすばらしい時間、バッハのチェロ組曲のおかげで私は死を受け入れることができたのだ――そのときそばにいたボブ、ルーセレン、ロイ、ジュディスのお父さん、その他大勢の人々の死だけでなく、きたる死や、もうそれほど遠くない私自身の死さえも。音楽の中に自分が消えるこの経験は、自分自身が消え、ピリオドを迎える予行練習のようなものだった。自分というロープから手を放し、この世の美のぬくもりの中に身をゆだねる。つまりバッハのたえなる音楽や、チェロの内側にこもる空気の上に張られた四本の弦を撫でる、ヨーヨー・マの弓に自分を重ねたとき、私は苦しみや後悔から解き放たれた場所へ舞い上がったような気がしたのだ。

　これが、できるかぎり正直に再現した私のサイロシビン・ジャーニーである。いま読んでみると、疑念がむくむくと頭をもたげる。「馬鹿め、ドラッグでハイになっていただけじゃないか！」たしかにそのとおりだ。この体験を便利なそのラベル付きの箱の中にしまい込み、投げ捨てて、二度と振り返らないこともできる。参加者が自分の体験をどうとらえていいかわからなかったり、意味をはっきりさせられなかったりしたとき、サイケデリック・ジャーニーの多くがそういう運命をたどったに違いない。だが、化学物質によって始まった旅とはいえ、そのすべてを私が実際に体験したことは確かだ。私の頭の中で起きた出来事であり、けっしてつまらないことでも一過性のことでもない心理学的事実なのである。たいていの夢とは違って、この経験の痕跡は心に刻まれていつまでも残り、また振り返ることができる。

セッションの翌日、再びメアリーの部屋に戻って、二時間ほど「まとめ」をする機会を持てたのはありがたかった。自分のトリップについて話し、彼女の意見を聞いて、出来事に意味を持たせたかった。今みなさんに読んでもらった文章はその賜物だ。なにしろ、トリップの直後は今よりはるかに混乱していた。いま読むと、特定のテーマにハイライトを当てた、筋の通った物語になっているが、最初はばらばらなイメージや意味のとれない言葉の破片がごたまぜになっているだけだった。そのときはとても言葉にできなかった経験を言葉にし、それで文章を、さらには物語を形作るのは、ある種、暴力的だ。でも、ほかの選択肢は実際問題として考えにくい。

メアリーは祭壇をすでにどかしていたが、昨日と同じ椅子に座り、小さなテーブルを挟んで向かい合った。二四時間経過した今、何を学んだのか？　恐れる理由はないということだ。無意識領域で眠る怪物が目覚め、私を攻撃してくることなどない。これは、数十年前に遡る根深い恐怖だった。シアトルのホテルの部屋で、ひとりで大麻を吸いすぎたことがあり、何か取り返しのつかない、狂気に駆られた行動をしてしまわないよう、理性という理性を総動員しなければならなかったのである。でも、昨日はこの部屋で心のガードを完全に下ろしたが、何も恐ろしいことは起きなかった。そこで待ち構えているのではと怯えていた、狂気という名の蛇は、結局表に出てこなかったか、あるいは私を組み伏せられなかったのか。つまり、そんなものはもともと存在せず、私は思ったより精神的に安定しているということか？　だからあのときボブが現れたのかもしれない。自分では気づかなかったが、じつは私は祖父に似ていて、自分はもっと奥深い複雑な人間だと信じたいけれど、そうでもないということか（自分の浅薄さを認めるのは、深遠な洞察と形容していいのだろうか？）。メアリーの答えは、わからない、だった。「ジャーニーのたびに違う自分が現れるものよ」ひょっとすると、次回は悪魔が登場するかも。

自我が溶解してもとくに困ることもなく、ただの水溜りになってしまいもせずに切り抜けられたのはよかったが、それ以上にありがたいと思ったのは、現実を眺望できる場所がほかにもあり、そこはここほどぴりぴりしていないし、寛容だとわかったことだ。「それだけでもセラピーの料金を払った価値があると思う」メアリーが言い、そのとおりだとうなずくしかなかった。それでも二四時間後には自我が元通りになり、監視を始めたことを考えると、より高いあの場所から眺めた魅惑の体験には、長期的にはどんな利点があるのだろう？　普段とは違うオープンな心のあり方を経験した今、人や出来事に対して攻撃的な反応をしがちな、張りつめた自我をリラックスさせる方法を、訓練して覚えるといいかも、とメアリーは提案した。「今までとは異なる反応の仕方を、あるいは反応せずに見守ることを、経験したんだもの。せっかくだから深めていったほうがいい」瞑想が修練方法のひとつだという。

こうして今までとは違う視点を知ったことこそが、私がインタビューした多くの被験者が恐怖や不安を、喫煙者なら依存症を克服できた理由だと思う。反射的に攻撃的な反応をしたり自己利益に集中したりする自我の独裁から一時的に自由になったとき、私たちはキーツの言う「ネガティヴ・ケイパビリティ」の究極の形を経験する。ネガティヴ・ケイパビリティとは、すなわち疑いやわからないことがあっても、反射的に確実な答えを求めずに受け入れる能力である。ありえないくらい無私な（文字どおり！）この意識モードをより深めるには、主観を超越すること、あるいは（同じことなのだが）主観の輪をどんどん広げて、自分以外にも他者や、あらゆる自然まで取り込むことだ。幻覚剤はまさに、私たちがこの輪を広げ、一人称単数から複数へ、さらにその先まで包み込む手助けをしてくれる。幻覚剤の効果が、絆の感覚を（またしても陳腐）私たちに実感させてくれるのだ。幻覚剤によってこの視点が維持できるのはせいぜい数時間だが、でもその間に新たな眺めを体験できる。そしてたぶん、その場所に滞在する練習にもなる。

私は高揚しながらメアリーのロフトをあとにしたが、自分が今にも切れそうなとても細い糸で大事なものとつながっていると感じていた。せっかく手に入れたこの眺望を今後一生、いや今日一日さえ持ちつづけられるかどうか、心もとなかった。それでも挑戦する価値はありそうだった。

トリップ三　5-MeO-DMT（あるいはトード）

そう、「トード（ヒキガエル）」、もっと正確に言うと、ソノランデザートヒキガエル（学名インキリウス・アルワリウス）、またの名をコロラドリバーヒキガエルである。最も強力で、最も即効性の高い幻覚性物質のひとつ、5-MeO-DMTを持つと言われている。じつは今までそんな物質のことは聞いたことがなかった。実際ほとんど人に知られていないので、連邦政府も二〇一一年まで規制物質に指定していなかったくらいだ。

トードを吸うチャンスはいきなり訪れた。だから、それが危険かどうか考える暇がほとんどなかったのだ。私の情報源のひとりである、サイケデリック・ガイドの資格を取ろうと学んでいる女性から電話をもらい、友人のロシオを紹介したいと言われた。三五歳のメキシコ人セラピストで、彼女によれば「世界屈指のトード専門家だろう」という（それにしても、その肩書きを何人が競い合ったというのか?）。ロシオはメキシコ北部ソノラ州の出身で、地元でヒキガエルを捕獲して毒を搾り取る。そして、その薬を使ってメキシコ（国内でのこの物質に対する規制はグレー）と合衆国の両方でセラピーをおこなっている（とはいえ、当局の取り締まり網には引っかかっていないようだ）。

ロシオはメキシコのクリニックに勤務し、アフリカ原産の幻覚性植物イボガと5-MeO-DMTを使って薬物依存症の治療に当たっており、大成功を収めているらしい。近年は、トードの啓蒙運動に奔走していて、結晶化した物質を入れたカプセルと噴霧器を持って北米じゅうを飛びまわっているという。私の幻覚剤関係の知人の輪が広がるにつれ、トードを試したことがあるという人と出会うと、たいていはロシオが紹介者だった。

共通の友人が企画してくれた内輪の夕食会でロシオと初めて会ったときに、トードについて、その効果について説明してもらった。ロシオは小柄な美人で、服装もしゃれていて、黒髪をボブにして前髪を切り揃えていた。私の想像とはまったく異なり、シャーマンやクランデラというより、専門職に就いている都会派という感じだった。

合衆国で大学に行き、数年はそこで働いたが、五年前、とくに何をやろうという考えもないままメキシコの両親のもとに戻った。インターネットでトードの使用マニュアルを見つけ、それが地元の砂漠に生息していると知った（生息地はソノラ砂漠北部からアリゾナまで広がっている）。ヒキガエルは、砂漠の日差しと暑さを避けて、一年のうち九ヵ月は地中で暮らすが、冬の雨季が訪れると夜間に巣穴から出てきて、短い乱痴気パーティを楽しむ。マニュアルの指示に従い、ロシオはヘッドランプをつけてヒキガエル狩りに出かけた。

「捕まえるのはそう難しくないの」彼女は言った。「光線を当てられると動けなくなるから、ただつかめばいいだけ」砂色でイボがある、男性の拳大ほどのこのヒキガエルは、首の両側に大きな分泌腺があり、両脚にも小さめのものがついている。「鏡を正面に置いて、分泌腺をそっと絞ると、乳液状の物質が噴き出て鏡に引っかかるわけ」分泌腺を絞られても、ヒキガエルには害がないらしい。一晩かけてそのまま乾燥させると、ブラウンシュガー色のフレーク状の結晶になる。

自然な状態では、分泌液は有毒だ。ヒキガエルが身の危険を感じたときに相手に噴きかける防御物質なのである。ところが揮発させると毒性物質が破壊され、5-MeO-DMTがあとに残る。ロシオは結晶をガラスパイプで気化させ、患者がそれを吸う。吸い込んだ息を吐く暇もなく、あなたはすでにぶっ飛んでいる。「トードは瞬時に来るの。最初はびっくりするほど強力だと思う」ロシオはトードを擬人化し、化学名で呼ぶことはめったにない。「完全に固まってしまう人もいれば、踊りながらわめく人もいる。とくにトードがトラウマを連れてきたりするとね。その可能性はあるわ。嘔吐する場合もある。だけど二、三〇分もすればトードは仕事を全部終えていなくなる」

こういう決定をくださなければならないとき、私はまずできるだけたくさん資料を読むことにしていて、その日の夜のうちにロシオからは記事をいくつか電子メールで送ってもらった。でも数が少なすぎた。ほかの幻覚剤については、すでに学者が詳しく研究しているし、何千年とはいかなくても数百年前から使用されているのに対し、トードが西欧科学界で知られるようになったのは、つい一九九二年のことだ。アンドルー・ワイルとウェイド・デイヴィスが「新世界の向精神性ヒキガエルの正体」という論文を提出したのである。マヤ美術に描かれているカエル像に触発されて、人を酩酊させるその奇妙なカエルを探しはじめたのが最初だった。ところが、精神活性物質を持つと知られるヒキガエルは、マヤ文明の領域よりはるか北方でしか見つからなかった。こうしたヒキガエルが貿易品目になっていた可能性はあるが、ヒキガエル毒の煙の吸引が古代からおこなわれていたという証拠はない。とはいえ、5-MeO-DMTは南米原産のいくつかの植物にも含まれていて、叩いて嗅ぎタバコにし、シャーマンによる儀式で使うアマゾン川流域の部族もいる。こうした一部の部族は、この嗅ぎタバコを「太陽の精液」と呼んでいる。

副作用のおそれや危険な薬物相互作用について正確な医学的情報はあまり見当たらなかった。研究がほとんど進んでいないらしい。ネット上で山ほど見つかったのはトリップレポートのほうで、その多くはぞっとするものだった。また、ディナーパーティで何度か会ったことがある、この町に住むある友人が5‐MeO‐DMTを試したことがあると知った。トッドではなく、有効成分を合成したものではあったけれど。私は彼女をランチに誘って話を聞くことにした。

「幻覚剤のエベレストよ」彼女は励ますように私の腕に手を置き、もったいぶって言った。オリヴィアは五〇代初めの経営コンサルタントで、子どもがふたりいる。東洋の宗教にはまっていると噂で耳にしたが、サイコノートでもあったとは知らなかった。

「覚悟して臨んだほうがいいわ」グリルドチーズを前に、オリヴィアは恐怖に満ちたトリップの導入部について語った。「いきなり、純粋に存在だけがある無限の世界に飛び込んでいた。そこには形や物はいっさいなくて、ただ純粋に存在だけがある。そしてとにかく巨大だった。あれを経験する前は、無限とは何かわからなかった。でも、三次元ではなく二次元世界だった。吸引した直後、勢いよくぶんっと上昇したあと、気づくと私はその無限の空間に星々として存在していた。これは死かしら、でもそれならそれでいい、と思ったのを覚えているわ。至福の経験だった……。そこにあるものすべてが愛でできていると感じたの。いいえ、感じたのではなく、そう知っていた。

永遠みたいに思えたけれど、たぶん数分しか経っていなかったみたい。しだいに自分がひとつにまとまって、また体に戻ってきた。こんなふうに思ったわ。『子どもたちを育てなければならない。そして、死ぬまでには無限の時間がある』」

人から神秘体験の話を聞くといつも、どうしても訊きたくなる質問をぶつけてみた。「それがただのドラッグ体験ではなく、純粋にスピリチュアルな出来事だったと、どうしてそんなに確信があるの？」

「つまらないこと訊かないで」彼女は冷ややかに答えた。「あれは啓示だったの」

まさにこれだ。ウィリアム・ジェイムズが神秘体験の特徴とした「認識的性質」である。私はオリヴィアの自信が羨ましかった。トードを吸ってみようと決めたのは、それが理由だったような気がする。

ロシオとの約束の前夜、案の定、眠れなかった。たしかに、最初の二度のトリップからは無事に生還し、トリップできたことに感謝さえしたし、思ったより自分が身体的にも精神的にも強いと自信が持てた。だが今、以前の不安がまた押し寄せてきて、びくびくしどおしの長い夜を過ごした。エベレストだって！　いきなり急上昇する恐怖の導入部に、私の心臓は耐えられるだろうか？　頭がどうにかなってしまう可能性は？　わずかだと思うが、ゼロではないだろう。こんなことに挑戦するなんて、正気の沙汰ではない？　プラス面は、何が起きるにしても、三〇分もあれば全部終わってしまうこと。マイナス面は、わずか三〇分のあいだにすべてが起きることだ。

夜が明けたとき、やるかやらないか現地で決めようと決心した。私の恐怖心に気づいていたロシオは、私の前にワークを受ける人の様子を見学してはどうかと提案してくれたのだ。彼女にはわかっていたようだが、おかげで安心できた。私の前の患者は、以前にもトードを経験したことがある、影響が人一倍表に出ない大学生の青年で、ロシオのガラスパイプからひと息トードを吸うとマットレスに横たわり、どう見ても三〇分間、気持ちよく昼寝をしていたようにしか見えなかった。そのあいだ彼の表情には、実存的恐怖はおろか、不安さえうかがえなかった。終わったときも、まったく元気そうだった。心の中ではものすごくいろいろなことが起きてたよと彼は言ったが、表向きにはとくに混乱しているようには見えなかった。よし、決めた。死んだり正気をなくしたりすることはなさそうだ。大丈夫、私にもできる。

ロシオは私をマットレスの上にいざなうと、準備をするあいだ、上体を起こしておくように指示した。計量済みの結晶が入ったカプセルをガラス瓶に入れ、それをパイプの胴体部分の上にねじ入れた。そのあとヒキガエルに感謝を捧げ、何を望むか思い浮かべるようにと私に言った（ヒキガエル君が教えてくれることなら何でも）。ロシオはガラス容器の下のブタントーチに火をつけ、白い煙が上がってガラスに充満したら、パイプから軽く何度か吸い込んでみてと指示した。「そして最後に一度大きく吸い込み、できるだけ長く肺に止めておいて」

息を吐き出した記憶もなければ、マットレスに横たわったことも、毛布をかけてもらったことも覚えていない。いきなり頭の中に、耳を聾する轟きとともに、エネルギーがどっと流れ込んできた。私はかろうじて、準備していた「信じろ」「身をゆだねろ」という二言を絞り出した。それは私の呪文のようなものだったが、この最大級の心の嵐の前では、空しい祈りの言葉が書かれたただの紙切れに等しい。恐怖が襲いかかってきた。そして、水爆実験で吹き飛ぶことになるビキニ環礁に建っていた掘っ立て小屋さながら、「私」はもうそこにいなかった。「私」は圧倒的な爆発力によって紙吹雪のごとく粉々に吹き飛ばされてしまったし、その破片すらもはや頭の中には見つからない。なぜならそれも爆発して拡散し、そこにあるものすべてに紛れた。これが何にしろ、幻覚なんかじゃない。幻覚には比較対象としての現実があり、幻覚を見る実体が存在する。でももう何も残っていなかった。

残念ながら、「私」が消えても恐怖は消えなかった。この経験を私がどう記録するにしろ、以前マジックマッシュルームを食べたときに経験した自我の消えた意識も、今や恐怖の炎で焼き尽くされてしまった。実際、「私は存在する」と教えてくれるどんな証もすべて消え、それでも私は覚醒していた。「死ぬとこんな感じがするのか？　これがそうなのか？」そう考えているが、考えている主体はもはやいない。

ここで言葉が追いつかなくなる。本当は、炎も、爆発も、水爆の嵐もなかった。ただ、自分の頭の中で起きていることを、なんとかしてわかりやすい安定したイメージにしたくて、メタファーで表現してみただけだ。そのときは筋の通った考えなどなく、ただ純粋な恐怖があるだけだった。あとになって、これこそが神秘家が言う「戦慄的神秘《ミステリウム・トレメンドゥム》」、つまり、その前に立てば人は畏れ多くて震えてしまう、まぶしすぎてとても耐えられないような神秘（神にしろ、ほかの究極的・超絶的存在にしろ）なのか、と思ったのだ。ハクスリーはこれを「居心地のよい象徴の世界で多くの時を過ごすのに慣れている精神には耐えられぬほど大きなリアリティの圧力にうちひしがれ、崩壊するという恐怖」と表現した。

さあ、居心地のいい象徴の世界に戻ろう！

今回の経験のあと、私はふたつのメタファーのうちのどちらかに、結局のところくり返し戻ってきた。どんな言葉やメタファーやシンボルでも避けられないことだが、それは実際の経験を必然的に歪めてしまう*。それでも、少なくとも経験の影のようなものをなんとかつかみ、おそらくは人に伝えることができる。ひとつ目のメタファーは、打ち上げられたロケットの外にしがみついている自分だ。両手両脚をロケットの胴体にしっかりとまわしているが、急速に増していくGの力でがんじがらめになり、顔はこわばり、そのあいだも巨大な円筒形の発射物は雲の層をぐんぐんと切り裂いて、指数関数的にスピードと高さを増していく。こちらをつかんで離そうとしない地球の手を無理やり振り払おうとしながら、ロケットは今にも自爆しそうなほど激しく揺れる。しだいに薄くなっていく空気との摩擦による轟音で鼓膜が破れそうだ。

と、まあ、なんとなくそんな印象なのだ。

もうひとつのメタファーはビッグバンである。ただし、ビッグバンの逆回転だ。見慣れたいつもの世界が、時間も空間も物質も何もない、そのときは純粋なエネルギーが無制限にただ存在しているだけの一点に向かってするすると集約していく。それは、エネルギーの波形にできたさざなみの不完全性によって、エネルギー世界が時間や空間や物質に変換されていく前段階のことだ。私は一四〇億年を勢いよく遡りながら、現実が一つひとつ崩壊し、とうとう何もない無に戻るのを眺めている。あるのはすべてを呑み込む咆哮《ほうこう》だけだ。

とにかく恐ろしかった。

するとふいに、すべてを無に帰す純粋な力が逆方向に働きだす。世界を構成する要素が一つひとつ元通りになっていく。まず時間と空間の次元が帰ってきて、まだ散らばったままの紙吹雪みたいな脳みそがあるべき場所にすんなり戻れるよう座標が与えられる。よかった、ここは、どこかではある！　それからなじみ深い「私」に、履き古したスリッパみたいにするりと滑り込み、すぐに体の感覚が戻ってきたのに気づく。現実という映画を逆回転で観ているような感じだった。「存在」の巨木が水爆で吹き飛ばされ、四方八方に散ったすべての葉が、突然帰り道を見つけておのずと飛び戻り、現実という名の枝にこころよく迎えられて、元通りにくっついていくかのようだ。物事の秩序が、もちろん私も含めて再構築されていく。私は生きていた！

普段の現実へ落下し再突入するのは、思った以上にあっという間だった。あれだけつらく苦しい打ち上げに耐えたのだから、軌道に乗って無重力状態を味わえるものと思っていた。星になって天空に漂う至福を味わうのだ！　ああ、だがマーキュリー計画の初期の宇宙飛行士たちのように、私は弧を描いて空に飛び上がったかと思うと、無限の宇宙の静寂につかの間キスしただけで、すぐに地球に向かって落ちはじめた。

それでも、自分自身が、それから体が再構築されるのがわかると（思わず脚に手を走らせ、毛布の下で身もだえして、本当にそれがそこにあるか確認したくなった）、私は恍惚となり、今まで感じたことがないほどの幸福に包まれた。とはいえ、それはこの瞬間にしか感じえない幸福感というわけではなく、私がいま耐えた恐怖に対する反作用のようなもので、神からの贈り物というより、耐え難い苦痛から解放された喜びという感じだった。しかしその解放感は深く、限りなく大きかった。

体を再発見すると同時に、両膝を持ち上げたいという衝動に駆られ、脚を立てたとたん、股から何かが押し出されるのを感じた。だが痛みはなく、それは難なくするりと出てきた。男の子だ。赤ん坊の私だった。いかにも当然のことだと思えた。一度死んだ私は、こうして再生されたのだ。ところが生まれてきた新たな存在をよくよく見ると、それはいつしか息子のアイザックに変身していた。私は思った。生まれてきたわが子に対して母親しか感じることしかできなかった肉体的な親近感を体験できたことは、父親として幸運であり、まさに驚きだった。これまで息子とのあいだにどんな溝があったとしても、すべて消えた。頰を温かな涙が伝うのがわかった。

次に感じたのは、圧倒的な感謝の気持ちだった。何に対して？　再びそこに自分が存在していることに対して、そしてアイザックとジュディスの存在に対しても感謝していたが、何かもっと根本的なものへの感謝の気持ちがあった。生まれて初めて、「存在」そのものが、「何かがある」ということが、ありがたいと思えたのだ。それは必ずしも必然ではなく、とても奇跡的だと感じられ、当然だとはもはや思えなくなっていた。「生きている」ことには誰もが感謝するが、ただ「いる」こと、「ある」ことに感謝を捧げる人はそういないだろう。「何もない」ところにさっきまでいた私は、「ある」ということが賜物であり、そして謎でもあるのだと、二度と忘れるまいと誓った。

私はもっとなじみ深い、居心地のいい心の空間に入った。まだトリップは終わっていなかったが、考えをまとめ、思いどおりの方向に向けることはできる場所だ（考えの質については多くを望めないが）。私が肺に煙を吸い込む前、ロシオは、トードを試す人みんなにお願いするのだけれど、この経験を「和解の贈り物」とする方法を考えてと言った。今回の経験から自分の人生にプラスになるような考えを構築する、という意味だ。私は、「ある」ということと、その反対語になると思える「する」ということについて、考えようと決めた。この二元論は、ちょっとやそっとでは結論の出ない重大な問題だとは思うが、私がこれまで「する」ことにばかり集中し、「ある」ことをあまり重視してこなかったことは確かだった。

実際、人は何かを成し遂げるために「する」ことを好むものだが、ただ「ある」ことにも大きな価値があり、心の豊かさにつながるのではないか？　行動より黙考を優先させては？　ただ静かにそこにいること、（不完全な）他者をありのままに受け入れること、改善前のそのままの自分を受け入れることを、私は練習しなければならない。今という瞬間を、たとえどうであれ、そのまま味わう。変えようとしたり、描出しようとさえしないまま（ハクスリーはメスカリン・ジャーニーをするあいだ、これと同じことをめざそうとした。「もしいつもこんなふうに景色が見えていたら、ほかに何もしたくなくなるだろう」)。ところが、こうして静かに考え事をする気持ちのいい流れの中にいる今でさえ、なんとかして岸に上がって、自分が人生に大きな突破口を開いたことについて、ロシオに話したくて仕方がない。だめだ！　私は自分に言い聞かせる。ただここにいることを味わえ。

ゆうべジュディスと喧嘩をしたのだが、考えてみれば、まさにこのふたつの違いと、せっかちな私には「ただいる」ことができなかったのが原因だった。ジュディスはちょっとばかり不満をこぼしただけだったのに、私はただ同情したり、彼女自身やそのジレンマに寄りそうのではなく、すぐさま、それを改善するのに必要な実務的チェックリストを作りはじめたのだ。でも、そんなことはまったく望んでいなかったジュディスは、すぐに怒りだした。今なら、よかれと思って私が手伝おうとしたことがどんなにまずかったか、はっきりわかる。

つまりこれが私の「和解の贈り物」だった。「する」より「ある」へ。ところが、そう考えたとたん、問題点に気づいた。実際、かなり大きな問題点だ。「ある」を心がけようという決意そのものが、一種の「する」なのでは？　それでは根本的な矛盾ではないか。「あること」の本物のプロなら、絶対に決心などするはずがない！　私は哲学的矛盾でがんじがらめとなり、自分の今の脳みそでは解くに解けないパラドックスを生みだしてしまった。こうして、私にとって人生でも指折りの衝撃的体験は、三〇分後には、力なく笑う私を残して終了した。

あれから何ヵ月も経った今でも、最後のトリップのことをどう考えていいかわからない。あの物語が描いた乱暴なアーチ、衝撃的なクライマックスと直後に訪れた心安らぐエンディングは、普通の物語あるいは普通のジャーニーの形式を覆した。これまでのトリップには必ずあった、経験の意味を理解するのに必要な「始まり+中盤+終わり」という形がなかった。そのことと、あっという間だったせいで、あのジャーニーから充分な情報や知識を抽出するのが難しかった。残ったのは、「ある」ことの重要さというサイケデリック・ジャーニー特有の陳腐な認識だけだ（じつはトード体験の数日後、ジェイムズ・ファディマンから昔もらった電子メールをたまたま開いたら、こんな言葉で終わっていたのが不気味だった。それは詩のような形式で画面上に並んでいた。「君が何をしているにせよ／今すぐにそれをやめ／そして／何もしないことを私は望む」）。

まとめのセッションは大雑把だったから、自分で「トードの教え」を解き明かさなければならなかった。あれは神秘体験だったのだろうか？　それとも、あの奇妙な物質による付帯現象にすぎない？　あるいはその両方？　オリヴィアの言葉が頭で鳴り響いた。「つまらないこと訊かないで。あれは啓示だったの」実際に啓示だったとして、私に何が明かされたのか？

解き明かすにしろ、どこから始めていいかわからなかったので、ホプキンズ大やニューヨーク大でおこなわれているのと同じ方法で、自分の経験を数値化してみることにした。研究者が被験者に書いてもらう、神秘体験質問票（ＭＥＱ）*を自分でも試すのだ。それで自分の経験が評価できるかもしれない。

ＭＥＱでは、心理学者や哲学者が神秘体験の典型と考える思考やイメージ、感覚など三〇項目の心理現象がリストアップされ、それぞれについて自分の経験をランク付けする（質問項目は、ウィリアム・ジェイムズ、W・T・ステース、ウォルター・パンケの研究を参考に作られている）。「セッション全体を振り返り、いつの時点にしろあなたが経験した現象について」六段階で「評価してください」（〇の「まったくない」から、五の最高評価「これほどの経験は初めて」まで）。

簡単に評価できる項目もあった。「普段の時間の感覚を失った」は、五にチェックマークを入れた。「驚くべき経験だった」おやおや、これも五だ。「この経験は適切な言葉にしたくてもできないと感じた」そのとおり、これも五。「直感的に何かがわかったという感覚がある」うーん、「ある」ことの大事さという例のありきたりな事実の理解のことか。三ぐらい？　だが次の項目ははっきりしなかった。「永遠や無限を経験した気がする」時間の感覚が消え、怖い思いをしたあのときの感覚より、この文章にはポジティブな印象がある。「わからない」にチェックすることにした。「自分自身がより大きな全体に溶け込むような経験をした」も、水爆の爆発と自分が重なった感覚をプラス評価しすぎているように思えた。溶け込んだというよりばらばらになったという感じだが、まあいいだろう。評価四。

ではこれはどうしよう？　「究極の現実と遭遇したと確信している（経験のどこかの時点で、本物の現実を「知り」そして「見た」という感覚がある）」。経験を通じてある種の確信（たとえば「ある」ことと「する」ことについて）を得たのは確かだが、「究極の現実」が何にしろ、それと遭遇したことと表現するのはどうかと思う。同様にほかにもいくつかお手上げな項目があった。「とても深遠で神聖な経験をしたという感覚がある」（これはノー）、「『すべてはひとつ』という直感を得た」(イエスだが、ポジティブな印象はない。心の嵐に絡め取られ責め苛まれていたとき、ほかと違っていること、多様であることが、むしろ何より懐かしかった)。この手のいくつかの項目をどう評価するか悩みながら、どうやらこの質問票は、いま自分の持っている感覚とはまったく異なる方向に私を導こうとしているようだと感じていた。

ところが評価を計算してみると六一点で、驚いたことに、「完全な神秘体験」に振り分けられる得点を一ポイント超えていた。かろうじて合格ということか。あれは本当に神秘体験だったのか? 神秘体験のイメージとはずいぶん違う気がした。MEQは、私のトード体験を捕獲するには適さない漁網だったんだ、と結論した。この結果は、心理学的に誤って捕獲してしまった獲物であり、無視したほうがよさそうだ。

とはいえ、こんなふうに不満が残る結果が出たのは、トード体験が本質的に持つ性質——その強烈さ、一風変わった形式——のせいかもしれないとも思った。というのも、同じ質問票でサイロシビン・ジャーニーを評価してみたら、項目が自分の経験ともっとフィットして、評価もしやすかったからだ。たとえばチェロ組曲のことを考えただけでも、「自分自身がより大きな全体に溶け込んだ」とすんなり断言できるし、「とても深遠で神聖な経験をしたという感覚がある」し、「スピリチュアルな高みに達した」という感じもあれば、「究極の現実と遭遇した」とさえ言える。ただし、こういうどこか誘導的な表現を認めたとしても、それは私が超自然的な現実を信じているという意味ではない。

メアリーのもとで私が体験したサイロシビン・ジャーニーについてMEQの設問に答える

と、なんと六六点を叩きだした。なぜか、そんな高得点を取った自分に鼻が高かった（私はまたしても「する」人になっていた）。そういう体験をすることがそもそも私の目的だったのだし、少なくともこのテストを作った科学者たちによれば、私は神秘体験をしたことになる。なのに、神や宇宙的意識や、とにかくどんな神秘的なものも、信じる気にはなれなかった。神秘体験をすれば、無条件にそういうものが信じられるようになると期待していた（望んでいた？）のだ。

それでも、今までに経験したことのない、何か深遠な出来事が自分に起きたことは間違いなかった。「スピリチュアルな体験」と言っていいと思う――かぎカッコつきで、だが。私は昔から、スピリチュアリティというのは、自分が今まで一度も持てなかった「信仰」とつながっていて、スピリチュアリティから信仰が生まれるのだとばかり思っていた。だがこうなると、必ずしもそうとはかぎらないということか？

ただ、みずからサイケデリック・ジャーニーを経験して初めて、ニューヨーク大学で試験に参加したガン患者、ダイナ・ベイザーにインタビューしたときに感じた矛盾を解明できた。彼女はサイロシビン経験をする前も、したあとも、自分は無神論者だと認めていたのだ。ジャーニーのクライマックスを迎えたとき死の恐怖が消えたと言い、「神の愛を浴びた」と表現したにもかかわらず、終えたあとも神がいるとは思わないと断言した。ひとつの脳みそが、なぜこんな正反対の考えを持つことができるのか？　でも、今の私にはわかるような気がする。彼女が経験した愛の洪水は言葉にできないほど強力で、とても誰か個人とか世俗的なものが源泉だとは思えなかったし、純粋に無償の、まさに恩恵だと感じられた。ではそんな特大級の贈り物のことをどう伝えたらいいのか？　言葉にするとしたら、「神」ぐらいしかなかったのだろう。

私自身の経験を評価しようとしたときにも、やはり言葉にまつわる問題が生じた。偏見にまみれたもうひとつの重要な言葉、「神秘」である。普通では理解不能な、科学で説明できない経験を表現する言葉だが、どうも超自然現象みたいな胡散臭さがある。それでも、神秘という言葉を捨ててしまうのは間違いだと思うのだ。あまりにも大勢の偉人たちが、それこそ何千年も前から、この尋常ならざる体験にふさわしい言葉を探し、体験を理解しようと努力を続けてきた結果なのだから。彼らの証言を読んだとき、その表現に驚くほど共通点があることがわかる。私たち一般人には、いったい何について話しているのかさっぱりわからないとしても。

神秘学者によれば、神秘体験に共通する特徴として、一般に次のようなものが挙げられるという。自分自身も含め、ありとあらゆるものがひとつになるイメージ（「すべてはひとつ」という言葉で表現される）。何かに気づき、知ったという確信（「私に知識が明かされた」）。歓喜、幸福感、満足感。時間、空間、自我など、世界を構築する秩序の超越。何にせよ自分が感じ取ったものは神聖で（ワーズワースは、意味と「はるか深いところで混じり合っている何か」とした）、しばしば相矛盾する（自我は消えても意識は残る）感覚。そして最後に、体験の力を人に伝えようとどんなに言葉を尽くしても、結局は言葉にしきれないという確信（そこから生まれる罪悪感）。

ジャーニーの前は、こういう言葉や文章を見ると興ざめした。あまりにもわかりにくいし、宗教的な呪文みたいにさえ思えた。だが今は事実として認識できる。同様に、やけに大げさで抽象的に見え、読むとしてもざっと目を通す程度だった文学の中の神秘表現も、今ではジャーナリズムの亜種として読める。これから一九世紀の例を三つ引用するが、いつの時代にもこういう表現は見つかる。

ラルフ・ウォルド・エマソンは『自然』の中で、冬のニューイングランドの共有地を歩きながらこう書いている。

「荒涼とした土地に立ち、頭を爽快な大気に洗わせ、無限の空間の中にもたげるとき、すべてのいやしい利己心は、なくなってしまう。私は透明な眼球となる。私は無であり、一切を見る。『普遍的存在者』(神)の流れが私の中を循環する。私は神の一部あるいはかけらである」

あるいはウォルト・ホイットマンは、『草の葉』の初版(それ以降の版よりずっと短く、神秘度も高い)の最初の数行にこう書いている。

「すると地上のどんな論議もおよばぬ安らぎと認識がみるみるうちに湧き起こりぼくのまわりに広がった、

そしてぼくには神の御手がじつはぼく自身の約束だとわかり、

そして神の御霊《みたま》がぼく自身の兄弟だとわかり、

そしてぼくにはわかる、かつて生をうけたすべての男たちもぼくの兄弟であり、女たちも
　ぼくの姉妹であり、愛人であり、
そして宇宙を支える内竜骨*は愛である」

またアルフレッド・テニスン卿は、ある手紙の中で、子どもの頃からたびたび陥った「白日夢」についてこう表現している。

「突然、個人の意識の強い引力から解き放たれたかのように、個人そのものが無限の存在の中に溶けだし、消失するような気がするのである。だがそれはけっして混乱状態ではなく、むしろこれ以上ないほど明晰で、これ以上ないほどの確信に満ちている。まさに言語を絶する状態で、そこでは死など笑えるくらいありえない。個性がなくなっても（これがそうだとして）、それは死ではなく、むしろこれこそ本物の生だと思える」

私にとって何が変わったかといって、それは今ではこうした作家たちの話がすんなり理解できるということだ。それがどうやって成し遂げられたか、どう表現されたかは別にして、彼ら自身の神秘体験なのだとわかる。以前はむっつりと黙り込んでいるように見えた彼らの言葉が、急に何かを発信しはじめた。少なくとも、私のほうでそれを受け取る態勢が今はできている。文学や宗教を通じて、昔からずっとそういう発信がおこなわれてきたのに、電磁波と同

様、ある種の受信機がなければ理解できない。私はその受信機になったのだ。「無限の存在」みたいな表現は、あまりに大げさで抽象的すぎるので、以前なら素通りしていただろうが、今では、どこか見覚えのある具体的なイメージを伝えてくる。六〇年間閉*ざされたままだった、新たな経験世界に続くドアが開かれたのだ。

だが、そのドアをくぐり抜け、そこでおこなわれる会話に加わる権利が私にあるのだろうか？　エマソンにしろホイットマンにしろテニスンにしろ、彼らの神秘体験がどうかは知らないが、私の場合は化学物質を媒介したものだ。それってずるくないか？　いや、そうとも言えないだろう。精神的な経験はすべて、それがどんなに「超越的」に見えても、結局は脳内物質が仲介していると考えられる。その化学物質がどこから来たかということが、そんなに重要だろうか？　トリプタミンというまったく同じ物質が自然界にも人間の脳内にも流れていて、私たちはみなトリプタミン流水域の中でつながっているのである。そういう外生の物質によるものだとしたら、もはや奇跡とはみなせない？　取り出す場所が、キノコや植物やヒキガエル（！）だから？　ヴィジョンは自然から導かれ、ほかの生き物からの贈り物だからこそ、いっそう貴重だと考える文化が数多くあるということを、今こそ思い出すべきだろう。

今や公式に神秘体験とお墨つきをもらった私の体験については、解釈の仕方や描写する適切な言葉を依然模索中だ。だが、「スピリチュアル」という単語を使うことは、超自然的な意味合いを排除しさえすれば、まったく抵抗がない。私にとっては、自我を黙らせたときに生まれる強力な心理現象を表現するのに、「スピリチュアル」という単語はとても便利だ。少なくとも、自我という名の、とても親しみ深いのに、よく考えてみると奇妙な心の構造物が邪魔をして、今までとは次元がまったく違う新しい経験（舞台が自己の外側であれ、心の中であれ）ができなくなっているのだと、サイケデリック・ジャーニーは教えてくれた。また、自我より意識のほうがはるかに大きいと仏教徒は訴えるが、私にはどうしても意味がわからなかった。だが、自我が口をつぐんだとき、初めてそれが見えてきたのである。そして、自我の消滅（あるいは超越）はちっとも怖くないということも、同じようにわかった。実際、心の成長のためにはそれが欠かせないのだ。

しかし、心の指揮を執るのは自分だと言い張る、内なる偏執狂である自我は、ずる賢く、手綱を放すまいと必死に抵抗する。自分はなくてはならない存在だと思い込んでおり、ジャーニーの前や最中に、ないがしろにされてなるものかともがく。トリップが近くなると夜眠れなくなったのは、まさにそのせいではないかと思う。おまえは何もかも台無しにしようとしているぞと私を脅していたのだ。だが自我が恐れていたのは、自分の独裁体制が台無しになることだった。

ハクスリーが心の「減量バルブ」――私たちの覚醒意識に世界の一部だけを入れ、大部分を排除している機能――と言うとき、彼の念頭にあるのは自我だ。かの狭量で用心深い警備係は、現実のごく狭い範囲しか中に通さない。「われわれが生き残るのに役立つようなほんの一滴の意識」を流し入れるだけなのだ。もちろん自然淘汰という面では、それは目覚しい働きを見せる。人に先んじ、人に好かれ愛され、満足な食料を手に入れ、生殖の相手を見つける。仕事をしろと私たちにハッパをかけ、目の前の仕事から気を散らすようなものは徹底的に除去する。心の中にある記憶や強い感情にしろ、外側の世界から来るニュースにしろ、私たちがうっかり手を伸ばしたりしないよう厳しく見張っている。

自我は、主観という恩恵を自分だけのものにしておきたいので、存在を認めるものについては客観化する傾向がある。だから私たちは、世界にはほかにもたくさんの魂があるということ、言い換えれば自分以外にも主観が無数にあるということが、なかなか見抜けない。サイロシビンによって自我の声が聞こえなくなったとき初めて、庭の植物にも魂があると気づいたのは、それが理由だ。一九世紀のカナダ人精神科医で神秘家でもあるR・M・バックの言葉を借りれば、「世界は命なきものでできているのではなく、逆に、生ある存在で構成されているのだと知った」。同じ現象を科学的に表現すると、すなわち「環境」や「共生」であり、あらゆる種が主観としてほかの主観と関わり合いながら生きているということだ。しかし、この概念を人間の心と体に置き換えると、私が最初のサイロシビン・ジャーニーで経験したように「はるか深いところで混じり合う」ことを意味し、これこそが神秘体験だと私は考えたい。ほかのサイケデリック・ジャーニーでもさまざまなものと混じり合った。バッハの無伴奏チェロ組曲と、息子のアイザックと、祖父のボブと、すべての魂をじかに感じ、抱き合い、そのたびに感情が洪水となってこみ上げた。

つまり神秘体験とは、「あらゆる卑しい利己心が消えた」あとにぽっかり空いた場所で起きることにほかならないのかもしれない。恐怖や驚きが意識に流れ込んでくるのを、普段は自我が食い止めている。いつもは私たちには見えない、感覚スペクトラムの端っこを素通りするようなものさえ、急に感覚器官がとらえるようになるのだ。自我が眠っているあいだに心は自由に活動し、意外な思考パターンや新しい結びつきを提案する。自己と世界を隔てる大きな溝は、いつもは自我が厳しくパトロールしている無人地帯だが、自我が消えると溝も消え、まわりとつながり合っている感覚が生まれて、自分はより大きな存在の「一部あるいはかけら」だと感じられる。そのより大きな存在を「自然」と呼ぶか「偏在精神」と呼ぶか「神」と呼ぶかはどうでもいいことだ。だが、このすべてが混じり合う坩堝《るつぼ》にいるときにこそ、死の恐怖が消えるらしい。

第五章 神経科学――幻覚剤の影響下にある脳

では、脳の中ではいったい何が起きていたのか？

私は化学物質のおかげで毎回トリップに出発したわけだが、戻ってくるたびに、意識を化学でどこまで解明できるのか、脳と心の関係を化学で説明できるのか、興味がふくらんだ。キノコやヒキガエル（あるいは人間の化学者）が作り出した化学物質が、どうやって意識の新次元を切り拓くのか？　しかも、ジャーニーのあいだだけでなく、その物質の影響が消えたはるかあとまで、人の物の見方をがらりと変えてしまうほどの威力があるのだ。

実際、その化学物質とは、サイロシビン、LSD、5-MeO-DMTの三種類だが、その構造をちらりと見ただけでも（そして私は高校時代に化学でDを取った人間だ）、たがいによく似ているとわかる。三つともトリプタミンという有機化合物（正確に言うと、インドール）であり、ふたつの環が結合した構造が特徴で、そのうちのひとつに六つの原子、もう片方に五つの原子が含まれる。自然界の生物にはトリプタミンがあふれていて、植物や菌類、動物にも含まれ、たいていは細胞間のシグナル分子として働く。人体が持つトリプタミンで最もよく知られているのは神経伝達物質セロトニンで、化学名を5‐ヒドロキシトリプタミンという。幻覚性物質と構造がよく似ているのは偶然ではない。

神経伝達物質としてはセロトニンはよく知られているかもしれないが、その性質はほとんど謎のままだ。たとえば、セロトニンは十数種類以上の受容体と結合するが、その受容体は脳内だけでなく体じゅうに散らばっていて、とくに消化管にかなりの数が存在する。そして、受容体のタイプやある場所によって、セロトニンはまったく異なる働きをする傾向がある。神経を刺激する場合もあれば、逆に抑制することもあるのだ。文脈によって、あるいはそれが文中のどこに置かれているかによっても、意味が劇的に変わる語句みたいなものだと言える。

いわゆる「従来型幻覚剤」と呼ばれるトリプタミン系のグループは、5‐H_{2A}という特定のセロトニン受容体に対する親和性が高い。この受容体は、脳の中でも最も外側にある、進化という点ではいちばん新しく完成した、大脳皮質に大量に存在している。基本的に、幻覚性物質はセロトニンとよく似ているので、この受容体と結合して活性化させ、さまざまな作用を引き起こす。

面白いのは、ＬＳＤはセロトニンそのもの以上に5‐H_{2A}受容体との親和性が高いことだ。つまりくっつきやすいのである。まさに本物より偽者のほうが（化学的に）説得力がある好例である。このことから、人間の体は、とくに5‐H_{2A}受容体を活性化するのに、これにもっと適合性の高い、セロトニンとは別の化学物質を作りだしているに違いないと考える科学者もいる。たとえば、夢を見ているときなど特殊な環境で分泌される、内生性の幻覚性物質とか。候補のひとつはネズミの松果体《しょうかたい》からごく微量見つかった幻覚性物質DMTだ。

一九五〇年代以降、セロトニンとLSDに関する研究は密接に関係し合いながら進み、実際、ごく微量のLSDが意識に大きく作用するとわかったことがきっかけで、一九五〇年代に神経科学の新分野が発展し、抗うつ剤のSSRI（選択的セロトニン再取り込み阻害薬）の開発にたどり着いた。しかし、LSDやサイロシビンのような幻覚剤が5-H_{2A}受容体と結びついて脳に作用することが証明されたのは、一九九八年になってからだ。幻覚剤神経科学のパイオニアのひとりであるスイスの研究者フランツ・フォーレンヴァイダーは、この受容体をブロックするケタンセリンという薬剤をまず被験者に与え、そのあとサイロシビンを処方した。すると何も起きなかったのである。

しかし、たしかにフォーレンヴァイダーの発見は重要だったとはいえ、それは幻覚剤化学が幻覚剤意識にたどり着くまでの長く曲がりくねった道のりの、最初の小さな一歩にすぎない。5-H_{2A}受容体が心に通じるドアの鍵前であり、幻覚剤がそれを開ける鍵だとして、そうして化学的にドアが開かれたあと、どうやって私が感じたこと、経験したことにつながるのか？　たとえば、どうして自我が溶解したり、主客の区別がなくなったりするのか？　あるいは、私の心の目に、メアリーがマリア・サビーナに変身したように映ったのはなぜか？　言い換えれば、脳化学によって、サイケデリック経験の「現象論」が、多少なりとも解明できるのか？

こうした疑問はすべて、当然ながら意識の中身に関わる問題だが、少なくとも今までのところ、神経科学というツールではとらえきれていない。意識というとき、私は単に「意識がある状態」だけを意味しているわけではない。「意識がある状態」とは、環境の変化を知覚する、生物が持つ基本的感覚であり、これは経験的に簡単に計量できる。こういう限定的な意味で考えるなら、植物さえ意識があることになる（植物に本格的な意識があるかという疑問だが）。だが、神経科学者や哲学者、心理学者が考える「意識」とは、私は経験を持つ自己である（あるいは自己を持っている）という間違いようのない感覚をさす。

ジークムント・フロイトは、「自己の意識、みずからの自我ほど、確かだと思えるものはほかにない」と書いた。しかし、他者が意識を持っているかどうかについてはそこまで確信は持てないし、相手が別の生物ならなおさらである。なぜなら、意識は存在するという自分の経験を外側から検証する物理的な証拠はないからだ。これほど確かだと思えることが、人間が何かを知るうえで最も確実な方法だとされる科学では、確かめられないわけだ。

このジレンマによってドアは開いたまま放置され、科学者のかわりに作家や哲学者がそこから中に足を踏み入れた。他の生物が意識を持っているか否かを確かめる古典的な思考実験を、アメリカの哲学者トマス・ネーゲルが、一九七四年の有名な論文「コウモリであるとはどのようなことか」でおこなった。もし「コウモリであるとはどのようなことかに答えがある」とすれば、つまり、コウモリの経験に主観的側面があるとすれば、コウモリは意識を持っていると言えると、彼は論じた。彼はさらに、「〜であるとはどのようなことか」という方法論は、けっして無生物には還元できないとした。

ネーゲルの考えが正しいか否かは、意識研究の分野で最大の議論となっている。問題の核心部分は、しばしば「意識の難問」あるいは「説明のギャップ」という言葉で表現される。心あるいは主観的意識体験を、どう肉体的に、つまり脳の物理的構造や脳化学によって説明すればいいのか？　たいていの（すべてではない）科学者は、意識は脳の産物なのだから、神経や脳構造や脳化学、脳の情報ネットワークのような物理的事実の付帯現象として、いずれは説明されると考えている。だがそんなのは、ずいぶん不精な仮説だと思える。とはいえ、このことを証明するのはとても難しく、はたして答えなど出るのかと疑問視する神経学者も多い。そもそも主観的経験――あなたであるとはどのようなことか――のようにとらえどころのないことを、科学の問題に還元することが可能なのか？　こういうことを論じる科学者や哲学者はときに神秘家《ミステリアン》と呼ばれ、これはけっして褒め言葉ではない。たとえば、意識は世界に広がっており、現実世界を構成する基本要素のひとつとして、電磁気や重力などと同列に考えるべきだと主張する科学者もいる。

幻覚剤が意識の問題に光明をもたらしそうだと考えるのは、当然の成り行きだろう。幻覚剤には、いわゆる通常の覚醒意識システムを壊し、その根本要素をあらわにする強い力がある。たしかに、麻酔薬による意識断絶も手段のひとつだが、麻酔は被験者の意識をなくしてしまうので、データがあまり多くない。一方、幻覚剤を摂取した人は意識を保っており、経験をリアルタイムで報告できる。今は、こうした主観的経験の報告に、さまざまな画像を用いた脳活動の計測を組み合わせることが可能だ。一九五〇年代や六〇年代の第一波の幻覚剤研究では使えなかったツールである。

LSDやサイロシビンとこうした最新技術を組み合わせて、ヨーロッパとアメリカ合衆国の両方で、一部の科学者が意識研究に新たな窓を開こうとしている。そこから垣間見られる事実によって、脳と心の関係に対する理解が今後大きく進む可能性が高い。


人間の意識という大地の地図作製をめざす、幻覚剤を使った最も野心的な神経科学〝遠征〟は、ウェストロンドンのインペリアル・カレッジ、ハマースミス・キャンパスにある精神医学センターの実験室でおこなわれている。最近完成したばかりのそのキャンパスは、近未来的だが妙に気が滅入る建物群で構成されていて、それぞれがガラス張りの空中通路でつながり、正式なIDカードだとスキャナーが感知すると、音もなくガラスのスライド式ドアが開く。ここにある、優秀なイギリス人精神薬理学者デヴィッド・ナットの研究室で、ロビン・カーハート＝ハリスという三〇代の神経科学者の率いるチームが、二〇〇九年から、サイケデリック経験の「神経相関」、つまり体における対応部位を明らかにする研究を続けている。有志の被験者にLSDやサイロシビンを注射し、機能的核磁気共鳴断層画像（fMRI）や脳磁図（MEG）などさまざまな走査技術を使って脳内の変化を観察することで、自我の溶解や幻覚が起きているときに脳がどんな様子なのか、初めてのぞき見るチャンスができたのである。

こんな普通ではありえないような、いかにも議論を呼びそうな研究プロジェクトがスタートできたのは、二〇〇五年、イングランドの地に、三人のかなり変わった性格と実績の持ち主がたまたま集結したからだ。デヴィッド・ナット、ロビン・カーハート＝ハリス、ウィミス・アンド・マーチ伯爵夫人ことアマンダ・フィールディングの三人である。

ロビン・カーハート＝ハリスがデヴィッド・ナットの精神薬理学研究室にたどり着くまでにはかなりの紆余曲折があった。彼はまず大学院で精神分析学を学んだのである。当時、精神分析学は科学というより分析不能な信念の集積のようなものだとして、神経科学者たちの眼中にはなかった。しかしカーハート＝ハリスの考えは正反対だった。彼はフロイトやユングの理論にすっかりはまり、精神分析理論に夢中になったが、一方で、科学的な厳密さに乏しい点や、この理論が心の中で最も重要視している部分、つまり無意識を探るツールが限られている点が不満だった。

「無意識を探る方法が夢と自由連想法しかないとしたら」初めて会ったときに彼は言った。「袋小路ですよ。きっとほかにもやり方があると思っていました」ある日彼は、もしかすると薬物という方法もあるのではないかとゼミの教授に尋ねた（その直感は、個人的な経験や研究にもとづいているのかと尋ねると、その点についてはできれば触れたくないとカーハート＝ハリスははっきり言った）。するとと担当教授から、スタニスラフ・グロフの『*Realms of the Human Unconscious*（人間の無意識領域）』という本を勧められた。

「僕は図書館に行き、その本を隅から隅まで読んだんです。衝撃でした。僕の青年時代の方向性は、それで決まりました」

カーハート＝ハリスはせっかちで生真面目な細身の若者で、髭は丁寧に手入れされ、水色の目を大きく見開いて、めったにまばたきもせずにこちらをじっと見る。彼は計画を立て、その後数年間はそれに沿って行動した。幻覚剤と最新の脳画像化技術を駆使して、精神分析学という大きな建物の下にハードサイエンスによる基礎を作ろうと考えたのだ。「フロイトは、夢こそが無意識に向かう王道だと言いました。でも幻覚剤はたぶん高速道路なんです」カーハート＝ハリスの態度は控えめで、謙虚と言ってもよく、そんな大胆な野望を胸に秘めているとは少しも思えなかった。彼はよく、天文学には望遠鏡が、生物学には顕微鏡が役立ったように、心を理解するには幻覚剤が役立つ、というスタニスラフ・グロフの金言を口にする。

カーハート＝ハリスは二〇〇五年に精神分析学で博士号を取得したあと、幻覚剤神経科学に軸足を移すことにした。人からいろいろと話を聞き、ネットで検索をするうちに、自分のプロジェクトに興味を持ち、手を貸してくれそうな地位にいると思われるふたりの人物、デヴィッド・ナットとアマンダ・フィールディングにたどり着いた。彼はまずフィールディングに接触を試みた。彼女は一九九八年に、向精神薬の脳への影響の研究を支援し、薬物法の改正を訴えるロビー運動のために、ベックリー財団を設立した。財団の名前は、一四世紀にオックスフォードシャーに建設されたチューダー様式の巨大なマナーハウス、ベックリー・パークに由来する。彼女はそこで生まれ育ったのだ。二〇〇五年、フィールディングはそのマナーハウスへカーハート＝ハリスをランチに招いた（先日私もベックリーを訪れたのだが、塔がふたつ、濠《ほり》が三つあった）。

一九四三年生まれのアマンダ・フィールディングは、いかにもイギリス貴族らしい変人だ

（ハプスブルク家と、チャールズ二世のふたりの非嫡出子の血を引いている）。比較宗教学と神秘学を学んだ彼女は、昔から変性意識状態に興味があり、とくに脳内で血流が果たす役割に関心が強く、ホモ・サピエンスは直立歩行を始めてから脳内血流が悪くなったのだと考えている。ＬＳＤは脳内血流を改善し、認知機能を高めたり高次の意識状態を引き出しやすくするという。同じ結果をもたらすもうひとつの方法が、古来おこなわれてきた穿孔術《せんこう》だと彼女は語る。本題から逸れるが、これについて少し説明したい。

穿孔術とは、頭蓋骨に浅く穴をあけて、脳内の血流を向上させるというものだ。要するに、赤ちゃんのときにあった頭蓋骨の隙間は閉じてしまうが、これを再現するのである。頭部にきれいな穴があいている古代の人骨が多数見つかっていることから、医学的処置として古くからおこなわれてきたらしい。穿孔術によって高次の意識状態に到達しやすくなると信じるフィールディングは、自分に施術してくれる専門医を探したが、誰も願いを聞き入れてくれないと知ると、一九七〇年、電動ドリルでみずから額の真ん中に小さな穴をあけた。彼女はその一部始終を、『ハートビート・イン・ザ・ブレイン』と題した短いがぞっとするドキュメンタリー映画に収めている。施術の結果に満足したフィールディングは、「国民の健康のために穿孔術を」と訴えて、国会議員選挙に二度にわたり出馬した。

たしかにアマンダ・フィールディングは変人かもしれないが、けっして無能ではない。ドラッグ研究も薬物法改正についても、真剣かつ戦略的に取り組み、成果をあげてきた。最近では、脳の機能改善をめざすフィールディングの関心は、穿孔術から幻覚剤に移っている。彼女自身は一種の「脳強壮剤」として、「創造力と熱意が向上するスイートスポットを刺激するけれど、自己統制は失わない」量のLSDを毎日一回使用するマイクロドージングを実施しているという。本人の話では、毎回一五〇マイクログラムもの量を摂取していたときもあったらしい。マイクロドーズとはとても言えない量で、それだけ飲めば、私も含めたいていの人が完全なトリップに送り込まれる。でも、頻繁に使うと耐性ができて、一五〇マイクログラムでも「意識がきらっと輝く」ぐらいの効果しか出ない可能性もある。フィールディングは、幻覚剤科学について新たな対話がしたくても、自分が障壁になっているということを、あっけらかんと語った。「私はドラッグ常習者だし、こんなお屋敷に住んでるし、頭に穴もあいている。だから、私じゃだめなんだと思う」

そういうわけで、二〇〇五年にロビン・カーハート＝ハリスという野心にあふれた若い科学者とベックリーで昼食をともにし、LSDとフロイトを組み合わせる研究をしたいと聞かされたとき、フィールディングはすぐに有望だと見抜き、脳の血流に関する自分の理論をテストする機会にもなりそうだと考えた。彼女はカーハート＝ハリスに、そういう研究なら財団は喜んで支援するし、当時はブリストル大学の教授で、フィールディングの薬物法改正運動に参加する仲間でもあった、デヴィッド・ナットと連絡を取ることを勧めた。

ナットはナットで、アマンダ・フィールディング同様、イギリスでは悪名高い人物だ。よく響く大声で笑う、口髭を生やした、六〇代の陽気で大柄な男で、彼がとりわけ悪名を馳せたのは二〇〇九年のことだった。彼が委員長を務めていた薬物濫用に関する政府の諮問委員会を、内務大臣から罷免されたのだ。委員会の役割は、個人や社会へのリスクにもとづき違法薬物の分類をして、政府に助言するというものだった。薬物依存やベンゾジゼアピン系の薬物（たとえばジアゼパム）の専門家であるナットは、合法か違法かにかかわらず、さまざまな向精神薬のリスクを経験をもとに量化するという、政治的にはかなり重大な過ちを犯した。彼は自分の研究から結論を導き、尋ねられれば決まって、大麻よりアルコールのほうが危険だし、エクスタシーの使用は乗馬に比べれば安全だと訴えた。

インペリアル・カレッジにあるオフィスで会ったとき、ナットは言った。「だが、クビになったのは、生放送のモーニングショーに出演したとき、『お酒のほうがLSDより危険だなんて、本気で言っているわけではないですよね？』と訊かれて、『もちろん本気ですよ！』と答えたことが最大の原因だよ[*]」

ロビン・カーハート＝ハリスは二〇〇五年にデヴィッド・ナットに会いにいった。ブリストル大学の彼のもとでぜひとも幻覚剤について学びたかった。だから戦略を考えて、フィールディングから支援が受けられそうだということも伝えた。あっさり門前払いされた、と彼は当時のことを振り返る。「『考えがあまりにも強引すぎる。君には神経科学の経験もないし、まったく現実離れしている』でも僕は『すべてをなげうって、これに賭けるつもりで来たんです』と訴えました」青年の決意に胸を打たれ、ナットはこんな提案をした。「私のところで博士号を取りなさい。それから、何かあまり問題のない研究にまずは取り組むこと」これが、セロトニン系へのMDMAの影響の研究だった。「そのあと幻覚剤に進もう」

〝そのあと〟が始まったのは二〇〇九年のことで、カーハート＝ハリスはすでに博士号を取得し、アマンダ・フィールディングの支援を受けてナットのもとで研究を続けていたが、この年ついにサイロシビンが脳に与える影響の研究に、国民保健サービスと内務省からの承認がおりたのだ（ＬＳＤの研究はその数年後に開始される）。カーハート＝ハリスは最初の被験者として名乗りをあげた。「人に薬物を与えて画像検査するなら、まずは自分を実験台にするのが誠意というものだと思ったんです」しかし、そうナットに話すと、「僕は心配性だから、この実験に臨むには心理状態が心配だと説得されました。それに、実験に参加してしまうと、客観性が損なわれる恐れがあるとも言われたんです」結局、同僚が最初のボランティアとなり、サイロシビンの注射を受けたのちに、トリップ中の脳がｆＭＲＩでスキャンされた。

カーハート＝ハリスの作業仮説は、とくに感情を司る分野で、脳の活動が活発化するというものだった。「夢を見ているときの脳を想定していたんです」スイスの神経科学者フランツ・フォーレンヴァイダーは、別の走査技術を使って、幻覚剤が脳の活動を刺激し、とくに前頭葉（実行機能のほか、高度な認知機能を司る領域）を活発化させることを示すデータを発表していた。ところが最初の総合データを目にしたとき、カーハート＝ハリスは驚いた。「逆に血流量が少なくなっていたんです」血流量は、ｆＭＲＩで測定できる、脳活動量を示すデータのひとつである。「何かミスをしたのか？　本当に頭をかきむしりたくなりました」ところが、その血流量の最初のデータは、脳活動が活発化した場所をピンポイントで特定する酸素消費量の変化に注目した二度目の検査で、正しさが裏づけられた。カーハート＝ハリスとその同僚たちは、サイロシビンは、ある特定の脳内ネットワークの機能を低下させることで、脳活動を減少させることを発見した。その特定の脳内ネットワークとはデフォルトモード・ネットワークであり、当時はカーハート＝ハリスもほとんど知らなかったのだ。

彼はそれについて調べはじめた。デフォルトモード・ネットワーク（DMN）の存在が知られるようになったのは二〇〇一年のことだ。ワシントン大学の神経学者マーカス・レイクルが「プロシーディングス・オブ・ザ・ナショナル・アカデミー・オブ・サイエンス」（PNAS）誌に、それについて書いた画期的な論文を発表したのである。このネットワークは、大脳皮質の各部分を、記憶や感情などを含む、より深くにある古い脳構造とつなげる、きわめて重要な、脳活動の中心的ハブを形成している*。

じつはデフォルトモード・ネットワークは、脳画像化技術*を用いた脳研究のうれしい副産物として、いわば偶然発見された。典型的なfMRI検査は、検査の開始を待つあいだ、まず被験者が装置の中で静かに横たわり、「安静時」の神経活動という標準データを構築するところから始まる。レイクルは、被験者が何も考えていないまさにそのときに活発化する脳の領域がいくつかあることに気づいた。私たちが何に注意を向ける必要もなく、精神的タスクが何もないとき、つまり脳の「デフォルトモード」のときに活動するのが、この脳構造ネットワークなのである。言い方を変えると、レイクルは、私たちの心がふらふらとさまよう——白日夢を見る、思いを巡らす、過去を振り返る、反省する、不安を抱く——場所を発見したのだ。意識が流れるのは、まさにこの構造の中かもしれない。

デフォルトモード・ネットワークと、外界から注意喚起されるたびに活性化するアテンショナル・ネットワークは一種のシーソー関係にある。つまり一方が活発化しているとき他方は沈静化し、逆もまたそうなる。しかし、誰でも身に覚えがあるとは思うが、外界でとくに何も起きていなくても、心の中ではたくさんのことが起きている（実際、ＤＭＮは不釣合いに脳内エネルギーを消費している）。外界の刺激に対応する知覚からは離れて機能するＤＭＮは、私たちが高次の「メタ認知」プロセスに従事しているときに最も活発化する。メタ認知プロセスとは、たとえば内省や心の中でのタイムトラベル、精神的な建築（たとえば自己や自我の構築）、道徳的理由づけ、「心の理論」――たとえば他者であるとは「どういうことか」を想像するときのような、人の気持ちになってみる能力――などである。これはすべて人間、とくに成人した人間だけが持つ機能だ。デフォルトモード・ネットワークは、子どもの発達段階でも後期になるまで働かない。

「脳システムはヒエラルキーなんです」カーハート＝ハリスは、私のインタビューの中でそう話した。「上位の領域は」大脳皮質にたいていは存在している、進化の遅い段階で発達した部分である。「たとえば感情や記憶のような下位の（古い）領域に対し、抑制的に働きます」全体として、デフォルトモード・ネットワークは脳のほかの部分に対してトップダウンに働き、そうした各部分の多くはＤＭＮという中心的ハブを通じて相互に交流している。カーハート＝ハリスはＤＭＮについて、「全システムを管理し、ひとつにまとめ」、統制をはみだそうとする傾向を監視する役割を果たす、脳内「オーケストラの指揮者」、「会社経営者」、「国家の首都」など、さまざまな呼び方をする。

脳は、たとえばこちらは視覚処理、あちらは動作コントロールというように、異なる分野に専門化した複数のシステムで構成され、各システムはそれぞれ独自に機能している。「各システムは平等ではなく、優先順位があるおかげで、混乱が避けられる」とマーカス・レイクルは書いている。「脳の特定領域から出される電気信号は、ほかより優先される。このヒエラルキーの頂点に立つのがDMNで、オーケストラの指揮者よろしく、あるシステムから発せられた信号の不協和音がほかを邪魔しないように管理する」DMNは、放っておくと混乱して精神疾患に推移する恐れさえある、とても複雑な脳内システムの秩序を保つのだ。

すでに触れたように、デフォルトモード・ネットワークは心の中の建造物や投影物を作る役割も果たすらしく、とくに重要なのが自己あるいは自我*の構築である。だから一部の神経学者はこれを「ミー・ネットワーク」と呼ぶ。研究者から形容詞のリストを渡されて、どれが自分に当てはまるかと訊かれたとき、あなたのDMNはフル稼働しはじめる（SNSで「いいね！」をもらったときもやはり活発化する）。じつは、DMNの中にある中継点《ノード》群が自伝的記憶を作っていると考えられている。私たちは、過去の経験をいま自分に起きていることや未来はどうなるかという想像と結びつけ、自分は何者かという一貫した物語を作りあげるのである。

独自の過去と未来に続く軌跡から成る自己の成立は、人間の進化の輝かしい成果のひとつだが、もちろん欠点もあるし、障害が起きる可能性を秘めている。たったひとりの自己という感覚は、すなわち他者や自然から切り離される感覚である。内省はすばらしい知的・芸術的成果物に結びつくが、その一方で利己主義やさまざまなタイプの不幸感といった破壊的な心理形態も生む（よく引き合いに出される論文「さまよう心は不幸な心」では、不幸感とあれこれ思い悩む時間のあいだには強い相関性があることが明らかにされている。あれこれ悩むことこそ、デフォルトモード・ネットワークの主要活動である）。しかし、いずれにせよ、自己とは揺るぎない既存の事実であり、何よりリアルな存在であり、意識ある人間にとっては生きる基盤だと、私たちは受けとめている。少なくとも私はそう感じていた。サイケデリック体験によって、疑念を持つようになるまでは。

おそらく、カーハート＝ハリスの最初の実験で最も衝撃的な発見だったと言えるのは、デフォルトモード・ネットワークの活動が急低下したときと、被験者が「自我の溶解」を経験したと訴えた時点が一致していたことだろう（「私は、観念としてあるいは概念として、存在しているだけだった」とある被験者は報告した。別の被験者は、「どこまでが自分で、どこからが〝周囲〟なのか、わからなかった」と語った）。DMNでの血流量と酸素消費量が急落すればするほど、被験者が自我の消失感を訴える傾向が高かった。*

二〇一二年、カーハート＝ハリスが実験結果をPNAS誌に発表した（「fMRIによって明らかになったサイロシビンによる幻覚状態と脳神経との相関」*）直後、経験豊富な瞑想者の脳をfMRIを使って研究していたイェール大学の研究者ジャドソン・ブルワー*は、自分のスキャン画像とカーハート＝ハリスのそれが酷似していることに気づいた。瞑想者たちが自己を超越したとき、DMNが沈黙する様子がfMRIで観察されたのである。DMNの活動を示すデータが急落するときに自我が一時的に消え、ふだん私たちが認識している自己と世界、主観と客観といった区別が消えてしまうらしいのだ。

より大きな全体に一体化すると感じるこの感覚は、もちろん神秘体験ならではの特徴だ。周囲から独立した個の感覚というのは、他との境界を持つ自己存在や、主観と客観のあいだに引かれるはっきりした境界線の有無にかかっている。だが、そのすべてが単なる心の中の建築物であり、一種の幻なのかもしれない――仏教の教えが訴えようとしているように。サイケデリック経験における「非二元化」でわかるように、自己が消えても意識は残り、私たち（あるいは「自己」）が思うほどそれは「なくてはならないもの」ではない。カーハート＝ハリスは、主観と客観の境界がなくなることが、神秘体験の別の特徴についても説明するのではないかと言う。つまり、神秘体験で得る洞察が、客観的な真実だと感じられることについてだ。それはただのよくある直感ではなく、何かから開示された真実だと誰もが思うのである。ある種の洞察が単に主観的なものだ、つまりその人の意見だと判断するには、そもそも主観がなければならない。だが幻覚剤による神秘体験ではまさにそれが消失するのである。

神秘体験は、まさに脳のデフォルトモード・ネットワークが非活性化したときの感覚なのかもしれない。DMNの非活性化はさまざまな方法で起こすことができる。ロビン・カーハート＝ハリスとジャドソン・ブルワーが実証したように幻覚剤と瞑想がその筆頭だが、ほかにもある種の呼吸法（たとえばホロトロピック・ブレスワーク）や感覚遮断、断食、祈禱、圧倒的なショック体験、エクストリームスポーツ、臨死体験なども挙げられるだろう。そうした活動中に脳の走査検査をしたら何がわかるか？　推測しかできないが、ブルワーやカーハート＝ハリスが発見した同じデフォルトモード・ネットワークの非活性化が見られる可能性がきわめて高い。この非活性化は、ネットワークへの血流の制限、大脳皮質内のセロトニン2A受容体に対する刺激、あるいは、通常は脳の活動をまとめている振動リズムの阻害、などが原因ではないかと考えられている。だが、それがどうやって起きるにしろ、とにかくこのネットワークがオフラインになったときに、私たちは思いがけない意識状態を体験できるらしい。身体的な一体感あるいは陶酔感というのもすばらしいが、それに勝るとも劣らない全体感、エクスタシーのひとときを味わえるのだ。

デフォルトモード・ネットワークが脳活動の奏でる交響曲の指揮者なら、それが一時的に舞台から姿を消せば、実際、不協和音や精神的な障害が増すのでは、と思うだろう。サイケデリック・ジャーニー中の人はまさにそんなふうに見える。カーハート＝ハリスとその同僚たちは、その後もさまざまな脳画像化技術を駆使して実験を続け、ＤＭＮが指揮棒を下ろしたときに神経オーケストラの各部分で何が起きるのか、研究を始めた。

全体としては、デフォルトモード・ネットワークは脳の各部分に対して抑制的に働き、とくに感情や記憶を司る大脳周縁系を厳しく監視している。その点で、無意識領域のイドの無秩序さを自我が管理しているというフロイトの説と重なる（デヴィッド・ナットはこのことを、ＤＭＮの中では「神経細胞は抑制に向かって相互協力する」と単刀直入に述べている）。ＤＭＮが舞台を下りるとほかの精神活動を「締めつけていた手綱が解かれる」だろうとカーハート＝ハリスは予想し、事実、幻覚剤の影響下にある脳を画像検査すると、大脳周縁系を含む複数の箇所が活性化する（血流量や酸素消費量が上昇した）のがわかった。こんなふうに制止が解かれたのだとすれば、通常の覚醒意識ではお目にかかれない、たとえば感情や記憶、ときにはずっと埋もれていた子どもの頃のトラウマまでが、意識の表面に浮上してくる理由も説明がつく。だからこそ、一部の科学者やセラピストは、幻覚剤には、無意識領域にある要素を表面化し、探るという有益な使い方があると主張するのだ。

しかしデフォルトモード・ネットワークは、内側にあるものを外に出さないようにトップダウンで管理しているだけでなく、外界から意識に入ってこようとするものも規制している。一種のフィルターとして働き、一日一日生きていくのに必要な情報だけを「ほんの一滴」だけ入れる。（「減量バルブ」）このフィルター機能がなかったら、ある瞬間に感覚器官が脳に流す情報は、あまりに膨大でとても処理しきれないとわかるだろう。サイケデリック体験のときにまさにそういう状況になることがある。デヴィッド・ナットは言う。「問題は、通常の脳はなぜそんなに規制的なのかということだ。むしろオープンになったほうがいいのでは？」答えは単純だろう――「効率」である。こんにち神経科学者の大部分は、脳は予測マシンであるというパラダイムのもとで研究をおこなっている。外部環境を知覚するうえで、脳は経験にもとづいた推測をするのに必要な最小限の情報だけを受け入れる。基本的に、私たちはつねに要点だけを求め、過去の経験に頼って結論を出すのである。

私がサイロシビン・ジャーニーをしたときに試そうとした仮面の実験には、この現象が強烈に示されている。脳は、少なくとも普通に機能しているときには、あなたは顔を見ているという視覚的根拠をわずかでも示されると、たとえそうでなくても、顔を見ているのだから凸面だとあくまで固執する。というのも、顔というのは一般に凸面だからだ。

「予測符号化」の哲学的意味を考えていくと、奥深く、そして奇妙だ。この理論によれば、私たちが外界を知覚するとき、それはありのままの現実を転写したものではなく、知覚器官から得たデータと記憶にもとづいたモデルを結びつけ、整合性を図って織りあげた幻覚だというのだ。通常の覚醒意識は一点の曇りもなく明解だと感じられるが、じつはそれは現実を見る窓というより、私たちの想像の産物であり、管理された幻覚のようなものというわけだ。ここから疑問が生まれる――通常の覚醒意識は、夢や妄想やサイケデリック・トリップのような、あまり信用のできない想像物と、どこが違うのか？　実際、あらゆる意識状態は「想像されたもの」である。外界から得たニュースとさまざまな種類の過去を織りまぜて作った、精神的な建築物なのだ。だが通常の覚醒意識の場合、知覚データと私たちの予測の結びつきがことのほか強い。それは、これまで継続的に現実とのマッチングテストをくり返してきた実績があるからだ。視界にあるものに手を伸ばせば存在が確認できるし、悪夢から目覚めたとき、自分が本当に服を着ないで教室で授業をしたかどうか、記憶を探って確かめられる。ほかの意識状態とは違い、通常の覚醒意識は、日々の生命維持をできるだけ容易にするよう、自然淘汰によって最適化されてきたのである。

実際のところは、通常の覚醒意識がクリアだと思えるのは、正しさが証明されてきた実績があるからというより、慣れや習慣のおかげかもしれない。サイコノートのある知人はこんなふうに話していた。「つかの間でも他人の精神状態を経験することができたら、〝普通の〟状態というより、幻覚剤の影響下にある精神状態に近いと感じられるんじゃないかと思う。あなたが慣れ親しんでいる精神状態と私の精神状態は全然違うはずだからね」

ほかにもこんな思考実験がある。私たちとはまったく異なる感覚器官を持ち、まったく異なる暮らしをしている生物にとって、世界がどんなふうに見えるか想像してみるのだ。忠実にわかりやすく表現できるような現実は、ひとつとしてなさそうだとすぐにわかるだろう。私たちの感覚器官ははるかに限定的な目的に沿って発達し、各種の生物同様、それぞれの必要性に応じた情報しか集めない。ハチは、私たちとは違う光のスペクトラムを感知する。ハチの目で世界を見ると、私たちには存在のわからない、花びらに残る紫外線のマーキングを見ることができる（滑走路灯火のように、彼らの着地を誘導するために発達した）。いま挙げた例は、少なくとも視覚に関する話である。視覚はたまたまハチと私たちに共通する感覚だ。でも、植物が発する電磁場を、脚の毛を通じて感知するハチの感覚を、いったいどうやって表現すればいいのだろう？（弱い負荷を感じたら、ほかのハチが最近その花を訪れたという意味なので、蜜はもうないはずだから立ち寄る価値はないと判断できる。）ではタコが感じる世界は？　脳が大きく分散していたら、現実はさぞかし違って感じられるだろう。なにしろ彼らの知性は八本の足に分かれており、足それぞれが味わい、触れ、本部におうかがいを立てることなく自分で物事を決めるのだ。

幻覚剤を摂取して、強固だった脳と世界の結びつきが崩れたとき、何が起きるのか？　じつは何も起きないのだ。私はカーハート＝ハリスに、トリップ中の脳は、トップダウンの予測とボトムアップの知覚データとどちらを好むのかと尋ねてみた。「それは古典的なジレンマでね」彼は言った。拘束を受けていない脳が、旧体制を好むのか、知覚データという証拠を好むのか。「旧体制側は、雲に顔を見つけるときみたいに、性急に判断したり、熱心に探しすぎたりしがちなんです」脳は、どっと流れ込んできたデータをなんとか処理しようとして、誤った結論に飛びついたり、ときには幻覚を見せたりもする（偏執症患者もこれに似ていて、次々に流れ込んでくる情報に、躍起になって誤った物語を押しつける）。でも、大きく開いた減量バルブから、これまで以上の情報を未編集のまま受け入れることもあり、場合によっては歓迎さえする。

色覚障害を持つ人が幻覚剤を摂取して初めて見えた色があると報告しているし、幻覚剤の影響下にあるときに音楽を聴くと、普段と違って聞こえるという研究結果がある。音楽の音色がより正確に処理され、音楽が伝える感情面まで感知できるのだ。サイロシビン・ジャーニーでバッハの無伴奏チェロ組曲を聴いたとき、これまでにないほど堪能したと感じた。それまでは聞こえてこなかったし、それ以降も聞こえない音楽の明暗やニュアンスやトーンを聞き取れた。

カーハート＝ハリスは、幻覚剤が脳のいつもの確固とした認知力から安定性を奪い、不安定にするのだと考えている。トリップ中の脳は、旧体制の強制と、感覚器官から送られてくるローデータの受け入れのあいだを「行ったり来たり」しているのではないか。サイケデリック体験のあいだ、いつものトップダウンの現実予測に対する自信が崩れ、ボトムアップダウンの情報が急にフィルターを通過してくるようになる。ところが、あまりにも大量の情報に圧倒されそうになると、脳は必死に新しい現実予測を作りはじめ（その出来がすばらしいか、めちゃくちゃかは、この際どうでもいい）、無理に筋を通そうとする。「だから、降りしきる雨の中に顔が見えたりするんだ。そうやって脳は、脳がやりそうなことを真似る」つまり、自分で自分にお話を話して聞かせて、少しでも状況を安定させようとしているのである。

人間の脳は、驚くほど複雑なシステムである。おそらくこれほど複雑なシステムは今まで存在しなかったのではないだろうか。システムは秩序を生み、その秩序の最たるものが、絶対的な自己と、通常の覚醒意識だ。人が成人するまでに、脳は現実を観察し試すことがすっかり得意になり、そこから確実に頼りになる予測を作りあげて、エネルギー投資を最適化し（脳内だけでなくほかの場所についても）、それによって生存確率を上げる。不安定さは複雑な脳システムにとって最大の敵で、予測符号化を発達させてなるべく安定性を保とうとする。普通なら、こうした適応の過程から生まれる型どおりの考え方でうまくいく。だが、それにも限界がある。

その限界が正確にはどこなのかということを、ロビン・カーハート＝ハリスと同僚たちは、二〇一四年に「フロンティアズ・イン・ヒューマン・ニューロサイエンス」誌に発表した「エントロピックな脳：幻覚剤を使った神経画像検査にもとづく意識状態に関する理論」という論文で論じている。ここでカーハート＝ハリスは、精神分析学と認知脳科学をみごとに合体させてみせた。論点の中心は、成人になるまでに人は心に秩序と自我を確立させるが、その代償はないのか、ということだ。論文は、代償はあると結論している。脳内のエントロピー（本書の文脈でいう不安定さのこと）を抑制すれば、「現実感、予測力、注意深い内省を促進し、希望的あるいは偏執的な空想を見分け克服する能力につながる」が、同時に、これが「認知力を妨げ」、「意識に与える影響を制限し、狭めている」とする。

何度かスカイプでインタビューしたあと、ロビン・カーハート＝ハリスと私は、この論文が発表された数ヵ月後に、ノッティングヒルのあまり高級とは言えない区域にある、エレベーターのないアパートの五階の彼の部屋で、初めて会った。じかに顔を合わせてみて、私はロビンの若さと熱意に驚いた。それだけ野心的なのに、見た目はびっくりするほど控えめで、気の弱い科学者なら尻込みしそうな辺境の知的分野にも果敢に挑んでいく人間にはとても思えなかった。

カーハート＝ハリスの論文は、頭脳とは、いくつか深刻な欠陥がある、不安定さ抑制マシンだと考えてほしいと訴える。人間の脳はとにかく複雑で、しかもほかの動物と比べて精神状態にもバリエーションが多いことから、秩序を保つことが何より大事だ。さもないとシステムがひどい混乱をきたしてしまう。

かつて人間あるいは原人の脳はもっと無秩序な「原初的意識」の状態で、「魔術的思考」（世界は願いや恐怖、超自然的な見方で形作られているという信念）が特徴だったとカーハート＝ハリスは書いている。原初的意識では「何かを認識しようとするとき、外界からのサンプリングが今より雑で、願いや不安のような感情の影響で簡単に偏りができた」という。魔術的思考は、認識の不安定さを抑制するひとつの方法だが、種が繁栄するにはあまり適切な思考法とは言えない。

人間の脳の不安定さとエントロピーを抑制するよりよい方法は、デフォルトモード・ネットワークの発達とともに誕生した、とカーハート＝ハリスは主張する。子どもや下等動物にはない、あるいは彼らにおいては未発達な、脳抑制システムである。デフォルトモード・ネットワークとともに「自己や『自我』という一貫した感覚が生まれ」、さらにそこから内省や論理的思考の能力が生まれた。魔術的思考は、「自我が統制する、もっと現実に即した思考スタイル」に取って代わられた。カーハート＝ハリスはこのもっと発達した認知モードを、フロイトから拝借して、「第二の意識」と呼ぶ。第二の意識は「現実を尊び」、「驚きや不安定さ（つまりエントロピー）」を最小限にするため「できるだけ正確に世界を表そうと勤勉に努力する」。

論文の中で、「認知状態スペクトラム」として、高エントロピーな精神状態から低エントロピーな精神状態までが図式化されており興味深い。スペクトラムの中でも高エントロピーの最先端に、幻覚剤の影響下にある状態、子どもの意識、精神疾患初期、魔術的思考、拡散的あるいは創造的思考を挙げている。逆に低エントロピーの最末端には、狭量なあるいは頑固な思考、依存症、強迫性障害、うつ病、麻酔下にある状態、そして最後に昏睡状態が列挙されている。

カーハート＝ハリスは、スペクトラムの低エントロピーの最末端に位置する精神障害《ディスオーダー》は、脳の秩序《オーダー》が失われたからではなく、むしろ秩序がきつくなりすぎて生じたのではないかと示唆する。内省があまりにも習慣化してしまうと、自我の力が支配的になる。それが最も顕著なのはうつ病で、自我が自分の力に酔い、コントロールできないほど内省しすぎるようになると、しだいに現実に影を落としはじめる。研究によれば、こういうふうに心が弱くなった状態（重度自意識あるいは抑うつリアリズムと呼ばれることもある）はデフォルトモード・ネットワークが活性化しすぎた結果かもしれないという。そのせいで人は反芻という破壊的な内省のループから逃れられなくなり、どんどん周囲の世界から自分の中に閉じこもっていく。ハクスリーの言う減量バルブが固く締められてしまうのである。うつ病のほか依存症、強迫性障害、摂食障害など、思考パターンが過剰に固定化する特徴を持つすべての精神障害に、「型どおりの「神経」活動パターンを壊すことによってステレオタイプな思考パターンを破壊する、幻覚剤の力」が恩恵をもたらすとカーハート＝ハリスは信じている。

つまり、エントロピーを減らすのではなく、もう少し増やしたほうがいい脳もある、ということらしい。そこで登場するのが幻覚剤だ。幻覚剤がデフォルトモード・ネットワークを抑制して、錆びついて動かなくなっていた認知領域に「油を差し」、心のメカニズムに対する自我の締めつけを緩めるのである。「幻覚剤は脳活動の秩序を乱すことで意識を変化させる」とカーハート＝ハリスは書いている。幻覚剤のおかげでもう少し受け入れ態勢が緩い認知モードに戻った結果、脳内のエントロピーが増すわけだ。*

「ひとつのシステムがダウンするだけじゃなく、古いシステムが再浮上するんです」と彼は言う。その古いシステムとは原初的意識であり、自我の支配力が一時的に消えて、今や規制がはずれた無意識が「目に見える場所に現れるんです」。カーハート＝ハリスに言わせれば、だからこそ幻覚剤は心の研究に役立つのだという。だが、それだけではない。幻覚剤は精神疾患などの治療にも一役買うと彼は主張する。

言っておくが、カーハート＝ハリスは幻覚剤にロマンチックな感情を持っているわけではないし、この分野に最近参入してきた人々が持ち出す「魔術的思考」だとか「形而上学」だとか（意識は「トランスパーソナル」なもので、人間の脳ではなく宇宙に存在している、といった考え）にはあまり耳を貸さない。彼の考えでは、幻覚剤が解放した意識の形は、「より原初的な」認知モードに逆戻りしたものだという。フロイトを学んだ彼は、自己の喪失や全体的なものとの一体感といった神秘体験（化学物質で起きたにせよ、宗教的なものにせよ）の特徴は、私たちを母の乳房に吸いついていた赤ん坊の心理状態へ、周囲とのあいだに境界がある独立した個人としての自己感覚を発達させる前の段階へ、戻すのだと考えている。人間の進化が頂点に達したのは、ほかとは違う自己、つまり自我を生み出したとき、そして恐怖や願いに翻弄され、さまざまな魔術的思考に屈していた、無秩序な原初の心に秩序を与えたときだという。幻覚剤が知覚の扉を開いたというオルダス・ハクスリーの解釈には賛成だが、その扉から現れるもの（ハクスリーが垣間見たという「偏在意識」も含む）は例外なくリアルである、という意見には必ずしも賛成しない。「サイケデリック経験が生み出すものの多くは、黄金と見違える黄鉄鉱のようなものです」とカーハート＝ハリスは言った。

それでも彼は、サイケデリック体験の中には本物の黄金もある、とも信じている。私たちが会ったとき、みずからＬＳＤを体験し、脳内の働きについて啓示を得た科学者たちの例について教えてくれた。脳内エントロピーが高くなりすぎると原初の思考形態に逆戻りし、最終的には狂気に陥るかもしれないが、エントロピーが低くなりすぎても障害が起きる。高圧的な自我の締めつけが私たちの思考を硬直化し、心を壊してしまう。思考が硬直すると外部からの情報や異なる視点に目を向けなくなり、やはり社会的・政治的に危険なのだ。

カーハート＝ハリスとは何度か話をしたが、あるとき、心の中のヒエラルキーを引っくり返し、従来とは違う考え方をさせるたぐいの薬は、それを使った人の、あらゆる権威に対する態度をも変えてしまう可能性があると語った。つまり、幻覚剤には政治的な影響力もあるということだ。一九六〇年代の政治の激動期に、ＬＳＤはまさにそういう役割を担ったと多くの人が信じている。

「ヒッピーが幻覚剤に引き寄せられたのか、それとも幻覚剤がヒッピーを作ったのか？　ニクソンは後者だと考えた。彼は正しかったのかもしれない！」カーハート＝ハリスは、幻覚剤は人の自然に対する態度も微妙に変えると考えていて、一九六〇年代にはたしかにその点でも様相が一変した。ＤＭＮの影響が減ると、環境から切り離されているという感覚も減る。インペリアル・カレッジの彼のチームでは、「自然との関わり」の度合いを測る標準的な心理テストを被験者に受けてもらったという（回答者は、たとえば「私は自然と断絶しておらず、むしろ自然の一部だ」みたいな言葉にどれくらい共感できるかを数値化する）。すると、幻覚剤経験のある人の点数は高くなった。*

では、高エントロピーの脳とはどんな様子をしているのだろう？　インペリアル・カレッジの研究室がトリップ中の脳のマッピングをするために使ってきたさまざまな画像技術が明らかにしたのは、デフォルトモード・ネットワークや視覚情報処理系など、何かに特化した脳神経ネットワークのまとまりが緩む一方、通常はその中だけで働いている、あるいはDMNの中央ハブを通じてのみリンクしている領域のあいだに、新たなつながりが生まれ、脳全体としてはい、よりまとまっているということだ。言い換えると、さまざまな脳内ネットワークの専門性が緩むのである。

「独立したネットワークが、幻覚剤の影響下では独立できなくなる」カーハート＝ハリスとその同僚たちは書いている。「つまり、脳内ネットワークが」ほかのネットワークと「よりオープンに交流するのである。幻覚剤の影響のもとでは、脳ははるかに柔軟にたがいにつながり合って機能する」。

二〇一四年に「ジャーナル・オブ・ザ・ロイヤル・ソサエティ・インターフェイス」誌に発表された論文で、インペリアル・カレッジ・チームは、デフォルトモード・ネットワークがオフラインになり、エントロピーが一気に上昇したとき、脳内の通常のコミュニケーションラインがどれだけ再編成されるか、明らかにした。脳磁図と呼ばれる、脳内の電気活動を表示する画像技術を使い、通常の覚醒意識状況にあるときと、サイロシビンを注射したあとの脳内コミュニケーションの様子をマッピングした（このあとのページに図示）。左側の図にある通常の状態では、脳内ネットワーク（図の中では、濃淡をつけた丸を線で結んだもので示している）は各自のネットワーク内でのみ交流し、一部の経路でとくに往来が密になっていることがわかる。

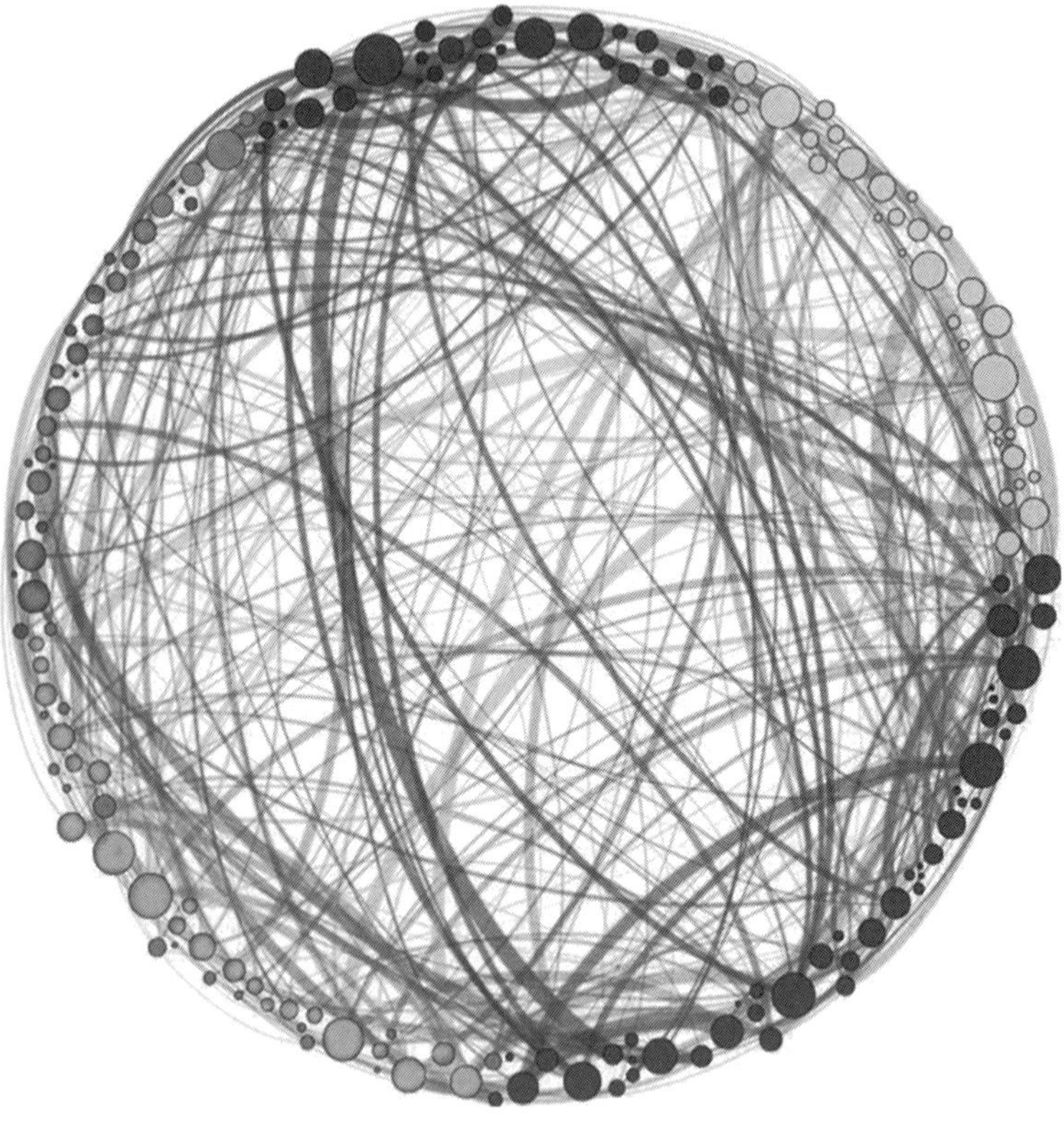

サイロシビンを投与したときの脳マップ

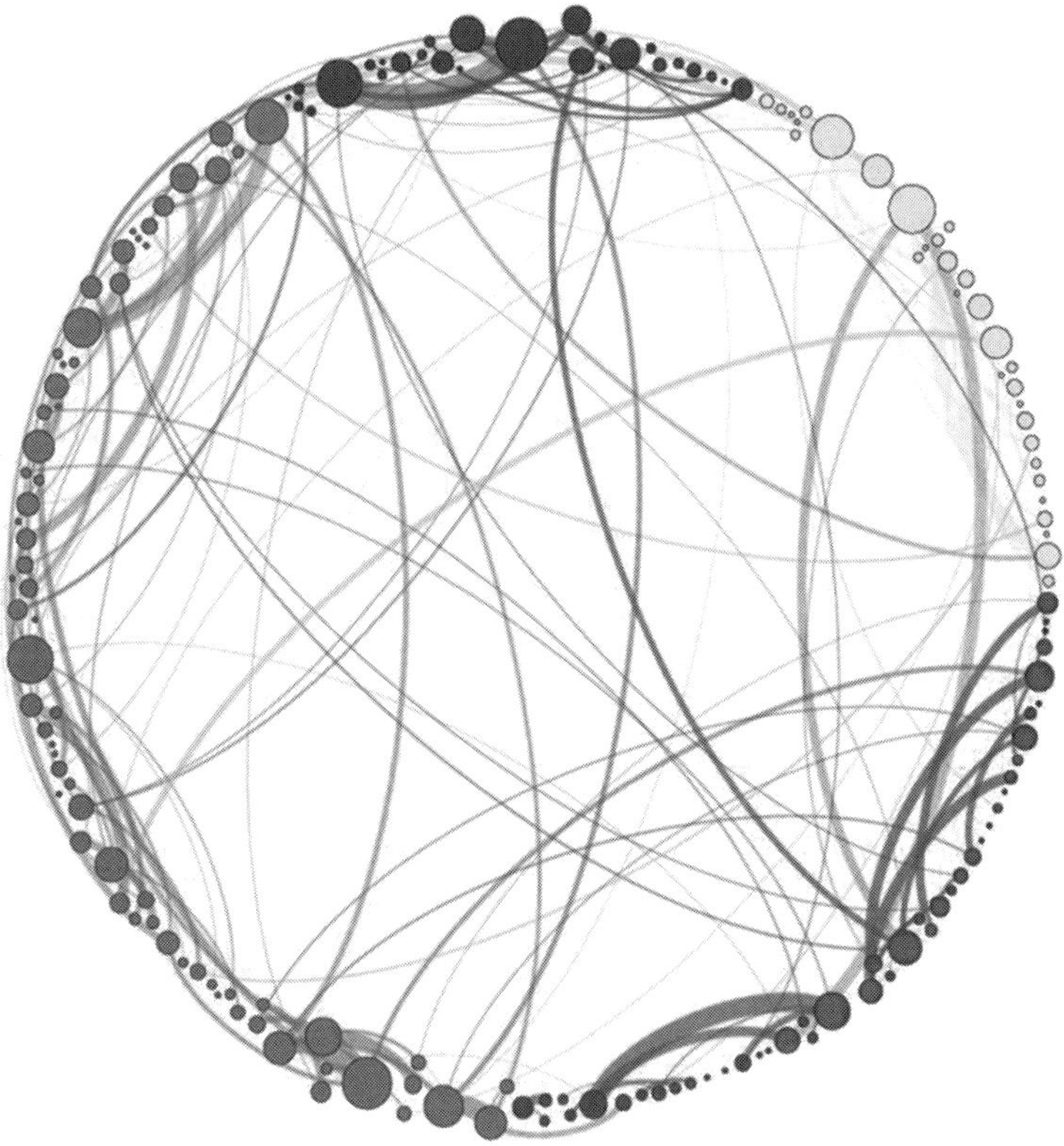

プラシーボを投与したときの脳マップ

しかし右側に示したサイロシビンの影響下にある脳では、新しいつながりが無数にでき、通常の覚醒意識状態ではほとんど交流しない遠方の領域ともリンクしている。実際、交通は、それまでの道幅の広い限られた高速道路から、もっといろいろな目的地とつながるいくつもの脇道へとルート変更している。脳はそれまでより専門性が減って、より幅広く交流するようになり、さまざまな相手とのあいだではるかに多くのやりとりをする、つまりクロストークをするようになったように見える。

この脳内ネットワークの一時的な再編成によって、精神活動にさまざまな影響が出ると考えられる。記憶や感情を司る領域が視覚情報処理領域とじかに交流するようになれば、希望や恐怖、先入観や感情が視覚に影響を与えはじめる。まさに、原初的意識の特徴であり、魔術的思考につながるレシピである。同様に、脳内システムに新たな結びつきができ、共感覚が生まれる可能性がある。知覚情報が混交して、色が音になったり、音が触感になったりするわけだ。あるいは、新たなつながりが幻覚を起こすかもしれない。たとえば記憶が視覚に変換されて、メアリーがマリア・サビーナになり、鏡に映った自分の顔が祖父に見えたように。ほかにも次々に新しい連携が起きて、いろいろな精神的経験として表れるだろう。斬新なアイデア、新鮮な視点、創造的なひらめき、見慣れたものに新たな意味を見出す。つまり、幻覚剤を試した人が報告する、頭の中で起きる奇想天外な現象の数々がそれだ。エントロピーの上昇で無数の精神状況が花咲き、その多くは突拍子もない無意味なものかもしれないが、一部は啓示的で、空想豊かで、少なくとも本人を変身させる力を持っている。

このように心が一気に開花することが、精神活動の一時的な多様化につながるとも考えられる。問題解決とは進化上の適応のようなものだとするなら、いろいろな可能性が手に入れば入るほど、解決策はより創造的になる。その意味で、脳内エントロピーは進化における変異と似ているのではないか。エントロピーが増せば、原料になる素材の幅が増え、たくさんの選択肢の中から思いがけないアイデアを生み出せる。大勢のアーティストや科学者が証言しているように、幻覚剤経験が創造力を刺激し、「手持ちの箱の外での」思考を助けるとするなら、このモデルで理由を説明できそうだ。たぶん「手持ちの箱」の問題点は、それが「単数」であることなのだ。箱はたくさんあったほうがいい。

幻覚剤の研究がまだ答えに近づいてさえいない大事な問題として、幻覚剤が導いた新たな神経ネットワークは何らかの形で残るのか、あるいは薬の効果が消えたときに脳内は以前の状態に戻るのか、ということがある。サイケデリック体験のあと被験者がオープンな性格になり、それが長期的に続いたというローランド・グリフィスの研究室の報告を考えると、脳のネットワーク再編のあいだある種の学習がおこなわれ、影響が残っている可能性がある。学習するということは、新しい神経ネットワークを確立するということだ。これは、練習を重ねれば、それだけ強化される。サイケデリック体験中に形成された新たなつながりは、それにもともと持続性があるか一過性のものかにかかわらず、長くもたせたいなら、経験後に思い返し、同じ状況を作る練習を実際におこなうかどうかにかかっている。練習と言っても、経験したことを思い出したり、まとめのプロセスのあいだにそれを強化したり、瞑想法を用いて変性意識状態を再現したりする程度の簡単なことだ。フランツ・フォーレンヴァイダーは、サイケデリック体験は「神経可塑性《かそ》」を促進するのではないかと示唆している。それが心の窓を開け、定型化した思考や行動がより柔軟になり、変化しやすくなるというのだ。彼の考えるモデルは、薬を介した認知行動療法という感じがする。だが今のところ、すべてが仮説にすぎない。もし変化が長期に影響するとしても、それを実証するような、幻覚剤体験前と後の脳のマッピングデータがまだほとんどないのが現状なのだ。

カーハート＝ハリスは、脳内エントロピーについて論じた論文で、たとえ一時的でも脳内ネットワークを再編するのは、とくに心の硬直化が原因の精神疾患に悩む人にとって、とても有効だと述べている。高用量の幻覚剤を使ったサイケデリック経験には「スノードームを揺さぶる」力があり、不健康な思考パターンを壊して、柔軟に変化できる空間つまりエントロピーを生み、雪がゆっくりと落ち着くまでのあいだに、もっと健康的な思考パターンや物語を作りあげるチャンスができるのである。

脳内エントロピーが増加するのはいいことだという考えは、直感的には正しいとは思えない。たいていの人は、脳内エントロピーの増大と聞けば否定的な結果を想像するだろう。せっかく作りあげた秩序がしだいに破壊され、最終的にはシステムが崩壊することになる。そして歳を取るということは、まさにエントロピーが増していくプロセスと感じられるだろう。だんだん機能が衰え、心身ともに秩序が壊れていくのだから。だが、たぶんそれは間違いだ。カーハート＝ハリスの論文を読んだ私は、少なくとも精神に関しては、老いというのはじつはエントロピーが減少していくプロセスであり、本来精神活動のポジティブな特性と考えるべきものが時とともに消えていくことなのではないか、と思いはじめた。

中年になるまでは、何かを決めようとしても、必ずと言っていいほど考えが揺れるものだ。だが今では私も、どんな問題が起きても過去の経験にもとづいてすばやく答えを用意し、たいていはなんとか解決できる。子どもを落ち着かせるときも、妻をなだめるときも、文章を直すときも、褒め言葉を受け止めるときも、講演で次の質問に答えるときも、世界で起きているいろいろな出来事を理解しようとするときも。経験と年齢が増すにつれ、楽に的を絞り、「結論に飛びつく」ことができる。敏捷なイメージの慣用表現だが、じつは正反対を意味する。思考の石化である。生活レベルの予測符号化とも言える。今では何百万とある前例がいつも背中で待ちかまえ、たいして新鮮でも想像豊かでもないが、平均点の答えを提供してくれる。こういうまずまずまっとうな予測システムを褒めて呼んだのが「知恵」である。

カーハート＝ハリスの論文を読んでみて、自分が幻覚剤について探ってみようと決めたとき何を求めていたのか、より明確になった。自分のスノードームを激しく揺さぶってみて、エントロピーを増大させ、不安定にして、日々の精神生活を刷新できるか確かめたかったのだ。年齢を重ねると、あらゆる意味で世界は予測可能なものになっていくが、責任も軽くなり、新しい実験をする余裕が生まれる。私の場合、そこは行ったことがある、それはやったことがあるという長年の経験が脳みそに刻みつけた習慣という深い轍から、この期におよんで飛び出せるかどうか、試してみようと思ったのだ。

　物理学でも、情報理論でも、エントロピーはしばしば膨張と結びつけられる。暖められたり、容器から外に出したりしたとき、ガスが膨張するように。ガスの分子は空間に拡散し、特定の分子の場所をとらえるのが難しくなる。カーハート＝ハリスは論文の最後に何気なく挿入した文で、一九六〇年代に、サイケデリック体験がよく「無意識領域の拡大」と表現されていたことを指摘した。知っていたにしろ知らなかったにしろ、ティモシー・リアリーとその仲間たちは、エントロピーの増大した脳についてまさにうってつけのメタファーを使っていたのである。この拡大のメタファーは、ハクスリーの減量バルブのメタファーにも通じ、意識に拡散した状態と収縮した状態があることを示唆している。

　経験ということでいうと、エントロピーのように抽象的なものを知覚するのは困難だが、おそらく膨張なら実感できるだろう。瞑想を研究している神経学者のジャドソン・ブルワーは、意識が膨張する感覚は、デフォルトモード・ネットワークのある特定の中継点《ノード》の活動が急低下することと関係している事実を発見した。そのノードとは、自己参照プロセスとの関わりが深い後帯状皮質（ＰＣＣ）である。サイケデリック体験でも最も興味深い現象のひとつとして、経験後の数日間、自分の精神状態の変化をとらえやすくなることが挙げられる。通常の意識の継ぎ目のないスムーズな流れが分断され、マインドワンダリングや集中している状態、深い熟考といった精神状態の変化がいつもよりはっきりし、思いどおりに操作しやすくなる。私自身、サイケデリック体験のあと（そしてたしかジャドソン・ブルワーへの最初のインタビューの直後も）、自分の精神状態を振り返ると、収縮から拡大までのスペクトラムのどこに自分の意識状態があったか特定できた。

たとえば、とても寛大な気分だったり、感謝であふれていたり、自分の気持ちや人、自然に対してオープンなとき、意識が膨張している感じがする。すると同時に、自我が縮小し、自我が大好きな（そして依存してもいる）過去や未来に対する執着も減ることが多い。同じように、何かにひどくこだわったり、恐怖や保身、あせり、不安、後悔（とくに最後のふたつの感情は過去や未来にタイムトラベルをしないと生まれない）などの気持ちにとらわれたりするとき、明らかに収縮の感覚を覚える。そういうとき、あまりよくない形で、心の中で「私」の存在が大きくなっている。もし神経科学者の主張が正しければ、こういう心の状態は脳内の物理的状態と呼応していることになる。デフォルトモード・ネットワークがオンラインかあるいはオフラインか、脳内エントロピーが高いか低いか。ただし、この情報を実際にどう活かせばいいかとなると、まだわからない。

今ではもう記憶にないとは思うが、幻覚剤を試したことがなくても、私たち誰もが、高エントロピー脳やそれが引き起こす新種の意識をじかに体験したことがある――子どものときに。赤ん坊の意識は大人とはまったく異なり、独特の精神世界を築いているが、早ければ思春期初期にはそこから追い出されてしまう。戻る方法はないのか？　大人になってからその異国の地にいちばん近づく方法こそ、サイケデリック・ジャーニーかもしれない。少なくともそれが、発達心理学者で哲学者のアリソン・ゴプニックの驚くべき仮説だ。じつは彼女は私と同じカリフォルニア大学バークレー校で研究をしているのである。

アリソン・ゴプニックとロビン・カーハート＝ハリスはまったく異なる方向と学問分野から意識の問題にたどり着いたのだが、たがいの研究について知ると（私がロビンのエントロピー論文のPDFをアリソンに送り、ロビンには彼女のすばらしい著書『哲学する赤ちゃん』について話した）直後にふたりは会って話をし、その対話は、少なくとも私にとってはとても刺激的なものとなった。二〇一六年四月、アリゾナ州ツーソンでおこなわれた意識に関する学会のステージ上で、ふたりの対話はおこなわれた。彼らはそのとき初めて顔を合わせ、討論会に参加したのである*。

カーハート＝ハリスが幻覚剤の引き起こす変性意識状態を探ることで、通常の意識で起きる現象に斜めの方向からアプローチする機会を得たように、ゴプニックは乳幼児の意識を別種の「変性意識状態」とみなしてはどうかと提案した。たしかに両者には数多くの共通点があるのだ。意識について考えるとき、いつも私たちは限られた経験に縛られがちで、ついそれが意識のすべてだとみなしてしまうと彼女は警告する。つまり、意識に関するたいていの理論や一般論化は、彼女が「教授意識」と名づけた、ごく一部の特殊型の意識を持つ人々によっておこなわれているという。彼女はこの「教授意識」を「平均的な中年大学教授の現象論」と定義する。ゴプニックは、ツーソンに集まった哲学者や神経科学者らの聴衆に語った。「学者である私たちは、特定の問題にひたすら集中するか、机の前に座って『この問題に集中しなきゃいけないのに、どうして関係ないことばかり考えてるんだ?』とぼやいているか、どちらかです」ゴプニック自身、バークレー校の教授のひとりで、カラフルなスカーフを首元にあしらい、フレアスカートを身につけ、プレーンな靴を履いた、六〇代初めの女性である。一九六〇年代チルドレンだが今では孫もいる彼女の語り口は、快活であると同時に学者らしい落ち着きがあり、科学だけでなく人文学にも精通していることが随所にうかがえた。

「一般に考えられているように、みなさんも意識とは〝これ〟のことだとお考えだとすれば、幼い子どもには私たちのような意識はないということになります」なぜなら、赤ちゃんは何かに集中することも、内省することもないからだ。子どもの意識について、欠けている点や未発達な点からではなく、どれほどユニークですばらしいかということから考えましょうと訴えた。それには幻覚剤が役立ち、ひょっとすると再体験さえできるかもしれませんと彼女は言う。

著書『哲学する赤ちゃん』の中で、ゴプニックは大人の「スポットライト型意識」と乳幼児の「ランタン型意識」の違いをわかりやすく解説している。スポットライト型意識モードは、目的に対して注意力をピンポイントで集中させる能力を大人に与える(カーハート=ハリスはこれを「自我意識」あるいは「一点型意識」と呼んだ)。一方「ランタン型意識」では、注意力はもっと広く拡散し、子どもは文字どおり意識フィールド(たいていの大人よりはるかに広い)のあらゆる場所から情報を取得できる。そのため、子どもは大人よりむしろいろいろなことに気づきやすい。子どもがスポットライト型意識を特定期間継続して持つことはめったにないが、大人はときおり、ランタン型意識が「日常をパノラマ的に明るく照らし出す」光景を経験することがある。ジャドソン・ブルワーの言葉を借りれば、ランタン型意識は広く拡張され、スポットライト型意識は狭く収縮している。

大人の脳は集中力のスポットライトをしかるべき場所に向け、それから予測符号化を頼りに、知覚したことを理解しようとする。ところが子どものやり方はこれとはまったく違うことをゴプニックは発見した。世界の成り立ちに慣れていない子どもの脳には、知覚したことを予測という道筋に導いてくれる過去の経験や先入観がほとんどない。かわりに、子どもは驚きとともに現実と向き合う。幻覚剤を摂取した大人が感じるのもこれと同じ驚きだ。

認知や学習という点でこれがどういう意味を持つか考えるとき、機械学習や人工知能（AI）を想定すると理解しやすいとゴプニックは言う。コンピューターに学習方法や問題解決の仕方を教えるとき、AI設計者は、問題解決のための「高温」検索あるいは「低温」検索という概念について話す。低温検索（そう呼ばれるのは必要なエネルギーが少ないから）とは、たとえば過去に似たような問題の解決に役立った方策のような、いちばん可能性が高い、あるいはいちばん手近な答えを探すことである。低温検索を使えば、答えが見つかる確率がそこそこ高い。一方、高温検索にはもっとエネルギーが必要だ。低温検索より正解の可能性は低いが、より独創的な答えが見つかる。要は、予測の箱の外に答えを求めるのである。経験の豊富さを利用し、大人はたいてい低温検索をおこなう。

乳幼児（五歳以下）と幻覚剤の影響下にある大人は、高温検索を強く好む傾向があるとゴプニックは考えている。何かを理解しようとするとき、彼らの脳は手近にある答えが見つかりやすい場所だけでなく、「可能性が散らばった場所すべて」を探索する。このような高温検索は非効率で、間違う確率も高く、時間も精神エネルギーも多く消費する。高温検索は現実的というより、魔術的な答えをもたらすことも多い。それでも問題を解決するには高温検索をするしかない場合もあり、ときには驚くほどすばらしい、オリジナリティにあふれた答えが見つかる。$E = mc^2$ は高温検索の産物である。

ゴプニックはこの仮説について、研究室に子どもを呼んで確かめ、大人より四歳児のほうが上手に解決する学習問題があることがわかった。まさに箱の外で考える必要があるたぐいの新手の問題なので、経験が問題解決のギアに油を差すのではなく、逆にブレーキになってしまうのだ。ある実験では、子どもたちは、特定のブロックを上に置くとライトが点灯し、音楽が鳴るおもちゃの箱〈ブリケット探知機〉を渡された。この箱は、普通は特定の色や形のブロックをひとつだけ置けばいいのだが、実験者が機械を調整し直してブロックを二個置いて初めて作動するようにしたところ、大人より四歳児のほうが早く答えを導き出した。

「子どもの思考は大人より経験に縛られないので、まずありえないような可能性も試してみるの」つまり、彼らは高温検索もたくさんおこなって、かなり常識はずれの仮説まで試すのである。「解決法がまったく見えない問題のとき」別の言い方をすれば「可能性の空間でより遠く《ファーザー・アウト》に正解があるとき、大人より子どものほうがその広大な空間に慣れている。多くのケースで、子どものほうが大人より高い学習能力を示す」まさに型破り《ファー・アウト》だ。

ゴプニックは言う。「私たちはほかのどんな動物より長い子ども時代を過ごす。それだけ探索期間も学習期間も長いことが私たち人間の特徴なの。子ども時代というのは人間という種の研究開発《R&D》期で、学習と探索だけが仕事。そして私たち大人が生産とマーケティング担当というわけ」のちに私は、子どもがＲ＆Ｄを担当するのは、種のためではなく個人のためなのでは、と尋ねてみた。でもゴプニックは、言葉どおりの意味だと言った。

「子どもの世代はいつだって新しい環境に直面する。でも彼らの脳はそういう新しい環境でとくに高い学習能力を発揮し、その環境で元気に育つわ。移民の子や、ｉＰｈｏｎｅを手にした四歳児を想像してみて。子どもたちは新しい道具を発明したりしないし、新しい環境を自分で創りだしたりはしないけれど、どの世代の子もそこで生き生きと暮らすのに最適な脳を発達させる。子どもというのは、文化的進化システムに投げ込まれた、種としてのノイズなのよ」もちろんこの「ノイズ」という言葉は、本書の文脈でいう「エントロピー」だ。

「子どもの脳はきわめて可塑性が高く、何かを成し遂げるより学習のほうが得意なの。活用することより探索すること」に向いているのだ。また、大人の脳より神経のつながりがはるかに多い（討論会のとき、カーハート＝ハリスが、ありとあらゆる領域とつながり合う密集した線の描かれた、サイロシビンの影響下にある脳マップを見せた）。ところが思春期になると、こうしたつながりの大部分が刈り込まれ、「人間の脳は無駄のない、効率重視のマシンとなる」思春期という発達プロセスが第一にめざすのは、その潜在力のいい面も悪い面も含め、とにかくエントロピーを抑制することである。システムはクールダウンし、高温検索は例外的におこなわれるだけになる。デフォルトモード・ネットワークが働きはじめる。

「歳を取るにつれて、意識は狭まっていく」ゴプニックは言う。「大人は、こうと信じたらそのまま考えが硬直し、変えるのは至難のわざとなる」。その一方で「子どもはもっと流動的で、それゆえ新しい考えに喜んで飛びつく。拡大した意識とはどういうものか知りたかったら、四歳児とお茶を飲めばいいことよ」

あるいはLSDの錠剤を飲むか。LSD体験の特徴と子どもの意識のそれがあまりにも似ているので、ゴプニックは驚いたと語った。高温検索、散漫な注意力、心のノイズの多さ（あるいはエントロピーの高さ）、魔術的思考、自己という感覚の希薄さ。でもその自己はやがて常在するようになるのだ。

「単刀直入に言えば、基本的に乳幼児はつねにトリップしてるってことよ」

たしかに面白い見識だとは思うが、はたして幻覚剤は役に立つのか？　ゴプニックもカーハート＝ハリスも、もちろんと答える。ふたりの考えによれば、幻覚剤経験は病人もそうでない人も助ける潜在力があるという。健常者にとって、幻覚剤は脳にノイズあるいはエントロピーを加え、揺さぶりをかけていつもの思考パターンから脱却させ（カーハート＝ハリスの言葉で言えば「認識に油を差す」）、心の状態をよりよくし、人をオープンにし、創造力を高める。ゴプニックの言葉で言うと、幻覚剤は、子どもの特徴である流動的な思考力を大人にも与え、創造力を発揮する余地を広げる。ゴプニックの仮説どおりに、「子ども時代が文化的進化システムにノイズと新規性を加える過程だ」とするなら、幻覚剤は大人の精神システムに同じことをするのかもしれない。

一方、健康を損なっている人の場合、最も恩恵を受けるのは、依存症、うつ病、強迫性障害といった、心の硬直化が原因の精神障害を患っている人たちだ。

ゴプニックは言う。「たとえばうつ病など、考えすぎや、自我にとらわれ何か狭い対象に過剰に意識を集中させてしまうことから起きる障害や疾病が、成人にはいろいろある。同じことにこだわるうちにそこから脱け出せなくなり、強迫観念に襲われ、依存すらしてしまう。その状態から脱出し、自分が何者かという固定観念を書き換えるチャンスをサイケデリック経験が与えてくれるという説には、説得力があると思うわ」サイケデリック体験がある種のリセットをしてくれるわけだ——ちょうど、硬直したパターンから動けなくなった「システムにノイズを送り込む」のと同じように。デフォルトモード・ネットワークを抑制し、自我の締めつけを緩める——自我の締めつけ自体、錯覚だと思うけど、とゴプニックは言った——ことも、ノイズと同じように、そういう人たちに役立つかもしれない。脳の再起動というゴプニックの考え方は、カーハート＝ハリスの「スノードームを揺さぶる」イメージともよく似ている。いわば、凍りついたシステムのエントロピーを高める、あるいは熱を加えるわけだ。

カーハート＝ハリスは、エントロピーに関する論文を発表した直後、みずからの理論の実践のため臨床試験に乗り出した。研究室が初めて、純粋研究から臨床応用へ視野を広げはじめたのだ。デヴィッド・ナットは英政府から補助金を得て、「治療抵抗性うつ病」（通常の治療方法や薬物では効果が見られないケース）の緩和にサイロシビンが役立つかどうか調べる小規模なパイロット試験をおこなうことにした。

臨床応用は、研究室にとってもそうだが、カーハート＝ハリスにとっても経験がないことだったし、はっきり言って不安だった。初期に起きたある不運なエピソードが、患者のことを第一に考える臨床医の役割と、データ収集を求める研究者の役割とのあいだに本来内在している矛盾を浮き彫りにした。カーハート＝ハリスがおこなっていた実験（ただしこれは臨床試験ではなかったということは強調しておきたい）で、三〇代後半の有志の被験者トビー・スレーターは、ＬＳＤの注射を受けたあとｆＭＲＩスキャナーに入ったが、不安に襲われて、外に出してほしいと頼んだ。休息をとったあと、スレーターはおそらく研究者たちを喜ばせたかったのだろう、スキャナーに戻って実験を最後までやり遂げると申し出た（「僕ががっかりしていたのがわかったんだと思います」カーハート＝ハリスは暗い表情で回想した）。だがスレーターの不安はまた舞い戻ってきた。「モルモットになった気分でした」と彼は私に言った。出してくれとまた訴えて、研究室を飛び出そうとした。研究者たちは彼を説得し、鎮静剤を与えなければならなくなった。

インペリアル・カレッジでの研究では不都合な出来事はこれまでほとんど起きていないが、これはその数少ないひとつで、カーハート＝ハリスは「教訓となった経験」と言い、以来、基礎研究者でありながら、患者の身になって試験をおこなう優秀な臨床研究者になったと誰もが口を揃える。両方を兼ね備えた人材はきわめてまれなのだ。うつ病の臨床試験では、次章で見るように、患者の大部分が、少なくとも短期的には、とても良好な反応を示している。

ウェストロンドンのレストランでディナーを食べながら、カーハート＝ハリスは、事前に複数回おこなった面談では一度として笑顔を見せたことがなかった、ある重度のうつ病の女性の臨床試験について話してくれた。彼女がサイロシビン・ジャーニーをするあいだ、そばに座っていた彼に、初めて微笑んでくれたのだという。

「『笑うのって、いいものですね』と彼女は言いました。ジャーニーが終わったあと、守護天使が現れたと話してくれました。その存在物について、彼女は描写しました。何があっても彼女を支え、幸せを願っている声だったそうです。『ねえ、もっと笑ったほうがいいわ。うつむいてばかりいないで、顔を上げるの』とそれは言い、手を伸ばしてきて、私の頬をきゅっと持ち上げたんです、と彼女は言いました。『すると私の口角が上がりました』

僕が彼女の笑みを見たとき、彼女の心の中でそういうことが起きていたんだと思います」今やカーハート＝ハリスもにこにこ笑っていたが、どこか照れくさそうでもあった。サイロシビン経験のあと、その女性のうつ病度は三六から四にまで下がったという。

「すごくいい気分だった、と言うべきでしょうね」

第六章 トリップ治療——幻覚剤を使ったセラピー

一 終末期患者

ニューヨーク大学（NYU）でサイロシビン・トリップがおこなわれる治療室は、病院内の一室ではなく、居心地のいい居間らしく見えるよう注意深く内装がほどこされている。だいたい成功しているが、完全とは言えない。わが家風の背景幕のそこここに、現代医療につきもののステンレスやプラスチックの備品が顔をのぞかせ、君がトリップしているこの部屋は、やはり巨大市民病院の内部にあるのだと冷ややかに告げている。

壁のひとつの際に、セッションのあいだ患者が横になれる、快適そうな寝椅子が置かれている。その正面の壁には抽象画（あるいはキュビスムの風景画？）が掛かり、書棚には美術や神話についての大型本とともに、先住民の工芸品やスピリチュアル系の小物（つやだし加工された巨大なキノコ、仏像、水晶）も鎮座している。東洋の宗教やかつてプリミティブアートと呼ばれたたぐいの美術に興味を持つ、旅行好きな、ある程度の年齢の精神科医の自宅の居間といった感じだ。だがそんな幻も、天井を見上げて、通常は患者用のベッドとベッドのあいだを遮るカーテンのレールが横切っているのに気づくと、たちまち崩れる。それに、蛍光灯に煌々と照らされた特大サイズの浴室も併設されていて、お決まりのつかまり棒やらペダルやらも完備されている。

私が初めて、NYUのガン患者サイロシビン臨床試験の有志の被験者であるパトリック・メッテスから話を聞いたのは、この部屋だった。彼は、いま私が腰かけているこの寝椅子の上で、六時間にわたる怒濤のサイロシビン・ジャーニーをくぐり抜けて、人生を一変させる（いや、死を一変させたと言うべきかもしれない）体験をした。私がここに来たのは、その日メッテスのガイド役を務めた緩和ケア心理療法士トニー・ボッシズと、彼の同僚で、この試験のリーダーであるベルヴュー医療センターの精神科医スティーヴン・ロスにインタビューをするためだった。試験の目的は、高用量のサイロシビンを一度摂取するだけで、余命宣告を受けたガン患者がしばしば襲われる不安や抑うつ症状をはたして楽にできるかどうか調べることである。

髭をたっぷりとたくわえた、クマのような容貌の五〇代のボッシズは、代替療法に関心を持っている精神医療関係者という感じだが、四〇代のロスはもっと堅物に見える。髪はきれいに刈り込まれ、スーツとネクタイ姿で、ウォールストリートの銀行家と言っても通りそうだ。ロサンゼルスで生まれ育った本好きなティーンエイジャーだったロスは、自分では幻覚剤経験がなく、一九五〇年代から六〇年代にかけて、アルコール依存症の治療においてＬＳＤがめざましい成果をあげていたとたまたま同僚から聞くまで、幻覚剤のことはほとんど何も知らなかった。アルコール依存は自分の専門だったので、ざっと調べたところ、「せっかくの知見が完全に埋もれてしまっている」ことを知って驚いた。彼がコロンビア大学とニューヨーク州立精神医学研究所でレジデントを始める頃には、幻覚剤療法の歴史はすっかり抹消され、言及されることもなかった。

NYUでの臨床試験は、ジョンズ・ホプキンズ大のローランド・グリフィスの研究所がおこなう同様の研究とともに、一九七〇年代に認可済みサイケデリック療法が中止されたとき放り出された研究の糸を、また拾い上げようという数少ない試みのひとつだった。NYUとホプキンズ大での試験は、余命宣告をされた患者を幻覚剤で救済できないか調べようとするものだが、現在ほかにもいくつか臨床試験がおこなわれていて、たとえば幻覚剤（たいていはLSDではなくサイロシビンが使われる。ロスによれば、「LSDが背負っているような政治的お荷物がサイロシビンにはないからだ」という）で抑うつ状態を改善し、アルコールやコカイン、タバコなどの依存症を治療できないか可能性を探っている。

こうした研究はどれも、過去にまったく例がないというわけではない。幻覚剤を使った臨床研究の歴史を詳しく調べれば、土地の大部分はすでに耕されているとわかる。カリフォルニア大学ロサンゼルス校の精神科医チャールズ・グロブは、二〇一一年にガン患者の不安をサイロシビンで静めるパイロット研究をおこない、これがNYUとホプキンズ大での臨床試験につながったのだが、彼はこう認めている。「われわれはいろいろな意味で、文化的なプレッシャーによって前世代の研究者たちが途中で放置せざるを得なかった聖火を、単に拾い上げただけなんだ」だが、今後現代医学で幻覚剤を受け入れてもらえるとすれば、この埋もれた知見をすべて掘り出して、当時の実験を現在の水準のもとで再現する必要があるのだ。

しかし、たとえサイケデリック療法が現代科学によって検証されたとしても、幻覚剤そのものの奇妙さ、それが心におよぼす影響を考えると、同時に西欧医学のほうも、幻覚剤がそもそも抱えている難題に対処できるかどうか試されている。わかりやすい例をひとつ挙げると、従来どおりの臨床試験を幻覚剤でおこなおうとすると、盲検が不可能だという点でまず難しい。参加者の大部分が、自分が渡されたのがサイロシビンかプラシーボか、すぐにわかってしまうのだ。それはガイド役も同じである。また、幻覚剤を試しているとき、薬の効果と、「セットとセッティング」の決定的な影響力とを分けようにも、区別をつけにくい。西欧科学と現代の実験は、ひとつの変数以外の条件はすべて同じにすることが前提だが、幻覚剤の効果という変数を特定して、試験がおこなわれる環境、ガイド役の存在、被験者の期待といった要素から切り離すことが困難なのだ。こうした要素のどれもが、因果関係という水を濁してしまう恐れがある。また、厳密な薬理学的効果によってではなく、摂取した人の心に何かを経験させて効果を発揮する幻覚剤を、西欧医学がどう評価するのか、という問題もある。

それに加え、幻覚剤による経験は「スピリチュアル」と題される項目に分類されがちで、現代医学としては受け入れにくい。チャールズ・グロブはその難しさをきちんと認めながら、すがすがしいくらい言い訳をしない。彼はサイケデリック療法を「応用神秘学」の一形態だと表現する。科学者の口から聞くとかなり妙な言葉だし、まわりからすればあまりに非科学的で危険すぎる。

「私には、医学的概念とは思えない」幻覚剤研究のパイオニアであるフランツ・フォーレンヴァイダーは、サイケデリック療法における神秘学の役割について訊かれたとき、そう答えた。「興味深くはあるが、どちらかと言うと、シャーマニズムに属する概念だろう」しかし、幻覚剤研究をしているほかの学者たちは、サイケデリック療法にシャーマニズムがある程度役割を果たしているという考えから逃げない。実際、科学などというものがこの世に登場する何千年も前から、シャーマニズムは幻覚物質を用いて人を癒してきたのだ。グロブはこう書いている。「幻覚剤の医療に果たす役割を評価する最適な方法を考えようとするなら、科学的方法論の厳密な基準に固執していては無理がある。シャーマニズムのパラダイムを取り入れて成功した例にも目を向けるべきだ」そうしたパラダイムでは、シャーマン／セラピストが、たとえばセットとセッティングのような「薬理学範囲外の変数」を慎重に組み合わせて、幻覚剤の持つ、患者に「特別に暗示にかけやすい性質」を最大限に有効活用する。不安定で居心地は悪いが刺激的な、スピリチュアリティと科学に挟まれたフロンティアこそ、まさにサイケデリック療法の位置する場所なのだ。

だが、幻覚剤研究が再開されたのは、ちょうど合衆国の精神衛生体制が「ぶっ壊れた」（二〇一五年まで国立精神衛生研究所の所長だったトム・インセルの言葉）ときで、斬新で革命的なアプローチを受け入れる気運が最近では最も高まっていたのだ。アメリカでは一〇人にひとりがうつ病で苦しんでおり、世界的にも就労や就学を阻む最大の原因となっているが、そのうつ病の治療薬が今や手詰まりになりつつある。現存の抗うつ剤の効果が薄れはじめ、*新薬の供給も滞り気味なのだ。製薬会社はもはや、中枢神経系に効果を発揮する、いわゆるCNS薬品の開発に投資をしない。精神衛生システムは精神障害を患う人々のごく一部にしか届かず、大部分の人は医療費の高さや社会的な非難、飲んでも効かない薬に失望し、あきらめてしまっている。合衆国では毎年四万三〇〇〇人近い自殺者がいる（乳ガンや交通事故で亡くなる人の数より多い）というのに、そのうちわずか半数しか精神科の治療を受けていなかった。この機能不全状態を表現するのに、「ぶっ壊れた」と言うのはけっして厳しすぎる言葉ではないのだ。

マンハッタンで精神科医として勤務し、NYUでの幻覚剤臨床試験の共同研究者でもあるジェフリー・ガスは、心理療法がこれまでとはまったく違うパラダイムを考慮する機が熟したと考えている。今まで長年、「生物学をベースにした治療と精神力学的治療とのあいだで、われわれは対立してきた。正当性とリソースという点でずっと争ってきたんだ。精神疾患は生化学の障害なのか、あるいは人生の意味が見出せなくなったせいなのか？　サイケデリック療法は両者を合体させるものだ」。

このことをある精神分析医は、「かつて脳について考えていなかった精神医学は」最近では「心について考えていない」と言い換えた。サイケデリック療法が成功するとするなら、それはセラピーを実施するときに脳と心を結びつけるからだ。少なくとも、そこに希望がある。

終末期の患者に向き合うセラピストたちは、この問題に学術面にとどまらない関心を寄せている。NYUの診察室で、スティーヴン・ロスとトニー・ボッシズとともに話をしたとき、たった一度ガイドつきサイロシビン・セッションをしただけのガン患者が大変身したことについて、彼らが今にも卒倒しそうなくらい興奮しているのを見て、私は驚いた。初めは、自分が目にしているものがロスには信じられなかった。「最初の一〇から二〇人はサクラか何かだと思ったんだ。きっと嘘をついているんだと。『愛こそが地球上で最強だとわかりました』だとか『黒い煙みたいな自分のガンと出会ったんです』みたいなことを彼らは話した。子ども時代へと旅して、まったく新しい深遠な視点、新たな優先順位を獲得して帰ってきた。それまでは明らかに死を恐れていた人が、恐怖から解放されていた。たった一度の投薬で、これほど長期にわたる効果が出るなんて、予想もしていなかった。精神医学の世界にこんな画期的な治療法は今までなかった」

パトリック・メッテスのガイド役を務めたときのことをトニー・ボッシズから聞いたのは、このときが最初だった。メッテスは心の奥へと旅し、そこで恐怖の包囲網から逃れることに成功したのである。

「一緒にこの部屋にいるというのに、彼の目の前にだけ何か巨大なものが存在しているんだ。パトリックは二時間ずっと押し黙っていたが、急にしくしく泣きはじめて、二度こう言った。『生も死もとても大変な仕事だ』僕は彼を見ながら、とても謙虚な気持ちになった。この仕事を始めて、あれほど報われたことはなかった」

緩和ケアの専門家であるボッシズは、終末期の患者と多くの時間を過ごす。「精神医学には実存的苦痛をやわらげるツールがほとんどないということに、誰も気づいていないんだ」余命宣告された人に共通する、抑うつ症状、不安、恐怖を総合して、セラピストたちは実存的苦痛と呼ぶ。「抗不安剤では答えにならない」もし答えがあるとしたら、薬理学ではなく、もっとスピリチュアルな性質のものだろうとボッシズは考える。「だからこそ、もっと調べてみるべきだと思う。このやり方が、いかにして死ぬかを再考させてくれるなら」

胆管ガンの治療を受けている五三歳のテレビ局ニュースディレクター、パトリック・メッテスが「ニューヨーク・タイムズ」紙の一面の記事を読んだのは、二〇一〇年四月の月曜日のことだった。それが彼の死を一変させることになったのだ。胆管ガンと診断されたのは、三年前、彼の白目部分が急に黄色くなったと妻のリサ・キャラハンが気づいた直後だった。二〇一〇年になる頃にはガンは肺にまで広がり、特別にきつい化学療法によってすっかり衰弱していたうえ、もう助からないかもしれないと薄々気づきはじめ、心が折れかけていた。〈幻覚剤が再び医師たちの方向性を変えさせた〉という見出しのもと、その記事は、サイロシビンを使ってガン患者の実存的苦痛をやわらげる臨床試験をおこなっている、NYUでの研究に簡単に触れていた。リサの話では、パトリックは一度も幻覚剤を試したことはなかったが、すぐさまNYUに電話して、被験者として応募しようと決めた。

リサは反対だった。「そんなふうに簡単に逃げてほしくなかったんです。ガンと闘ってもらいたかった」

だが結局パトリックは電話をかけ、応募用紙に記入し、長い質問リストに回答すると、被験者として認められた。担当者はトニー・ボッシズだった。トニーはパトリックと同年輩で、情に篤く、人一倍やさしい男だった。ふたりはたちまち意気投合した。

最初の面談で、ボッシズはパトリックに試験の内容について話した。三、四回ぐらいトーキングセラピーによる準備セッションをしたあと、薬の投与は二回おこなわれる。そのうち一回は「活性プラシーボ」（今回は高用量のナイアシンで、痛痒感《つうよう》を起こす）で、もう一回は二五ミリグラムのサイロシビンが入ったカプセルである。どちらのセッションも、私がボッシズとロスと会った治療室でおこなわれる予定だった。各セッションはほとんど一日がかりとなるが、その間パトリックはアイマスクをつけて寝椅子に横たわり、慎重に選定されたプレイリストから流れてくる音楽をヘッドホンで聴く。プレイリストには、たとえばブライアン・イーノ、フィリップ・グラス、パット・メセニー、ラヴィ・シャンカール、その他クラシックやニューエイジ音楽も入っている。ふたりの付き添い――ひとりは男性（ボッシズ）で、もうひとりは女性（クリスタリア・カリオンツィ）――が最後までそばで見守り、ほとんど口は出さないが、もしパトリックの身に何か困ったことが起きたときにはいつでも助けられる。事前準備で、ふたりはパトリックと、ホプキンズ大の研究者ビル・リチャーズが書いた〈飛行指示書〉を確認した。

ボッシズはパトリックに、旅立つにあたり、一種の呪文として「信じて身をまかせよう」という言葉を使ってはどうかと勧め、ジャーニーの中でたとえどこに連れていかれても「階段があればのぼり、ドアがあれば開け、道があれば進み、飛んで景色を見下ろしてみること」とアドバイスした。だが何より大事なアドバイスは、たとえどんなに恐ろしい怪物みたいなものに出会っても、逃げずに向かっていけ、そして相手の目をまっすぐに見ろ、だ。「ぐっと踏んばって尋ねるんだ。『おまえは僕の心の中で何をしてるんだ?』あるいは『おまえから何を学べる?』」

死を目前にした人に幻覚剤を与えるというアイデアを最初に公表したのはセラピストでも科学者でもなく、オルダス・ハクスリーだった。彼はハンフリー・オズモンドへの手紙の中で、「死を厳密に生理学的なプロセスとしてとらえるのではなく、もっとスピリチュアルなものにするため、LSDを末期のガン患者に与える」ことを含む、研究プロジェクトを提案したのである。ハクスリー自身、一九六三年一一月二二日、死の床に就いたとき、妻のローラにLSDを注射させた。それまでにハクスリーのアイデアは北米の大勢のガン患者を対象に試された。一九六五年、シドニー・コーヘンは「ハーパーズ」誌にエッセー〈LSDと死の苦痛〉を寄稿し、幻覚剤が「死の体験を変える」可能性について論じた。彼はLSDによる治療を「自己超越セラピー」と表現した。このアプローチの背景には、死の恐怖というのは自我の一機能である、という前提がある。死が近づくと、自我は私たちに分離する感覚を与え、それが耐えきれない苦しみとなる。「私たちは自我のない世界に生まれるが、自我にとらわれて生き、そして死ぬ」とコーヘンは書いている。

つまり幻覚剤を使って、この自己の牢獄から脱出するのである。「完全に自我の消えた、明るく澄んだひとときを患者に与え、自分がそこで完全な形で存在する必要などまったくないのだ、おそらく『向こう側』に別の何かがある、と教える」私たちが死んだあとも残る、個人よりもっと大きな何かがあるのかもしれない、と。そしてコーヘンは、ＬＳＤセッションのあと物の見方が大きく変わったという、子宮ガンで余命宣告を受けている女性患者の話を引用している。

私の死は、私自身にとってさえも、この時点ではそう大きな出来事ではないのです。存在と非存在のあいだの往復が、またひとつ終わるだけ。それは、教会とも死の話とも関係ないと感じています。自分が自分自身からも、痛みからも、心身の衰弱からも切り離されている、そんな感じです。今は上手に死んでいけると思います。上手に死ぬっていう表現がふさわしいなら。死を招き入れるつもりもないし、遠ざけるつもりもありません。

一九七二年、スプリンググローヴ州立病院で一緒に勤務していたスタニスラフ・グロフとビル・リチャーズは、ＬＳＤを与えられた患者たちは「宇宙と一体になる」経験をすると書いている。死は「すべての絶対的な終焉でも、無へ足を踏み入れることでもなく、ふいに別の種類の存在へ移行することだ……肉体的な死を超えて意識が続くという考え方は、その逆に比べ、はるかに説得力を持つようになる」。

NYUサイロシビン臨床試験の被験者は、試験が終わったあとで自分が経験したジャーニーについて書き留めておくことが義務づけられており、ジャーナリズムの世界で仕事をしていたパトリック・メッテスはこの課題にとても真剣に取り組んだ。妻のリサによれば、パトリックは金曜日のセッションのあと、全週末を使って体験についてまとめ、文章にした。リサは、このときの彼の手記の開示についても、パトリックのセラピストだったトニー・ボッシズがセッションのあいだに取っていたメモ、およびフォローアップ・セッションのときの記録を私に見せることについても、許可してくれた。

当時キッチン用品製造会社のマーケティング担当の重役だったリサは、二〇一一年一月のその朝、重要な会議があったため、パトリックはひとりでブルックリンにあるアパートメントから地下鉄に乗り、一番街と二四丁目の角のNYU歯学部にある治療室に来た（治療室が歯学部にあったのは、当時ベルヴュー医療センターもNYUガンセンターも、幻覚剤試験からは距離を置きたがったからだ）。ガイド役であるトニー・ボッシズとクリスタリア・カリオッツィが彼を迎え、その日の予定をあらためて確認すると、午前九時ちょうどに薬を入れた小鉢をパトリックに渡した。それがサイロシビンかプラシーボかは、少なくとも三〇分経過するまでは、三人ともわからない。パトリックはこの試験を受ける目的を尋ねられ、ガンにかかってから感じている不安や落ち込みに対処する方法や、「人生における後悔」と彼が呼ぶものとの向き合い方を知るためだと述べた。パトリックは、結婚した日の自分とリサの写真や、愛犬のアーロの写真を部屋に飾った。

九時半に寝椅子に横になり、アイマスクとヘッドホンをつけて、口をつぐんだ。パトリックは自身の手記の中で、ジャーニーの始まりをスペースシャトルの打ち上げになぞらえている。「体に激しい衝撃を受ける、ひどくぶざまな打ち上げだったが、やがて至福の無重力状態に落ち着いた」

私がインタビューした被験者の多くが、同じように強い恐怖と不安にいろどられた開始エピソードについて語ったが、その後ガイド役たちに励まされて、経験に身をまかせたという。このとき役立つのが〈飛行指示書〉だ。いま起きていることに身をまかせれば（「信じ、身をまかせ、心を開く」あるいは「力を抜いて、流れに身をまかせろ」）最初は恐ろしく思えたものが、まもなく変化する、とそれは約束する。おそらく何か心地のいい、至福とさえ思えるものに。

ジャーニーの始めのほうで、パトリックは、二〇年以上前、四三歳のときにガンで亡くなった、兄の妻と出会った。「ルースが私の案内役を務めてくれた」と彼は書いている。「私に会ってもちっとも驚いていないように見えた。彼女は透明な体を『身につけて』いたので、私にも彼女だとわかった……ジャーニーのこの区間は女性がテーマのようだった」ミシェル・オバマが現れた。「大量の女性エネルギーが私を包み、こう伝えてきた。どんな母親も、彼女自身にどんな欠点があったとしても……わが子を愛さないことなどけっしてない、と。とても強烈だった。自分が泣いているのがわかった……そこで、自分が子宮から生まれ出ようとしているのが感じられた……生まれ直したのだ。私の再誕生に苦しみはなく……安らかだった」

しかし外から見ている者には、パトリックの様子はまったく安らかとは思えなかった。彼は泣いており、呼吸が苦しそうだ、とボッシズは記録している。このとき「生も死もとても大変な仕事だ」と初めて言い、痙攣しているように見えた。そのときパトリックがいきなり手を伸ばしてきて、カリオンツィの手を握ると、膝を立てて力みだした。まるで出産しようとしているかのように。ボッシズの記録から引用する。

11:15「ああ、すごい」
11:25「すごくシンプルなことだ」
11:47「男でも出産できたなんて」そして「私は出産した、何かわからないものを」
12:10「ほんとに驚きだ」この時点でパトリックは泣いたり笑ったりしている。「ああ、すごい、これで全部わかったぞ。とてもシンプルで美しい」

このときパトリックが休憩させてほしいと申し出た。「強烈になりすぎていた」と本人の手記にある。彼はヘッドホンとアイマスクをはずした。「私は起き上がり、トニーとクリスタリアと話をした。私はこう言った。誰もがこの経験をする価値がある……もしみんなが経験したら、他人を傷つけることなど二度とできなくなる……戦争も不可能になる、と。部屋が、そこにあるものすべてが、美しかった。クッションに座っているトニーとクリスタリアまで輝いていた！」ふたりは彼を支えて浴室に連れていった。「ばい菌さえ（そこにもしいたら、だが）美しかった。私たちの世界と宇宙にあるものすべてがそうであるように」

そのあと彼は「あそこに戻る」のに少し躊躇があると言った。「大変だけど、冒険している感じは楽しい」やがてパトリックはアイマスクとヘッドホンをつけて横になった。

「それからというもの、愛のことしか考えられなかった……今までもこれからも、それだけが目的だ。愛は、たったひとつの光点から発散されているようだった……それは震えていた……自分の体が宇宙とひとつになって震えようとしているのを感じた……じれったいことに、踊りたくても踊れない男になった気分だ……それでも世界は受け入れてくれた。純粋な歓喜……至福……涅槃《ねはん》……とても言葉では表せない。実際、私の経験を、私の状態を、この場所を、正確にとらえられる言葉などない。この気持ちに少しでも近い喜びは、現世では一度も感じたことがない……どんな感情も、どんな美のイメージも、地球上で過ごしたあいだのどんなものも、このジャーニーのクライマックスでの歓喜と栄光に満ちた純粋なひとときにはかなわない」彼は口に出して言った。「魂のオーガズムなんて初めてだ」経験のあいだ、音楽の存在が大きかった。「私は曲を覚えようとしていた。シンプルな曲で、ドの一音しか使われていない……宇宙の振動だ……存在するものすべてが集まって、全部合わせれば神に匹敵する」

それからパトリックは、シンプルさにまつわる本質的な発見について描写した。政治や食べ物、音楽、建築、そして自分のフィールドであるテレビのニュース番組について考え、ほかのもの同様に「演出しすぎている」と気づいた。「音を加えすぎて曲を複雑にしすぎ……食材を使いすぎて料理を複雑にしすぎ……服や家を飾りすぎている……本当に求めるべきは愛だけなのに。飾りなどまるで無意味に思えた」そのとき、当時のNYヤンキースのショート、デレク・ジーターが現れて、「いつものようにバレリーナみたいに華麗にターンするとファーストにボールを投げた」。

「その瞬間、すべてがわかったと確信した……まさに今、目の前で、大事なのは……愛だけだ、と。今やそれが私の生きる理由だった」

そのとき彼が口走ったことを、一二時一五分にボッシズが書き留めている。「よし、わかったぞ！　これで全部やっつけられる。仕事は終わった」

だが、まだ終わってはいなかった。今度は「肺の探検を始めた……よく『見える』ように大きく深呼吸したことを覚えている」。ボッシズは二時三〇分にパトリックがこう言ったと記している。「肺に潜り込み、二カ所に点が見えた。そうたいしたことではなかった」

「私は（言葉は使わずに）こう言われた。ガンのことは心配しなくていい……全体から見ればささいなことだ……君たち人類の単なる小さな欠陥だ。もっと大事なことが……君がすべき本当の仕事が……目の前にある。くり返しになるが、愛だ」

ここでパトリックは「一時的な死」とみずから呼ぶものを経験した。

「先端がとても鋭利な、ステンレス製らしく見えるものに近づいた。剃刀《かみそり》の刃のような感じだ。その輝く金属の頂上にさらに近づき、ついにたどり着いたとき、その縁の向こう側をのぞき込むか否かは私次第だった。底なしの深淵……宇宙の果てしなさ……すべてでもあり、無でもある目。私は迷っていたが、怖くはなかった。いっそ飛び込んでしまいたかったが、そうしたら体から脱け出して二度と戻ってこられない気がした……この人生からの別離、死だ。だが決めるのは難しくなかった……こちら側にやるべきことがまだたくさんあるとわかっていた」自分の選択についてガイド役に告げ、「ここから飛び下りて、リサとさよならする心の準備はまだできていない」と説明した。

やがて午後三時頃、やや唐突にそれは終わった。「時間の感覚も空間の感覚もなかった場所から、現在というやや重苦しい場所に戻ってくるのは、あっという間だった。私は頭痛がした」

リサが迎えにきたとき、パトリックは「徒競走でもしたかのように見えた」と彼女は回想する。「顔色がよくなかったし、汗まみれで疲れているように見えたけれど、すごく興奮していた。私に話したいこと、話したくても話せないことで、酔いしれていたわ。そして『神の顔に触れた』と言った」

ひとつとして同じサイケデリック・ジャーニーはないが、それでも、ガンと闘病中の患者たちのジャーニーにはいくつか共通点があるようだ。私がインタビューしたガン患者の多くが、出産した、あるいは生まれ直した経験について話した（とはいえパトリックの話がやはりいちばん強烈だった）。また、ガンと（あるいはガンに対する自分の恐怖心と）出会ったことを話す人も多く、その出会いによってガン（または恐怖心）が自分におよぼしていた力が弱まったという。以前にも何度か、ダイナ・ベイザーの経験について触れた。彼女は六〇代の小柄で温厚なニューヨーカーで、フィギュアスケートの指導者であり、二〇一〇年に子宮ガンと診断された。NYUの診療室で会ったとき、髪はとび色の巻き毛で、大きなリング状のイヤリングをつけたダイナは、化学療法がうまくいったあとも再発が心配で心が麻痺し、「悪い知らせを不安な気持ちで待ちつづけて」時間を無駄にしていたという。

彼女もトニー・ボッシズのもとでサイケデリック療法を受けたが、セッションの始めは、前後に大きく揺れる船の中に閉じ込められて恐怖に苛まれ、苦しんだ。「毛布の下から手を伸ばし、『すごく怖い』と訴えたの。トニーがその手を握ってくれて、経験に身をまかせてと言った。彼の手が私を支える碇《いかり》となった。

私は自分の恐怖を見たの。夢の中にいるみたいに、恐怖は左胸の奥に黒く巣食っていた。それはガンではなく、体の中の闇だった。なんだかものすごく腹が立ってね。自分の恐怖心が腹立たしかった。私はわめいたわ。『出ていけ！　生きたまま食われるなんてごめんよ！』そしたらどうなったかわかる？　いなくなったのよ！　私の怒りが追い払ったの」それから何年も経ったが、再発していないとダイナは言った。「ガンを自力でやっつけることはできないけれど、恐怖ならやっつけられるとわかった」

やがてダイナの思いは子どもたちへと移り、恐怖のかわりに「圧倒的な愛」があふれだした。自分は今も「完全な無神論者」だけど、「そのとき私が使った言葉は、『神の愛を浴びた』ような感じ、だった。本当はそんな言葉は使いたくないけれど、そうとしか表現できないの」。矛盾は神秘体験の顕著な特徴であり、自分が感じた神の愛と「信仰心はいっさいない」

ことの矛盾にも、ダイナは平気な様子だった。私がその点を指摘すると、彼女は肩をすくめ、それから微笑んだ。「だって、ほかに表現のしようがある？」

驚くことではないが、私がNYUとホプキンズ大でインタビューしたガン患者のジャーニーには、死のヴィジョンが重く垂れ込めている。六〇代の乳ガンサバイバー（匿名を希望している）は、テレビゲームの中にいるかのように、空間を楽しくビューンと飛んでいたが、突然火葬場の壁にぶち当たり、状況に気づいてぞっとした。「私はすでに死んでいて、これから火葬されようとしているんだわ（でも燃やされる感じは経験しなかった。そりゃそうよね？　私はもう死んでたんだから）。次に気づくと、大きな森の土の中にいたの。木々が鬱蒼としていて、茶色い土は肥沃だった。まわりには根っこが張り巡らされていて、樹木が育つのが見えた。私はそれらの一部になっていたの。私は死んだけど、そうして土の中で根っこに囲まれている。悲しくも幸せでもなく、ただ自然で、満ち足りていて、穏やかだった。私は地球の一部だった」

死の崖っぷちにじりじりと近づき、向こう側を見たが引き返した、と語るガン患者も何人かいた。五五歳のときに卵巣ガンと診断されたタミー・バージェスは、「意識の大平原をいつしかのぞき込んでいました。とても穏やかで、美しかった。ひとりぼっちだと感じましたが、手を伸ばせば、知人の誰にでも触れることができました。そこが、私が死ぬ番が来たときに、この世から旅立った命が行く場所でした。なぜかほっとしました」。

サイケデリック体験には不思議な説得力があり、臨床試験を受けたガン患者の多くが、死の恐怖がなくなった、少なくともやわらいだと報告する理由の説明になるかもしれない。被験者たちは死をじかに目にし、何がしか知ることになる。芝居の最終リハーサルのようなものだ。「高用量の幻覚剤によるセッションは一種の死の予行演習です」とホプキンズ大の元心理学者、キャサリン・マクリーンは言う。「現実だと思えるものすべてが消えてなくなり、自我も体も失う。それが臨死プロセスのように感じられるのかもしれません」それでもこの体験によって、死の向こう側には何かがあるとわかり、安心するのだ。それが「意識の大平原」にしろ、やがて木々の根っこに吸い取られる地中の灰にしろ。そしてさらには、そういうことをすべて知る、肉体を離れてもずっと存在している知性の存在。「まったく別の〝現実〟があると今では知っている」とNYUのある被験者がジャーニーを終えて数ヵ月後に研究者に言った。「ほかの人の知らない、別の言語を知っているみたいな感じです」

ジャーニーのあと数週間しておこなったトニー・ボッシズとのフォローアップ・セッションで、パトリック・メッテス（妻のリサに言わせれば、「地に足がついた現実的な人で、行動派」）は死後の世界について話をした。ボッシズの記録を見ると、パトリックは自分のジャーニーを「物理的な体の向こう側にある、一種の死後の世界への……まさに窓」と解釈していた。「愛の存在する場」は「無限」だと話した。さらにその後のいくつかのセッションでは、自分の体とガンは「ある種の幻だ」と語り、ジャーニー後、少なくとも心の状態はとても良好だということがはっきりと見て取れた。定期的に瞑想をおこない、過去や未来ではなく、現在に生きていると感じられるようになり、「これまで以上に妻を愛している」という。ジャーニーから二ヵ月が経過した三月のセッションでは、ガンの悪化でゆっくりと死に近づいてはいたが、「これまでの人生でいちばん幸せだと感じている」というパトリックの言葉を、ボッシズは記録している。
「私はこの世でいちばんラッキーな男ですよ」

神秘体験の真正さという問題をどこまで重要視するべきか？　この研究に関わるたいていのセラピストは、この質問にきわめて実際的な見地から答える。彼らはただ、患者の苦痛を取り除くことだけに集中し、形而上学的な理論や真実か否かという問題にはほとんど関心を示さない。「そんなの僕の知ったことじゃない」トニー・ボッシズは、患者たちが話す「宇宙の意識体験」はフィクションか事実かどちらだと思うかと私が尋ねると、そう答えた。同じ質問に対し、心理学者のビル・リチャーズはウィリアム・ジェイムズを引き、神秘体験を判断するとき、真実か否かはわかりえないのだから、むしろその「成果」、つまり、それが人の人生をポジティブな方向に向かわせるかどうかを基準にすべきだ、と語った。

法的にも制度的にもきちんと認可された環境で、サイロシビンのように人に暗示をかけやすい薬が医療専門家から処方された場合、強力なプラシーボ効果が働くことがわかっている。そういう条件にあると、患者がセラピストの期待に応える可能性がはるかに高くなる（逆に、バッドトリップが起きる恐れは低くなる）。すると、サイロシビン臨床試験におけるじつに意味深い矛盾のひとつにここで突き当たる。試験の成功が科学のお墨つきにこれだけ左右されるというのに、試験の効果自体は、科学では説明のつかない、ここ以外の別世界があると被験者が納得するかどうかにかかっているわけだ。神秘体験は科学的視点を「白衣シャーマニズム」と呼ばれるたぐいのものに引きずり下ろす。科学そのものが、神秘経験を引き起こすために使われるのである。

サイロシビン・セラピーが苦しんでいる人を助けるなら、真実かどうかという問題はどうでもいいことなのか？　この研究に関わっている人でこの問題に悩んでいる人は、なかなか見つからなかった。すでに引退したパデュー大学の化学者で薬理学者でもあり、幻覚剤研究を支援するため一九九三年にヘフター研究所を創立したデヴィッド・ニコルズ（幻覚剤研究支援としては、たとえばホプキンズ大の試験にも関わり、ここで使うサイロシビンを合成した）は、この問題をきっぱりと実際的に片づけた。二〇一四年の「サイエンス」誌のインタビューで、彼はこう話している。「それで患者たちが安らぎ、友人や家族に見守られて穏やかに旅立てるなら、真実か幻かなんて私にはどうでもいい」

一方ローランド・グリフィスはこう認めている。「真実性については、まだ答えの出ない科学的な問題だ。頼りになるのは現象論の側面だけなのだから」つまり、根拠になるのは、臨床試験を受けた人がわれわれに語ることだけ、ということだ。彼が私自身のスピリチュアリティの深化について尋ねたのは、このときだった。まだ初歩的段階だと打ち明け、私の世界観は昔からずっと強固な物質主義なのだと話した。

「けっこう。だが、われわれに意識があるという奇跡についてはどう思う？　考えてもみたまえ。われわれは覚醒していて、しかも覚醒しているということを覚醒しているんだ！　まさに奇跡じゃないか」覚醒しているという経験が〝真実である〟と、どうやって確かめられるんだ、と彼は尋ねた。確かめられない、それが答えだ。科学の範疇を超えていることだからだ。だが、その存在を誰が疑う？　実際、意識の存在を証明することは、神秘体験の真実性を証明することと似ている。意識が存在するとされるのは、科学によって証明されたからではなく、それが真実だと大多数の人が確信しているからだ。ここでもやはり、現象論的側面に頼るしかないのである。ある〝奇跡〟――ウラジミール・ナボコフはかつてこれを「意識という名の驚異」と呼び、「非実在という夜の真ん中で突然窓が開いて、日光が燦々《さんさん》と降り注ぐ景色を見せてくれる」と語った――について、物質主義的科学では到底証明できないことに同意するなら、ほかにもそういう奇跡が存在する可能性に心を開く必要があるのではないか、そうグリフィスは私に促していたのだ。

二〇一六年一二月、「ニューヨーク・タイムズ」紙は第一面で、ジョンズ・ホプキンズ大学とNYUのガン患者に対するサイロシビン研究の劇的な結果について報じた。両大学は、「ジャーナル・オブ・サイコファーマコロジー」誌の特別号に共同で論文を発表したのである。「ニューヨーク・タイムズ」紙の記事には、アメリカ精神医学会のふたりの元会長を含む、精神医学界主流派の並みいる権威者たちが、発見を祝うコメントを数々寄せていた。

NYUとホプキンズ大、どちらの試験でも、約八〇パーセントのガン患者について、不安障害やうつ病の一般基準で、臨床的に有意な減少を示し、しかもその効果はサイロシビン・セッションのあと少なくとも六ヵ月は継続した。どちらの試験でも、神秘体験の強さと、症状がやわらぐ度合いとのあいだには、密接な相関関係があった。これほど劇的かつ継続的な結果が出た精神医学的治療は、これまであったとしてもごくわずかだった[*]。

試験数は、両大学を合わせても八〇例とわずかで、政府がサイロシビンを指定薬物からはずし、治療を認可するには、もっと大規模に臨床試験をくり返す必要があるだろう[*]。しかし有望な結果が得られたことで精神医学界の注目を浴び、慎重ながら支援の気運が高まって、さらなる試験がおこなわれることになった。十数校の医学校から将来的な臨床試験への参加の打診があり、資金援助を申し出る支援者もいる。数十年間、日陰に追いやられていたサイケデリック療法が突如その価値を認められようとしている。ニューヨーク大学も、かつてはしぶしぶ目をつぶっていた臨床試験の結果を堂々と宣伝し、歯学部にあった治療室を病院本館に移してはどうかとスティーヴン・ロスに提案している。サイロシビン試験について患者に伝えることすら当初はおよび腰だったＮＹＵガンセンターさえ、今後の試験のためにセンター内に治療室を設置してほしいとロスに依頼してきた。

論文は、完全な神秘体験をした患者ほどいい結果が出ていると指摘しているだけで、サイロシビンがそれに果たす効果についてはほとんど理論化されていない。では、なぜ神秘体験が不安や抑うつ症状から患者を解放するのか？　経験の中で、ある種の不死性がほのめかされるせいだろうか？　それでは短絡的すぎるし、被験者たちはもっとさまざまな経験をしていて、その多くは死後の世界ととくに関係がないということが説明できない。そして、匿名の被験者がみずからを「地球の一部」であり、樹木の根に吸い上げられる分子であると考えたように、自分の死後を自然の道理として理解する人もいる。これは実際に起きることだ。

もちろん、神秘体験は複数の要素から成り立っていて、その大部分には超自然的な説明は必要ない。たとえば自己感覚の消滅は心理学や神経生物学の視点から理解できるだろうし（デフォルトモード・ネットワークが崩れることがおそらく原因）、ジャーニー中に被験者たちが経験する恩恵の多くも、「一体性」のようなスピリチュアルな概念を用いなくても説明できそうである。同じように、古くから神秘体験に付随する「神聖さ」の感覚も、単に人生の意味性や目的意識の高まりという、もっと世俗的な理由で理解できそうだ。意識について、私たちはまだ理解しはじめたばかりであり、このテーマにアプローチするのに、生物学とか心理学とか哲学とか神秘学とか、どの分野にしろ、それだけで結論が出せると言いきれるものはまだひとつもない。こうしたさまざまな視点を一つひとつ積み重ねていくことで、神秘体験中に心の中で起きている出来事が豊かに浮かび上がってくるのかもしれない。

NYUでの試験のフォローアップ研究として、二〇一七年に「ジャーナル・オブ・ヒューマニスティック・サイコロジー」誌に発表された「サイロシビンを使ったセラピーにおける患者の経験」という論文の中で、NYUチームの一員であるアレクサンダー・ベルザーは、被験者の意識変化の心理学的メカニズムをもっと探るため、彼らにインタビューをおこなった。私はこの論文を読んで、研究者たちが神秘体験というパラダイムを超えてもっと人間主義的《ヒューマニスティック》な方向に進もうとしている印象を受けると同時に、サイケデリック体験においてセラピストの存在がいかに重要か強調しようとしていると感じた（この論文の題名に「サイロシビンを使ったセラピー」

という言葉が使われている点に注目してほしい。「サイコファーマコロジー」誌に発表された論文の題名にはいずれも「サイロシビン」とあるだけで、セラピーには触れられていない)。

この論文から、いくつか主要テーマが見えてくる。インタビューしたすべての患者が、愛する人々との強烈な絆(著者たちは「関係性の深化《リレーショナル・エンベデッドネス》」という言葉を使っている)について語り、全体として「孤立感が、たがいにつながり合っているという感覚へ」変化したと述べている。たいていのケースで、この変化にはさまざまな強い感情が伴い、その一例が「歓喜、至福、愛の気持ちの高まり」である。ジャーニーの途中つらい道程はあるが、そのあとには、すべてを(自分のガンのことさえ)受け入れるポジティブな感情が湧くのが普通で、同時に恐怖が消える。

論文の共著者で精神科医のジェフリー・ガスは、セッション中に患者に起きていることを、サイロシビンの「エゴリティック」効果、つまり自我の声を黙らせる、あるいは少なくとも聞こえにくくする薬の効力という点から解釈した。精神分析を学んできた彼としては、自我というのは自己に成り代わってさまざまな働きをする精神的構築物だと考えている。その働きの中でとくに重要なのは、心の意識領域と無意識領域の境界、自己と他者あるいは主観と客観の境界を維持することだ。幻覚剤の影響を受けると、どうやらこうした境界が消えるらしく、そのとき初めて、「強固な思考パターンを手放すことができ、恐怖が消え、新たな人生の意味が見出せる」。

意味性という問題は、NYUのセラピストたちが中心に据えているアプローチ方法で*、サイロシビンを摂取したガン患者の体験を理解するのにとくに役立つと考えられる。こうした患者たちは、余命宣告されたとき、何よりもまず、さまざまなことの意味という点で追いつめられる。なぜ私なのか？　なぜわざわざ私が選ばれ、こんな運命を背負わされたのか？　人生や世界に何か意味はあるのか？　実存的危機の重みで視野が狭まり、感情の幅が縮まり、注意力が一点に集中する一方、心は外界を遮断して、内向きになる。反芻はループを描き、不安が心の時間とスペースを占め、一定の思考習慣を強化して、ますます脱け出せなくなる。

終末期の実存的苦痛が生むのは、強迫的な内省や、ネガティブ思考の深い轍からどうしても脱け出せないことなど、まさに過活発なデフォルトモード・ネットワークに特徴的な症状だ。自分が消えてなくなりそうだとわかると、自我は周囲の世界やまわりの人々への関心をなくして内向きになり、監視を厳しくする。私がインタビューしたガン患者たちは、愛する人たちや世界、幅広いさまざまな感情から、閉ざされているような感じがしていたと話した。たとえばある人はこれを「実存的孤独」と表現した。

サイロシビンは一時的にでも自我の働きを奪うことで、心の可能性に新たなフィールドを開くように見える。それを象徴するのが、多くの患者たちがジャーニー中に経験したと報告する、死と再生だ。最初は自己から切り離されるのが恐ろしく感じるが、いざ受け入れてしまえば、たいていは強いポジティブな感情が流れ込んでくる。同時に、それまで手の届かなかった記憶や感覚印象、意味性も浮上する。門番だった自我がいなくなり、自己と他者のあいだの門――ハクスリーの言う減量バルブ――が大きく開かれる。そして、多くの人にとって、そこからどっと流れ込んでくるのは愛である。特定の個人に対する愛はもちろんのこと、パトリック・メッテスが感じる（知る）ようになったすべての人やすべてのものへの愛、つまり人生の意味であり目的である愛、世界に近づく鍵としての愛、究極の真実としての愛だ。

要は、自己をなくしたことが意味性の獲得につながったのかもしれない。これを生物学的に説明することはできるだろうか？　今はまだ無理かもしれないが、最新の神経科学からいくつか面白いヒントが見つかる。インペリアル・カレッジのチームの発見を思い出してほしい。デフォルトモード・ネットワークが機能しなくなると（同時に自己の感覚がなくなる）、脳内のつながりが全体的に増し、普段は交流のない新たな領域同士が接続される。そうした脳内の新たなつながりが、それまでは遠く離れていた点と点がつながることが、人生に新たな意味や視点を与えるとしたら？

また幻覚剤は、そうでなければとくに意味のない知覚情報にじかに意味を吹き込むこともある。最近「カレント・バイオロジー」誌に発表された論文に*、ＬＳＤを摂取した有志の被験者に対し、本来個人的には何の関係もない音楽を聴かせた実験のことが書かれていた。すると、幻覚剤の影響化にある被験者は、その曲に自分だけに関わるはっきりした意味を見出し、その意味性はその後も消えなかった。幻覚剤は意味を見つけさせるのではなく、構築するのかもしれない。

幻覚剤の影響化にあると暗示を受けやすくなること、そしてガイド役のセラピストの存在が、経験に意味を与えるのに一役買っているのは間違いない。被験者にジャーニーへの心の準備をさせる段階で、ジェフリー・ガスは体験における意味性の獲得についてはっきり伝え、患者たちにこう話す。「幻覚剤はあなた自身に隠れている、あるいはいまだ知られていない陰の部分を明らかにします。自分自身について啓示を受け、人生や自分という存在の意味を知るでしょう」（神秘体験、超越体験をする可能性にも触れるが、それが何か定義づけするのは慎重に避ける）「幻覚剤という化学物質を摂取した結果、あなたはあなた自身や人生、世界について今まで以上に理解するでしょう」するとたいていそのとおりのことが起きる。「化学物質」のような科学的な言葉を「聖なるキノコ」や「植物の師」みたいな言葉に置き換えれば、治療の儀式を始めるときの、シャーマンのまじないと同じだ。

だがそれがどう働くにしろ、それをどう説明するにしろ、自分の経験するすべてのものに高度な目的や〝その後〟があると思えるようになるサイケデリック・ジャーニーの力は、とくに終末期にある人にとっては、ありがたい恩恵だと私は思う。本人の性格によって、人類愛として理解する人もいれば、スピリチュアルな啓示だと理解する人もいるだろう。宗教性のない「神聖なる意味」とは何か？　ダイナ・ベイザー（や私！）のような無神論者にとってさえ、幻覚剤は、世界に意味をもたらしていた神がいなくなってしまったこの世界を、かつてと同じような神聖さで満たしてくれるのだ。単なる偶然だけに支配されていた冷たい世界は消える。とくに信仰心がない人にとって幻覚剤は、正しくそれを使える専門家が用いれば、実存的恐怖への強力な解毒剤になるだろう。実存的恐怖は、死を目前にした人ばかりかほかにも大勢の人を苦しめているのだ。

もちろん、人生には何にせよとにかく意味があると信じることは、かなり大胆な仮定に立つことであり、人によっては信念の大きな飛躍が必要だが、その人に必ず役立つし、終末期であればなおさらである。自然界はすべてつながっているとか普遍の愛とか、何にしろ、より大きな意味性の中に身を置けば、みずからの死について考えるのが少しは楽になるのではないだろうか。宗教は昔からこの賭けを理解していたが、なにも宗教の独占市場にする必要はない。バートランド・ラッセルは、死の恐怖を克服する最善の方法としてこう書いている。「興味を少しずつ広く、人間外の方向へ広げていき、徐々に自我の壁を遠ざけていくと、あなたの命がしだいに普遍の存在と混じり合っていく」さらにこう続ける。

人間個人の存在は川のようなものだろう。最初は細く、狭い土手のあいだを流れ、やがて勢いよく岩にぶつかり、滝を越えていく。しだいに川幅が広がり、土手は遠ざかって、流れは静かになり、ついにはいつしか海に混ざり込んで、自然に個としての存在を失う。

パトリック・メッテスは、サイロシビン・セッションの一七ヵ月後に亡くなったが、リサによれば、その一七ヵ月は思いがけず満ち足りたものとなり、同時にパトリックはゆっくりと自分の死を受け入れていったという。

当初リサはNYU試験に対して慎重だった。パトリックが闘うのをあきらめた証拠だと解釈したからだ。結局、セッションを終えた彼は、自分にはまだやることがあり、与え、受け取るべき愛もたっぷりあると確信し、この世界を、とくにリサを、残して去るわけにはいかないと思った。サイケデリック・ジャーニーのおかげで視点が変わり、きたる死のことばかり見る視野の狭いレンズから、残された時間をいかによく生きるかということに焦点が移った。

「彼は新たな決心をしたんです。人生には意味がある、その意味を自分は手に入れた、これからはそれを胸に前に進もう、と。それでもまだ口論をしました」リサは回想する。「あれはふたりにとってとてもつらい夏でした」ブルックリンのアパートメントを改修することになり、不便に耐えなければならなかったのだ。「本当に大変だった」とリサは思い起こす。でもパトリックは「変わったんです。これまで一度もそんなことはなかったのに、急に辛抱強くなって、一緒にいろいろなことを楽しんだ。人生のこまごましたことに気を使う義務から解放されたみたいな感じでした。そして、本当にそういうことを気にするのをやめたんです。それからというもの、人と過ごすことを大切にし、サンドイッチを食べたり遊歩道を散歩したりするのを楽しみました。一年間で一生分を生きたみたいに思えました」

サイロシビン・セッションのあと、パトリックはこのまま死なないんじゃないか、とさえリサには思えたという。化学療法を続け、気分も明るくなった。でもいま振り返れば、そのあいだもずっと「やがて死は訪れると彼にはよくわかっていた」のだとリサは言う。リサは仕事を続け、パトリックは元気なときは街を散歩して過ごした。「どこにでも歩いていって、見つけたレストランのランチを試し、発見したあんな場所こんな場所の話をしてくれました。でも調子のいい日はしだいに減っていきました」そして二〇一二年、化学療法をやめたいと彼女に告げたという。

「死にたくはなかったけれど、自分はこんなふうに生きたいわけじゃないと覚悟を決めたんだと思います」

その年の秋には肺の機能が低下し、入院することになった。「みんなを集めてさよならを言い、これが僕の望む死に方なんだと説明したんです。とても意識的な死を迎えたと思います」死に直面しているのに落ち着いているパトリックは、周囲の人々に強い影響を与え、マウントサイナイ病院の緩和ケア病棟にある彼の部屋は、病院の重力の中心となったという。「医師や看護師も含め、誰もが部屋に来て話をしていきました。とにかくみんなそこを離れたがらなかったんです。パトリックはずっとしゃべりつづけていました。なんだかヨガの行者になったみたいな感じで。愛情を振りまいていた」亡くなる一週間前に彼を訪ねたトニー・ボッシズは、病室内の雰囲気とパトリックの穏やかさに驚いたという。

「僕のほうが彼に慰められていたんだ。何より悲しいのは妻を置いていかなければならないことだと話していた。でも死を恐れてはいなかった」

死の数日前にリサが撮ったパトリックの写真をメールで送ってもらったのだが、画面に現れた画像に、私は一瞬息を呑んだ。患者用のガウンを着て、鼻のチューブから酸素吸入している痩せ衰えた男がそこにいたが、青い目は光り輝き、にこにこしていた。死の直前だというのに、彼は明るく笑っていたのだ。

リサはパトリックの病室で毎晩のように過ごし、夜遅くまで語り合った。「片足はこちらの世界にあるけど、もう一方は隣の世界にあるような感じがする」とあるとき彼は言った。「最後の日々のある夜、こんなことも言いました。『ねえ君、僕を無理に押さないでくれよ。自分で道を探しているんだから』」と同時に、彼女をいたわろうともした。「これは単なる命の車輪なんだ。今はそれに轢かれているような気がするけれど、車輪は回り、気づくと今度はそのてっぺんにいる」

リサは何日もシャワーを浴びていなかったので、とうとう兄に数時間だけ家に帰れと説得された。彼女が戻る数分前に、パトリックの命は途絶えた。「シャワーを浴びに帰宅したら、彼は死んでしまった」私たちは電話で話をしていたのだが、彼女がすすり泣いているのがわかった。「私がそばにいるかぎり、あの人は死ななかった。兄に言われたんです。『彼を逝かせてあげるべきだよ』と」

パトリックは、リサが病院に戻ったときにはすでに亡くなっていた。「本当に直前でした。まるで彼の体からすっと何かが蒸発したみたいな感じだった。それから三時間、そばに座っていました。魂が部屋から出ていくまで長い時間がかかりました」

「とてもいい死でした」リサは私に言い、それはNYUのスタッフと、パトリックがサイロシビン・ジャーニーを経験したおかげだという。「彼をあんな体験に導いてくださったみなさんには、返しきれない恩があると感じています。深いところにある力に触れる機会をパトリックに与えてくれた。それは彼自身の力でした。心に変革を起こすあの薬がしてくれたのは、そういうことだと私は思います」

「そもそも、パトリックは私よりはるかにスピリチュアルな人間だったんです」最後に話をしたとき、リサは言った。パトリックのジャーニーが彼女のことも変えたのだ。「それは、私のまったく知らない世界の存在を肯定するものでした。でもこの世界には、存在すること自体私には知りえなかった、たくさんの次元があるんです」

二　依存症

地球の軌道を脱して月に旅した十数人のアポロ宇宙飛行士たちは、それまで人間という種が一度も見たことがなかった角度から地球を見るという特権に浴し、その経験によって、それ以降、根底から自分という人間が変わったと報告する者もいる。限りない暗黒の宇宙空間にぽっかりと浮かんだ「青白い点《ペール・ブルー・ドット》」を目にしたとき、そこには地図に引かれた国境などひとつもなく、地球はいかにも小さく弱々しく、ほかにふたつとない貴重な存在に見えた。

アポロ一四号で月に行き、地球に帰還したエドガー・ミッチェルは、いわゆる神秘体験について、とくに「サヴィカルパ・サマーディ」について語ったことがある。何かについて瞑想する過程で宇宙の無限と直面し、自我が消えることである。この場合、「何か」とは惑星地球だ。「帰路に、最高の歓喜を味わった」彼は回想する。「私のコックピットの窓に、地球と月と太陽という天国のパノラマが二分ごとに現れたんだ。あれは強烈な体験だった。圧倒されたよ。そしてふいに気づいたんだ。私の体を構成する分子も、宇宙船の分子も、同僚たちの体の分子も、みな古代の星々で試作され、製造された。圧倒的な一体感、つながりを感じた……『彼らとわれわれ』ではなく、『それは私だ！　それはすべてであり、ひとつなんだ』と。同時に恍惚感があふれた。『ああ、なんてこった、ああ、すごい』ひたすらそう思った。悟りであり、顕現だった」*

この新たな視点の力――一九六六年にノースビーチの屋根の上でLSDでトリップしたあと、『全地球カタログ』の編集者スチュワート・ブランドが必死になって世に広めようとした、同じ視点――こそが、現代の環境運動や、地球やその環境がともにひとつの生命体を構成しているというガイア理論を生むきっかけになったのである。

私は、サイロシビン臨床試験の被験者たち、とくにサイロシビン・ジャーニーによっていわば内なる宇宙へ旅したあと、依存症を克服した人々と話をしたとき、この宇宙飛行士によるいわゆる概観効果《オーヴァーヴュー・エフェクト》のことを考えていた。一部の被験者は、人生を遠くから見られるようになり、自分の依存症も含め、今まではひどく厄介そうだったものが、やけにちっぽけに見え、簡単に操れそうだと思えるようになったと話した。つまり、サイケデリック経験が彼らに人生に対する概観効果を与え、世界を見る視点や優先順位ががらりと変わって、古い習慣をときにはいともたやすく捨てられるようになるのだ。ずっとタバコを吸いつづけてきたある喫煙者がさらりとこう言ったときは、にわかに信じられなかった。「タバコなんてくだらなく思えてね、だからやめたんだ」

チャールズ・ベサントというこの男性は今では禁煙して六年になるが、彼も参加していた禁煙パイロット研究はジョンズ・ホプキンズ大学でおこなわれ、ローランド・グリフィス教授の秘蔵っ子であるマシュー・ジョンソンがリーダーを務めた。四〇代前半のジョンソンは心理学者で、グリフィス同様、行動主義心理学を学び、ネズミの「オペラント条件づけ」などを研究していた。すらっと背が高く、骨ばっていて、几帳面に整えた黒い髭をはやし、古風な大きめのオタク風黒縁眼鏡をかけているせいか、ラジオパーソナリティのアイラ・グラスに少し似ている。大学時代にラム・ダスの著書を読んで、ハーヴァード・サイロシビン計画について知り、幻覚剤に興味を持ったが、まさか自分がそれを使って臨床研究をすることになるとは思ってもみなかった。

「いつか幻覚剤の研究がしたいとひそかに思っていたんです」ホプキンズ大のオフィスで初めて会ったとき、ジョンソンは言った。「でも、それは遠い将来のことだと考えていました」それでも、二〇〇四年に薬理学でポストドクターの研究をするためジョンズ・ホプキンズ大学に来たとき、「ローランドがサイロシビンを使ったこの超極秘プロジェクトを始めたと知りました。すべてが完璧にお膳立てされていたんです」。

ジョンソンは初期のサイロシビン研究に加わり、数十件のセッションでガイド役を務めたほか、データ処理も手伝った。その後、二〇〇九年に自身の研究プロジェクトを立ち上げたのである。喫煙に関する研究では、まず一五人の有志の喫煙者に認知行動セラピーを何度か受けてもらい、その後サイロシビン・セッションを二、三回体験して、禁煙を試みてもらった。いわゆる非盲検試験なのでプラシーボはなく、全員自分が幻覚剤を摂取していると認識している。

被験者はサイロシビン・セッションの前にすでに禁煙をしていなければならない。ルールを遵守し、禁煙が続いていることを確認するため、定期的に一酸化炭素レベルを計測される。

小規模な臨床試験で、被験者は無作為抽出されたわけでもないが、それでも結果はめざましく、タバコは依存を断ち切るのがとくに難しいということを考えれば（ヘロインより困難だと言う者さえいる）なおさらだった。サイケデリック・セッションのあと六ヵ月経過しても禁煙を続けていた被験者は八〇パーセントにのぼり、一年後には六七パーセントに落ちるものの、それでも現在最も有効とされる治療より成功率が高い（現在、サイロシビン療法とニコチンパッチ療法の有効性を比較する、より大規模な無作為抽出試験が進行中である）。ガン患者の不安研究のときと同様、完全な神秘体験をした被験者ほどよい結果が出た。そういう被験者は、チャールズ・ベサントのように、禁煙できた。

死を目前にしたガン患者たちにインタビューし、みずからのガンと対決したり、黄泉《よみ》の国へ旅したりした話を聞いた今、もう少し緊急度の低い依存症患者のサイケデリック体験とどう比較できるのだろうと私は考えていた。悪習を断ちたいというシンプルな目的の一般的な人々のジャーニーとはどういうもので、どんな種類の悟りとともに現実世界に戻ってくるのか？

蓋を開けてみれば、驚くほど平凡だった。ジャーニーそのものが平凡なのではなく（サイロシビンによって、被験者たちは世界じゅうを旅し、歴史を遡り、宇宙へ行った）、彼らが獲得した悟りが、やけにありきたりだったのだ。六〇代のアイルランド生まれの書籍編集者、アリス・オドネルは、ジャーニーの進行中、「どこにでも自由に行ける」のが楽しかったと語った。翼が生えて、ヨーロッパのさまざまな歴史的瞬間に遡ることができるようになり、三回死に、自分の「魂が体から脱け出してガンジス川に浮かぶ火葬用の薪に移動」するのを眺め、ふと気づくと「宇宙の縁に立っていて、天地創造の瞬間を目撃した」という。そして、「あなた自身も含め、この宇宙にあるすべてが等しく重要だ」と謙虚な気持ちで気づいた。

「今までは狭いところに意識を集中させ、大人の人生という細いトンネルの中を歩いていたのに」、ジャーニーの経験で「子どもの頃の何にでも驚く感覚、ワーズワースの世界が戻ってきたの。私の脳みその眠っていた一部が目覚めたのよ。世界はこんなにすばらしく、見るものもすることもたくさんあるのに、自分をじりじりと死に追いやるなんて馬鹿げている。おかげで喫煙という行為がまったく別の見え方をするようになった。タバコなんてどうでもいいものだった。正直言って、愚かな行為に思えた」

アリスは自宅にあるゴミを次々に投げ捨て、天井裏や地下室を空っぽにする自分を想像した。「いらないものを全部崖から投げ捨てるイメージを思い浮かべた。やろうと思えば、生きるために本当に必要なものだけに持ち物を切り詰められるのよ。そして何よりも大事なのが呼吸なの。停まったら死んじゃうから」ジャーニーを終えたとき、「呼吸を大切にしなければならない」と心に決めていた。それ以来、タバコは吸っていないという。吸いたくなると、ジャーニーの記憶を呼び戻し、「そのときのすばらしい体験の数々を、あの高みにいたときの気持ちを思い出す」。

チャールズ・ベサントも、同じ「高み」にいたときに神秘体験をした。六〇代のミュージアム展示デザイナーであるベサントは、アルプスの山頂に立ち、「バルト海まで続く広大なドイツという国を眺め下ろしていた」（ヘッドホンからはワーグナーが聴こえていた）。「自我は消えてなくなっていたが、それでも怖かった」彼の言葉は、恐ろしくもあり驚きでもある崇高なるものとの出会いを描く、一九世紀のロマン派のようだった。

「一体感とか、結びつく感覚とか、ひとつにまとまるとか、人は言うけれど、ああこれだ！と思った。今まで想像もしたことがないほど何か大きなものの一部になっていたんだ」ある土曜日の午前中、私たちは電話で話をしていたのだが、ベサントが突然言葉を切り、そのときまさに目にしている光景について語りだした。

「いま私は自分の庭に立ち、木漏れ日が輝いているのを見ている。この美しい光の中に立ち、あなたとこうして話ができるのは、私が目を開き、物を見られるからこそだ。足を止め、ちゃんと目を向けなければ、けっして見えない。当たり前のことを言っているにすぎないとわかっているが、感じ、見、この光に驚くことは」あのセッションの恩恵であり、おかげで「すべてとつながっている感覚」を持つことができた。

ベサントはこの会話を補足する意味で電子メールをよこし、経験の無限の大きさを表す言葉を必死に探しながら、もっと明確に、もっと詳しく説明しようとした。その無限の大きさに直面したからこそ、喫煙が急にみみっちく思えたのだ。「なぜタバコをやめたかって？　くだらなく思えてね。ほかにもっと大事なことができた」

被験者の中には、経験はあんなに強力だったのに、悟った内容はあまりに平凡なので、そのギャップに自分自身驚いている人もいる。サヴァナ・ミラーは、メリーランド州にある父親の会社で経理をしている三〇代のシングルマザーだ。二〇代のときに、彼女に言わせると「サイコパス」だったという男と関係を持ち暴力を受けていたことが原因なのか、彼女のジャーニーは痛ましいものだったが、最終的には大きなカタルシスをもたらした。サヴァナはとめどなく涙を流し、鼻水が止まらなくなった（彼女のガイド役たちも事実だと証言した）。ジャーニー中、喫煙習慣のことはほとんど考えなかったが、終盤、自分がタバコを吸うガーゴイルになったのがわかった。

「ガーゴイルがどんな姿かわかります？　肩をすぼめてかがみ込んでいるあの化け物を？　自分がそんなふうに見えたんです。喫煙するその小さな怪物は、煙を吸い込んだまま吐き出さず、しまいに胸が痛くなってひどくむせてしまった。あれは吐き気を催すような強烈な体験でした。今でも目に浮かびます。タバコを吸う自分を思い浮かべるたびに、咳き込んでいるあの醜悪なガーゴイルが」何ヵ月も経った今も、どうしようもなくタバコが吸いたくなるたび、そのイメージが役に立っているという。

ジャーニーの途中で、サヴァナは急にがばっと上体を起こし、すごく重要なことを発見したと宣言したという。そして、この啓示を後世に伝えるために書き残しておいて、とガイドたちに伝えた。「正しく食べること。運動すること。ストレッチすること」

マシュー・ジョンソンはこういう悟りを「そう言えばそうだとはたと気づく瞬間」と呼び、被験者にはよくあることで、けっしてつまらないことではないという。喫煙者は自分の習慣が嫌悪すべき不健康な行為で、不必要なことにお金を無駄遣いしているとよくわかっており、サイロシビンの影響化にあると、それが急に重みを増し、「しみじみと心の底から理解するんです。説得力が増し、その問題がなかなか頭から離れず、考えないわけにいかなくなる。幻覚剤セッションは、頭を空っぽにしておく贅沢を人から奪うんです」つまり、喫煙のような依存行為は、何も考えないこのデフォルト状態で繁栄するのである。

サイロシビンが依存症に有効なのは、それが患者の人生や習慣を奥まで見通す、明確で新たな視点を与えるからだとジョンソンは考えている。「依存症というのは、人がしがみついている物語なんです。その物語は、やめようとして失敗するたびにますます強化されていく。『私は喫煙者だが、意志薄弱だからやめられない』そんなとき、ジャーニーがそこから距離を取らせ、広い視野から景色を見せる。タバコを吸ったときの一時的な快楽を、人生というもっと長く大きな文脈の中でとらえ直させるんです」

もちろんこの文脈転換は、ただ黙っていたら起きない。サイロシビンを試してもタバコを吸いつづける人は大勢いる。成功させるには、悪習をやめることがこのセッションの目的だということを参加者全員が認識し、事前ミーティングや事後のまとめセッションでセラピストが補強することが大事なのだ。セラピストは、ジャーニーの「セット」を慎重に演出する。それは、シャーマンがみずからの権威と舞台演出をたくみに使って、薬に眠る暗示の力を最大限に引き出すのと同じことだ。だからこそ、「サイケデリック療法」とは単に幻覚剤を使った治療ではなく、「幻覚剤が補助する療法」だと理解することが重要であり、多くの研究者がその点を強調するゆえんである。

だが、どちらかといえばありきたりな悟りが、なぜ被験者に対してこれほど説得力を持つのか？「ほかの薬ではこういうことにはならない」とローランド・グリフィスは指摘する。たしかに、たいていのドラッグ経験のあとでは、薬の影響化にあったときに考えたことや感じたことは「本当ではない」とはっきりわかるし、しばしば照れくさく感じることさえある。グリフィスもジョンソンも触れなかったことだが、この「本当だ」という感覚は、「見ること」と「信じること」のつながりによって説明できるかもしれない。幻覚剤を摂取すると、「考えが見える」ということがよく起きる。これは正確には幻覚ではない。主観はだいたい、いま見ているものは実際には目の前にはないと完全にわかっているが、そのくせ視覚化されたそうした思考はとても具体的かつ鮮明で、それゆえ記憶に残る。

これはとても興味深い現象だが、神経科学ではまだ説明がつかない。とはいえ、最近、面白い仮説が紹介された。幻視について研究している神経科学者がｆＭＲＩを使って脳内活動をスキャンしたところ、いま何かを実際に見ているときも（オンライン）、ただ思い出したり、想像したりしているときも（オフライン）、視覚野の同じ領域が明るくなることがわかった。つまり思考の視覚化は例外的な出来事ではなく、いつでも起きることだと考えられる。通常の覚醒時は、そのとき考えていることを視覚的イメージとして意識に表出させることを、脳内の何かが阻んでいるのではないかと、一部の神経科学者は考えている。そういう妨害が必要な理由は比較的簡単に説明がつく。頭の中がいくつもの鮮明な映像で混雑しては、道を歩く、車を運転するといった日常の活動が難しくなることは言うまでもないし、理論的思考や抽象的思考にもさし障りが出る。だが、たとえば喫煙者としての自分が咳き込むガーゴイルのように見えるというように、もし自分の思考を視覚化することができれば、考えに重みが加わり、よりリアルに感じられる。「見ることは信じることとなり」

おそらく、これが幻覚剤の効果のひとつなのだろう――思考の視覚化を阻む脳の抑制を緩め、思考を目に見える形にして説得力を与え、記憶しやすくし、忘れにくくする。宇宙飛行士が報告する概観効果は、広大な宇宙の海に浮かぶこの「青白い点」を論理的に理解する役には立たないが、実際に見るという行為がそれをこれまでになくリアルに感じさせる。たぶん幻覚剤も、その人の人生の問題あるシーンについて同じような概観効果をもたらし、おかげで行動を改めようという気になるのではないか。

マシュー・ジョンソンは、幻覚剤は依存症だけでなく、あらゆる種類の行動を変化させるのに利用できると信じている。要するに、「人を思いきりひっぱたいて、自分の物語から目覚めさせ」られるくらい、ドラマチックな経験をさせる力が幻覚剤にはある、ということだ。「文字どおり、システムの再起動、生物学的 Control-Alt-Delete です。幻覚剤は心の柔軟性の窓を開け、人はそこから、ふだん現実を整理するのに使っている心のモデルパターンを捨てることができる」

ジョンソンの考えでは、そういうモデルパターンの中で最も重要なのが自我で、高用量の幻覚剤が導く神秘体験によって、それが一時的に消える。要するに「中心に自我がある思考パターンへの依存」が問題なのであり、すべての根底にあるこの思考パターンあるいは認知スタイルへの依存が、依存症患者、うつ病患者、死や回想にとらわれがちなガン患者とをつなぐ共通項である。

「人間の苦しみの多くは、心理的に何としても守らなければならないこの自己という存在から生まれているんです。私たちは、自分はこの世界で独立し、単独で行動する動作主だという物語にとらわれています。でも自己なんてものは幻想です。あなたが枝から枝へ飛び移ったり、チーターから逃げたり、納税手続きをしたりするぶんには、便利な幻想かもしれません。でも、システムレベルではまったく違います。自己をもっと正確にとらえる考え方はいくらでもあります。遺伝子の群れ、DNAを次世代に渡す乗り物。けっしてひとりでは生きていけない、徹頭徹尾、社会的生き物。何もない宇宙の真ん中に浮かぶこの惑星と結びついた、エコシステムの中の一有機体。どこを見回しても、びっくりするほどいろいろなものとリンクしているとわかるのに、それでも私たちは自分を独立した動作主だと思い込んでいる」アルバート・アインシュタインは、現代人の独立感を「意識による一種の目の錯覚」と呼んだ。[*]

「幻覚剤はこのモデルパターンを根底から破壊します。ですから、間違った環境下で使えば危険を伴い、バッドトリップやもっとまずいことになる恐れもあります」ジョンソンは、LSDを使って信者たちを精神的に衰弱させ、洗脳したとされるチャールズ・マンソンのケースを引き合いに出し、充分ありえることだと言った。「でも、対象者の安全が確保された正しいセッティングで使えば、自己の問題解決に利用できます」依存症はそうした問題のひとつにすぎず、死を目前にした人の実存的苦痛、うつ病、強迫性障害、摂食障害などは、どれも自我の独裁や、世界と自分との関係を定める凝り固まった物語によって悪化する。幻覚剤と腕のいいセラピストの協力を得て、一時的にこの独裁を転覆させ、心をいつになく柔軟な状態にすると（ロビン・カーハート＝ハリスならこれを高エントロピーの状態と呼ぶだろう）、自己について、自己と世界の関係について、もっと建設的な新しい物語が生まれる機会ができる。そして、その物語はそう簡単には消えないだろう。

これは、西欧で慣れ親しまれてきた療法とは大きく異なっている。なぜなら、純粋に化学的でもなければ、純粋に精神力動的でもないからだ。つまり心だけの問題として、あるいは脳だけの問題として、扱うのではないということだ。西洋医学が、心を変化させるこのまったく新しくもあり古くもあるモデルを、本当に取り入れるかどうかはまだわからない。ただ、幻覚剤が生む、人に強い暗示をかけることができる境界域《リミナル》にある状態で人を安全に導くには、医師や研究者が「シャーマンや長老と同じような役割を演じる必要があります」とジョンソンは言う。「何を探求するにしろ、そこはプラシーボと同じ領域なんです。ただし、ロケットブースターで打ち上げられるプラシーボなので注意が必要です」

幻覚剤を依存症治療に使うという考えそのものは、けっして新しいものではない。アメリカ先住民は、儀式のためだけでなく、白人が現れてから彼らを襲ったアルコール依存症という災いの治療にも、昔からペヨーテを使ってきた。一九七一年のアメリカ精神医学会で、精神科医のカール・メニンガーは、「ペヨーテは彼らに害を与えていない……アルコール依存症に対し、宣教師、白人、アメリカ医学会、公衆衛生局が用意したどんな手段より、治療薬として効果が高い」と語った。*

一九五〇年代から一九六〇年代にかけて、大勢のアルコール依存症患者がＬＳＤなど幻覚剤の治療を受けたが、最近まで結果について確かな評価をくだすのは難しかった。とりあえずこの療法には効果があると考えられ、たとえばサスカチュワンではアルコール依存症の標準的治療法になった。大絶賛する臨床報告がいくつもあがってはいたが、公式研究の大部分は計画が杜撰で、比較試験だったとしても管理はお粗末なものだった。患者に寄り添ったセラピストがおこなった試験ではめざましい結果が出た（みずからＬＳＤを摂取した経験があるセラピストであればいっそう有効だった）。だが、経験に乏しく、セットとセッティングに気を使わずに、患者に大量の薬剤を与える研究者がおこなった場合、目に見えて最悪の結末を迎えた。

残された記録は玉石混交の完全な混乱状態にあったが、二〇一二年に一九六〇年代および七〇年代におこなわれたランダム化比較試験の中でも最善のもの六件のデータ（患者数は合計五〇〇人以上）を総合してメタ分析したところ、ＬＳＤの一度の摂取がアルコール濫用者に有効だという、統計的に頑健で臨床的に「有意な結果」が得られた。しかもその効力は六ヵ月間持続していた。論文の著者は、「アルコール依存症にＬＳＤが有効だということが実証された今、なぜこの治療法がこれまでほとんど見過ごされてきたのか理解に苦しむ」と結論している。

以来、アルコールその他の依存症に対するサイケデリック療法は、大学の研究室とさまざまなアンダーグラウンドの場の両方で、控えめながら、今後に期待できる規模で再開されている。*二〇一五年にニューメキシコ大学でおこなわれたパイロット研究では、一〇人のアルコール依存症患者にサイロシビンが与えられ、それに加えて、依存症患者のために考案された認知行動療法の一種、「動機づけ強化療法」も試された。心理療法だけではほとんど効果をあげなかったが、サイロシビン・セッションを終えると患者の酒量が明らかに減り、その変化は追跡調査をしたその後の三六週間のあいだずっと続いた。主席研究員のマイケル・ボーゲンシュッツは、「神秘体験の強さと飲酒行動に対する効果」のあいだには強い相関関係があると報告した。ニューメキシコ大学の結果に触発されて、一八〇人の有志の被験者を対象にした、もっと大規模な第二相試験がおこなわれることになり、今回ボーゲンシュッツはNYUに拠点を移して、スティーヴン・ロスおよびジェフリー・ガスとの共同研究という形を取っている。

「アルコール依存症はスピリチュアリティの障害と理解できる」NYUの治療室で初めて会ったときに、ロスはそう言った。「時間とともに、アルコール以外のすべてのものとのつながりが失われていく。人生は意味をなくし、最終的には酒瓶以外に大事なものなどなくなってしまう。妻や子どもさえどうでもよくなるんだ。やがて、酒のためなら何でも犠牲にするようになる」

断酒会の創立者であるビル・Wの話を最初にしてくれたのは、ロスだった。ビルはベラドンナで神秘体験をしたあと酒をやめ、一九五〇年代にはメンバーにLSDを与えようと考えた。禁酒のためにドラッグを使うなんて矛盾しているし、常軌を逸しているとさえ思えるが、幻覚剤はスピリチュアリティの扉を開いてくれる可能性が高いうえ、「依存症から回復したいならまずはおのれの〝無力さ〟を知れ」という断酒会の哲学に通じる確信を与えてくれる。そう考えれば、筋は通っているだろう。サイケデリック療法と同様、断酒会も人間の自我の強さを否定し、患者の意識を自分から「高次の力」へ、そして仲間への共感へ、つまりつながり合っているという感覚へ移そうとする。

マイケル・ボーゲンシュッツの紹介で、私はニューメキシコ大学のパイロット研究に被験者として参加したテリー・マクダニエルズと会った。彼女と話をするうちに、こういう人を紹介するとは驚きだ、と思った。というのも、マクダニエルズは、研究者がふつうジャーナリストに紹介するような完璧な成功例ではなかったからだ。私は、アルバカーキ郊外のトレーラーパークで障害給付金を頼りに暮らすマクダニエルズと電話で話をした。彼女の娘も、数台離れたトレーラーハウスに住んでいる。マクダニエルズは一九九七年からずっと失業している。

「その年に別れた夫に鉄鍋で頭を殴られて、それからというもの、記憶が飛んじまうのさ」

一九五四年生まれの彼女の人生はずっとつらいものだった。子ども時代に遡れば、両親は彼女を置いて長いあいだ姿を消し、年上のきょうだいたちも妹の世話などほとんどしなかった。

「今まで、楽しく笑ったためしがないよ」今も毎日、後悔、怒り、妬み、自己嫌悪、とりわけわが子への強い罪悪感に苛まれて暮らしている。「酒にさえ手を出さなければ、あの子たちにもっといい人生を与えられたと思うと、本当に自分がいやになる。もっと別の生き方があったんじゃないかって、それればっかり思うよ」

いつから飲んでいないのかと尋ねると、驚いたことに、飲んでいないわけじゃないとマクダニエルズは答えた。じつは数週間前に、「貸した金を返せと娘に言われて傷つき」、つい飲んでしまったのだという。でも禁酒を破ったのは一日だけで、ビールとワインしか飲んでいない。幻覚剤セッションをする前は、二週間ぶっ続けで強い酒を飲み、酒に手を出さない時間があるとすれば酔いつぶれたときだけだった。だからマクダニエルズにすれば、ときどき一日だけ飲むというのは大きな前進なのだ。

サイロシビン臨床試験のことを知ったのは、地元娯楽紙を読んだときだった。幻覚剤を使ったことはなかったが、とにかく飲酒癖をなんとかしたかったし、何か新しいことを試したかった。酒をやめるためにリハビリ施設、セラピー、断酒会などいろいろやってみたが、いつも元の木阿弥だった。頭部の怪我の後遺症のせいではじかれるかと思ったが、幸い受け入れてもらい、実際に試験を受けたときには強烈な神秘体験をした。

トリップの前半は、耐えられないほど恐ろしい思いをした。「子どもたちの姿を見たんだ。あの子たちにはけっして経験できなかった暮らしを思って、あたしはわめきつづけた」しかしそれは、しだいに畏怖の念を抱かせるものに変わっていった。

「十字架に磔《はりつけ》になったイエス様が見えたんだ。頭と肩のところだけだったけど、あたしは小さなヘリコプターに乗った子どもみたいに、イエス様の頭のまわりを回っていた。でもイエス様は磔でね。ところがイエス様はあたしを両手ですくいあげてくれたんだ。小さな子を慈しむみたいに。肩の荷が下りたような気がした。とても安らかな気分だった。すばらしい経験だったよ」

その経験の意味は、自分を受け入れろということだとマクダニエルズは感じた。「自分よりいい暮らしをしている人のことを考える時間が減ったよ。あたしはけっして悪い人間じゃないと気づいた。ただ、悪いことがたくさん起きた人間、ってだけだ。大丈夫、悪いことは起きるものだよ、とイエス様は教えようとしてくれたのかもしれない。あたしを慰めようとしてくれたんだ」マクダニエルズは言う。今は「毎日聖書を読んで、神様と意識して接触を続けてる」

マクダニエルズは、自分なりに考えて、必ずしも上手にではなくても、少しでもいいことをしようとしているのだ。神秘体験のおかげで、自分で自分に言い聞かせていた人生の物語を考え直しはじめている。「今までみたいに何でも自分のせいにしないようにしてる。これまでより自分を受け入れられるようになったよ。それはとてもありがたいことだ。だって、ずっと自分が嫌いだったから。でも、あたしはそんなに悪い人間じゃないんだよ」

環境はまったく変わらないのに幻覚剤で視野がこんなに変わるという事実に、私は衝撃を受け、希望を持つと同時につらくて胸が痛くなった。そして、インタビューした複数の依存症研究者が話していた、いわゆるラットパーク実験を思い出した。薬物依存研究の分野ではよく知られている実験で、さまざまな種類のドラッグが手に入るようになっているケージに閉じ込められたネズミは、あっという間に依存性を示し、食事よりドラッグを好むようになって、ドラッグ欲しさに小さなレバーを自分で押すようになり、場合によってはしまいに死を迎える。ところが、こちらの実験ほど知られてはいないが、遊び場があったり、ほかのネズミと交流できたり、自然環境に触れられたりする「環境豊かな」ケージなら、同じネズミでもドラッグに興味を示さず、依存性を示さない。ラットパーク実験は、依存性というのは遺伝や化学反応より、その人の生い立ちや置かれた環境との相関性が強いという説を裏づけるものだった。

ところが、どんなに貧しくても、どんなにつらい思いをしていても、自分の過去や環境に対する受けとめ方を変える力を持っているかもしれない化学物質、それが幻覚剤なのだ。「世界を監獄と見るか、遊園地と見るか?」それが、ラットパーク実験からマシュー・ジョンソンが抽出した中心的問題だ。もし依存症が、人の視野や行動、感情の幅が劇的に狭まった結果なら、サイケデリック・ジャーニーは収縮したものを押し広げ、それまでの内面環境を壊して豊かなものにし、人を変化させる力を持っているのである。

「幻覚剤体験をした人は、世界が今までより少しだけ遊園地みたいに見えるんです」

アポロ宇宙船の宇宙飛行士とサイロシビン・ジャーニーの被験者、両方の経験を表す、うってつけの言葉が〝畏怖〟である。私がこれまでに話を聞いた幻覚剤研究者たちは、それぞれが神秘体験についてまったく異なる心理学的解釈をしていたが、この畏怖という人間感情こそが、それをひとつに縒《よ》り合わせるのではないかと思う。根深い行動パターンを変えてしまう幻覚剤の力を心理学的に説明する鍵は畏怖体験にある、と私に最初に示唆したのは、アラバマ大学でサイロシビンを使ってコカイン依存症患者の臨床試験をおこなっている若き心理学者、ピーター・ヘンドリックスだった。

「依存症患者は、自分で自分を傷つけているとわかっています。健康も、キャリアも、社会生活も台無しにしている。でも、自分の行動が他者にも被害を与えていることには、気づいていない場合が多いんです」依存症は、ほかの何より、利己心が過剰に表出した形だ。依存症患者の治療で何が難しいといって、それは依存対象への激しい自己執着を超越し、すでに自己のアイデンティティとなり人生を支配している依存行動を超越して、視界を広げることである。畏怖心にはその力があると、ヘンドリックスは信じている。

ヘンドリックスはカリフォルニア大学バークレー校の心理学者で、彼の親友でもあるダチャー・ケルトナーの研究について触れた。「畏怖は人間の原初的な感情で、利他的な行動を促す感情として発達したとケルトナーは考えています。畏怖経験を至福と感じた先祖がいたからこそ、われわれ人間はここまで生き延びられた。自分たちはより大きなものの一部だという感覚につながる感情を持つことは、種として有利なんです」この〝より大きなもの〟とは、社会共同体でも、自然全体でも、スピリチュアル世界でも何でもいいが、とにかく自分自身やその狭量な利己心を矮小化させる、圧倒的な力を持つ何かである。「畏怖心は〝ちっぽけな自分〟という感覚を導き、われわれの意識を個人から、集団や大義へと向けるのです」

バークレー校のケルトナーの研究室は、じつにたくみな一連の実験をとおして、たとえばそびえたつ巨木を見るなど、比較的穏当な畏怖体験のあとでさえ、人は他者を助けたくなる傾向があることを明らかにした（バークレーのキャンパスのユーカリの木立でおこなわれたこの実験で、有志の被験者たちは、一分間木々を見る者と近くの建物を見る者に分かれた。すると、仕込んであったひとりの女性が近づいてきて、何かにつまずいた拍子に持っていた筆記用具を地面にばらまいてしまう。そのとき、木々を見ていた人たちのほうが建物を見ていた人たちより彼女に手を貸す傾向が強かった）。別の実験では、畏怖を感じるような大自然の風景を見る前と後に自画像を描くように頼むと、風景を見たあとのほうが紙面に占める自分が比較的小さくなった。畏怖体験は利己心を抑えるすぐれた解毒剤らしい。

「今は、薬剤を使えば、人を根底から揺さぶるような本物の畏怖体験を起こすことができます」ヘンドリックスは指摘する。カプセルの中の畏怖だ。自己にとらわれている依存症患者にとって、「自分よりはるかに大きく偉大な何かの一部だと感じること、他者と再びつながったと感じることは、至福の体験なのです」社会的関係や家族との関係を紡ぐことで、依存のほうはほつれていく可能性が高いのだ。「すると自分に対してだけでなく、愛する者にも迷惑をかけていることに気づきます。変わろうというモチベーションはしばしばそこから来るんです。何かもっと大きなものを前にした自分の卑小さというポジティブな感覚と同時に、新たにまわりとつながり、責任感が芽生える」

畏怖という概念は、サイケデリック療法のフィールドを旅するうちに私が集めたいくつかの点をつなげるのに役立ちそうだった。畏怖心が幻覚剤による心の変化の原因なのか、あるいは逆に心の変化のおかげで畏怖心が起きるのかは、はっきりしない。しかしいずれにしろ、畏怖心が、幻覚剤影響下の意識で起きる現象の多くと関係があることは確かだ――神秘体験、概観効果、自己超越、内面環境が豊かになること、新たな意味性の取得に至るまで。ケルトナーが書いているように、畏怖心の謎やその力はあまりにも圧倒的で、普段の思考規格ではとても解釈しきれない。畏怖心は、既存の概念の枠組みを揺るがして、私たちの心を変化させる力を持っているのだ。

三　うつ病

二〇一七年の初め、ローランド・グリフィスとスティーヴン・ロスが、ガン患者に対するサイロシビン試験をより大規模な第三相試験へと進める許可をもらうため、臨床試験の結果を食品医薬品局（ＦＤＡ）に提出したとき、思いがけないことが起こった。幻覚剤研究には、非盲検試験になってしまう問題、セラピーと医学の混在、そもそも使用する薬物が違法であることなど、特異な問題が複数あるにもかかわらず、データに感心したＦＤＡの職員が、研究の対象をより野心的な方向に広げてみないかと提案してきたのである。うつ病対策というもっと差し迫った重大問題に、サイロシビンが使えないかどうか調べてほしいというのだ。サイロシビンが抑うつ状態を緩和するのではないかという強い「信号」がデータから感じられる。うつ病の治療法は限られており、新たな手を打つ必要性に迫られている今、その可能性を試さないのはあまりにももったいない、というのが査察官の意見だった。ロスとグリフィスがガン患者に焦点を絞ったのは、すでに病状が深刻で、死を目前にしている人を対象にした研究であれば、規制物質でも認可が下りやすいと思ったからだ。それが今や、目標をもっと高くしろと政府のほうから言ってきた。「シュールだったよ」ロスはその会合のことを話してくれたとき、二度そう言った。いまだに相手の反応とその結果に呆然としているようだった（FDA当局は、この会合の内容について、開発中および規制検討中の薬物についてはコメントできないことを理由に、否定も肯定もしなかった）。

じつはヨーロッパでも同じようなことが起きていた。二〇一六年、余命宣告を受けた患者の不安や抑うつ症状の治療にサイロシビンを使う許可を求め、研究者たちが、欧州連合の薬品規制機関である欧州医薬品局（EMA）に申請をしたときのことだ。「実存的苦痛」というのはDSMに掲載された公式診断ではないので、各国の国民保健サービスで補償することはできないが、データによれば、サイロシビンが抑うつ症状の治療に効果がある可能性はあるので、もっと大規模に複数地点で試験をしてみてはどうか？

EMAはホプキンズ大とNYUのデータだけでなく、インペリアル・カレッジのデヴィッド・ナットの研究室でロビン・カーハート＝ハリスがおこなった、サイロシビンによるうつ病治療についての小規模な「実行可能性調査（フィージビリティ・スタディ）」のデータも参照していた。この調査の結果が最初に発表されたのは二〇一六年「ランセット・サイキアトリー」誌で、研究者たちは、「治療抵抗性うつ病」を患う（つまり、少なくとも二種類の治療を試したが効果がなかった）男女六人ずつの患者にサイロシビンを投与した。対照群はなかったので、全員がサイロシビンを投与されたと認識していた。

一週間後、被験者全員に症状の改善が見られ、三分の二は抑うつ症状がなくなり、こんなことは数年ぶりだと話す者もいた。一二人のうち七人は、三ヵ月後もかなりの改善が持続していた。その後、合計二〇人にまで試験の規模が拡大され、このときは六ヵ月後の調査で六人に寛解の状態が持続していたが、ほかは程度に差はあれ症状が戻っていて、治療をくり返す必要があることが示唆された。調査は規模もそう大きくないし、ランダム化比較試験でもなかったが、対象の被験者たちにサイロシビンは有害な副作用もなく許容され、大部分に明確かつ迅速な効果をあげた。* ＥＭＡは結果に好印象を持ち、治療抵抗性うつ病患者について、より大規模な試験をおこなうよう提案した。世界保健機関（ＷＨＯ）によれば、ヨーロッパで約四〇〇〇万人がうつ病を患っているとされ、そのうち八〇〇万人以上が治療抵抗性うつ病に苦しんでいるのである。

国民健康サービスに勤めていた若い臨床心理士ロザリンド・ワッツは、「ニューヨーカー」誌でサイケデリック療法に関する記事を読んだ。* 精神疾患の症状を単にコントロールするだけでなく、治療できるというところに魅力を感じ、ロビン・カーハート＝ハリスに手紙を書いたところ、研究室初の臨床試験であるうつ病研究を手伝ってほしいと返事が来た。ワッツはいくつかのセッションでガイド役を務め、セッションの六ヵ月後には、それが被験者に具体的にどんな影響を与えたかを理解するため、全員の定性面接をおこなった。

ワッツの面接によってふたつの「主要」要素が明らかになった。ひとつ目は、被験者がみずからの抑うつ状態について、まず何よりも「分断」の状態だと表現したことだ。分断されている対象は、他者、以前の自分、自分の感覚や気持ち、核となる信念や価値観、自然界などさまざまだ。「心の監獄」で暮らしているみたいな感じと言う人もいれば、同じことをいつまでも反芻して堂々巡りの中に「閉じ込められている」と話し、これを精神的な「交通渋滞」になぞらえる人もいた。私は、うつ病をデフォルトモード・ネットワークの過活動が原因ではないかとするカーハート＝ハリスの仮説を思い出した。反芻は、この脳内のデフォルトモード・ネットワークでおこなわれているとされる。

　インタビューした被験者は、感覚の分断についても訴えた。ある患者はワッツにこう話した。「ランの花を見たとして、頭ではそこに美しいものがあるとわかっているのですが、そう感じないんです」

　被験者の多くが、サイロシビン体験によって、たとえ一時的であっても、心の監獄から解放されたと話す。被験者のある女性は、セッション後の一ヵ月間、一九九一年から続く抑うつ状態から初めて解放されたと私に話した。ほかの人たちも同じような経験について語っている。

「脳内の監獄から休暇をもらったみたいな感じでした。私は自由になり、何も心配がなくなり、エネルギーで満たされた」

「真っ暗な家で急に照明のスイッチが入ったみたいでした」

「はまり込んでいた思考パターンから解放され、コンクリート製のコートを脱いだ感じ」

「パソコンのハードドライブをデフラグ〔断片化されたファイルを最適な状態に再配置すること〕したみたいに思えました。『脳みそがデフラグされた、なんてすばらしいんだ！』」

この心の変化がその後も継続した被験者も多い。

「心の働き方が前とは変わりました。以前ほど反芻しなくなったし、考えに秩序や文脈が生まれました」

感覚と再接続されたという被験者もいる。

「目にかかっていたベールが取り払われて、急に周囲がくっきり見えるようになったんです。輝いて見えました。植物を見て、きれいだと感じたんです。今もランを見ると美しいと感じられます。これは長く続いている変化のひとつです」

自分自身とまたつながれたという人もいる。

「自分にやさしくなれた」

「根本的に、うつ病になる前の自分に戻った感じがする」

あるいは、他者とまたつながれるようになったという人もいる。

「知らない人に話しかけていました。出会った人すべてと、長々と会話をしました」

「通りを歩く人を見て、よく考えました。『人間って本当に面白い。みんなとつながっている感じがする』」

そして自然とも。

「以前は自然を楽しんでいたが、今はその一部だと感じる。前は、テレビや絵画みたいに、物として眺めていた。でもあなたはその一部であり、そこに断絶や区別はなく、あなたが自然そのものなんだ」

「私はすべてのひと一人ひとりと等しく、一体で、六〇億の顔を持つひとつの命なんです。愛を求め、同時に愛を与える。海で泳ぎ、そして海は私なんです」

ふたつ目の主要要素は、うつ病になると鈍る、あるいは完全に遮断されてしまう、ある種の手に届きにくい感情と再びつながれるようになるということだ。ワッツは、うつ病患者は絶え間なく過去を反芻するため、しだいに感情のレパートリーが限定されていってしまうのではないか、と仮説を立てる。あるいは、経験するのがつらすぎる感情については、あえて遠ざけてしまうのかもしれない。

とくに子どもの頃のトラウマがこれに当たる。ワッツは、イアン・ルイラーという三九歳の音楽ジャーナリストの被験者を紹介してくれた。彼は子どもの頃、姉とともに父親から虐待を受けていたのである。成人してからきょうだいたちが父を告訴し、父は禁固刑に処されたが、それでもイアンは子どもの頃からずっと患っているうつ病から解放されなかった。

「あの恐ろしい黒雲が覆いかぶさってきたときのことを覚えていますよ。セント・オールバンズにある、〈闘鶏亭〉というパブのファミリールームでのことでした。まだ一〇歳だったんです」しばらくは抗うつ剤が役に立ったが、「傷にギプスをつけても何も治りません」サイロシビンを摂取して、初めて長年の痛みと、そして父と、向き合うことができた。

「いつもは父のことが頭に浮かぶと、すぐに押しのけていました。でも今回は違ったんです」ガイド役から、ジャーニーの最中に何か恐ろしいものに出会ったら、「中に突き進んでみること」と言われたという。

「だから今度ばかりは父の目をまっすぐに見たんです。僕にとってはすごく大きな出来事でした。文字どおり、悪魔と対決したんですから。たしかに父はそこにいましたが、なんと姿は馬でした。後ろ脚で立ち、ヘルメットと軍服を身につけた軍馬が、こちらに銃を向けていました。怖くて、イメージを押しのけたくなりましたが、こらえました。〝中に突き進む〟。僕は馬の目をにらみつけました。そしたら急にばかばかしくなって、笑ってしまったんです。

そのときバッドトリップが急展開を始めました。ポジティブなものもネガティブなものも、ありとあらゆる感情が湧き出したんです。フランスのカレーにいる［シリア］難民のことを思って泣きました。どの感情もそれぞれ価値があると感じました。人は幸福感とか楽しさだとか、いわゆるいい感情だけを選んで感じるわけではありません。ネガティブなことを考えたっていいんだと思いました。それが人生なんです。僕の場合、感情に抵抗しようとするとかえってそれを増幅してしまう。でもいざすべてを受け入れてみると、すばらしかった。深い満足感を覚えたんです。圧倒的な感覚でした。感覚であって、考えでさえなかった——何もかもが、誰もが、愛される必要がある。僕も含め」

イアンは数ヵ月間、抑うつ状態を脱し、人生に対する新たな視点を持続した。どんな抗うつ剤でもこんなことはなかったという。「グーグルアースみたいに、すべてを俯瞰したんです」六ヵ月後の面接で彼はワッツに言った。セッション後数週間のあいだ、「自分自身と、あらゆる生き物と、宇宙と完璧につながった」しかししだいに概観効果は消えていき、結局また抗うつ剤の世話になることになった。

「臨床試験の直後に感じ、その後数週間にわたって続いた、人生やさまざまな存在の輝きはしだいに消えていきました」一年後にイアンはそう書いている。「試験の最中に得た悟りは残り、その後もけっして消えません。でも、感覚だったものが今では考えのように思えます」今までよりうまくやれているし、仕事も続いているが、抑うつ症状は戻ってきた。できればインペリアル・カレッジでもう一度サイロシビン・セッションをしてみたいと彼は私に言った。現時点では無理なので、ときどき瞑想をしたり、セッションのときのプレイリストを聴いているという。「あの場所に戻るのに、それがとても役立つんです」

インペリアル・カレッジの被験者のうち半数以上に抑うつ症状が戻ってきていることから、うつ病に対するサイケデリック療法には効果があり、好結果は出ているものの、一度おこなえば済むものではないようだ。しかし、一時的な小康期間でも、被験者たちは貴重だったと考えている。心も暗い面ばかりではないと思い知らされ、また明るさを取り戻そうという気になるからだ。サイケデリック療法は、電気痙攣療法と同様に（実際いくつかの点で似ている）、システムにショックを与えるもの――「再起動」あるいは「デフラグ」――で、ときどきくり返す必要があるのかもしれない（くり返したときも同じように効果があるとして）。それでもこの療法の可能性について、FDA査察官も研究者も精神医学界全体としても、希望を感じている。

「この療法がメンタルヘルス・ケアに革命を起こすと思います」ワッツは私に言った。私がインタビューした幻覚剤研究者はみな一様に、彼女と同じ確信を持っている。

作家であり医師でもあるアントン・チェーホフはこう書いている。「何か病気になってやたらとたくさん薬が処方されたら、この病気には治療法がないのだとわかる」では、チェーホフの言葉の逆はどうだろう？　一種類の処方箋でたくさんの病気に対応できるとしたら、それはどういうことか？　なぜサイケデリック療法は、異なるさまざまな精神障害に効果があるのか？　うつ病、依存症、ガン患者の不安のほか、強迫性障害（ある研究で好結果が出ている）、摂食障害（ホプキンズ大で研究予定）まで。

幻覚剤研究には当初から異常なほどの期待が寄せられ、少なくともティモシー・リアリーの時代から、どんな苦痛や病にも効く万能薬だと信じられていたという事実を忘れてはならない。現在の熱狂状態もやがては静まって、もう少し冷静にその可能性が査定されるようになるだろう。新たな治療法はどんなものでも初めは輝いて見え、有望視される。少数のサンプルによる初期の実験では、研究者もなんとかして効果を証明したいという熱意がバイアスとなり、よい反応を得られそうな被験者をあえて選ぶものだ。被験者の人数も少ないので、やはり実験の成功を強く願う、熱心な熟練のセラピストの丁寧なケアを受けることになる。また、ふつう新薬はプラシーボ効果が強く、それは時とともに消えていくものだ。抗うつ剤の場合がそうで、最近では、一九八〇年代にそれが初めて導入されたときほどの効果はない。サイケデリック療法はまだどれも、大規模な臨床試験で機能するかどうか証明されてはいない。成功例として報告されているものは、有効な治療法としての決定的な裏づけというより、雑多なデータの中から浮かび上がる、見込み大のシグナルとしてとらえるべきだろう。

それでも、幻覚剤がこれだけ幅広い適応症にそのシグナルを発してきたという事実は、前向きに解釈できる。チェーホフの言葉をもじって、ひとつの薬がやたらとたくさんの病気に処方されたら、それは、そうしたたくさんの病気が、私たちが思う以上によく似ているということだろう。ある療法である障害が治るなら、療法のほうをよく調べれば障害のメカニズムがおのずとわかる。だとすれば、サイケデリック療法にこれだけ多くの適応症があるということから何がわかるのか？　これらの障害にどんな共通点がある？　あるいは精神疾患全般についても何か明らかになるのだろうか？

私はこの疑問を、国立精神衛生研究所の前所長、トム・インセルにぶつけてみた。同じ治療法が数多くの疾病に効くとしても、「少しも驚かない」と彼は言った。インセルは、『精神疾患の診断・統計マニュアル（DSM–5：第五版）』は、各精神障害のあいだに恣意的に線引きし、改訂されるたびに線引きの位置が変わると指摘した。

「DSMの分類は現実が反映されていない」とインセルは言う。分類は、何よりも保険産業の利便性のために存在しているというのだ。「DSMの認識以上に、これら精神障害の境界は曖昧なんだ」たとえば選択的セロトニン再取り込み阻害薬（SSRI）が作用すると、うつ病以外にも不安障害や強迫性障害などさまざまな疾病に効果があり、すなわちそこに共通する基本メカニズムがあると考えられる。

アンドリュー・ソロモンは著書『真昼の悪魔――うつの解剖学』で、同時発生することが多い依存症とうつ病のつながりや、うつ病と不安障害の深い関係を追っている。そこには、うつ病と不安障害は「二卵性双生児」と考えるべきだ、というある不安障害専門家の意見が紹介されている。「うつ病は過去の失敗への反応であり、不安障害は未来の失敗への反応だ」どちらも心が反芻にとらわれた状態であり、一方は過去についてくよくよし、もう一方は未来を心配する。ふたつの障害のおもな違いはその時制だけだ。

精神疾患の「大統一理論」派に属する精神保健分野の研究者は何人かいるようだが、そんな大それた呼び方をするほど傲慢ではなさそうだ。元FDA長官で医師のデヴィッド・ケスラーが最近出版した著書『*Capture : Unraveling the Mystery of Mental Suffering*（キャプチャー：精神疾患の謎を解明する）』は、問題にその方向からアプローチしている。「キャプチャー（捕獲）」というのは、依存症、うつ病、不安障害、躁病、強迫性障害の根底に共通するメカニズムを表すケスラーの用語だ。彼の考えでは、こうした精神障害はすべて、いつの間にか身につけた習慣やネガティブ思考が意識をハイジャックし、内省のループという罠に人を陥らせることが原因だという。「［刺激に対して］反応するたびに」同じ破壊的な思考や行動を「くり返すよう、神経回路を強化する」いわゆる「逆学習」プロセスによって、「『楽しみ』で始めたことが『不可欠』へ、かつては『いやな気分』だったものが『延々と続く自己告発』へ、『不快感』が『迫害』へ変わってしまう」

この（少なくとも一部の）精神疾患の大統一理論の展開に、幻覚剤研究が貢献する可能性はないだろうか？　ロビン・カーハート＝ハリスからローランド・グリフィス、マシュー・ジョンソン、ジェフリー・ガスまで、この分野に携わる研究者の大部分は、幻覚剤は脳や心のかなり高次のメカニズムに働くと今では確信を持っている。この高次のメカニズムが、広範な精神障害や行動障害だけでなく、ピンからキリまである不快な精神状態の基盤にあり、それらを解明するヒントになるかもしれない。

　ではどうやって幻覚剤は働くのか？　脳を激しく揺さぶって破壊的な思考パターン（ケスラーが言う「キャプチャー」）を追い出し、新たなパターンが根づくチャンスを与える「脳の再起動」説（マシュー・ジョンソンに言わせれば生物学的Control-Alt-Delete）のような、直接的なものかもしれない。フランツ・フォーレンヴァイダーは、幻覚剤は神経可塑性を高めると仮説を立てた。インペリアル・カレッジでの神経画像で明らかにされたように、サイケデリック経験のあいだ、脳内には無数の新たな結びつきが生まれる。それまでよく使われていた古いつながりが解体されるのは、ロビン・カーハート＝ハリスいわく、単純に「スノードームを揺さぶる」ことであり、それが新たな通り道の建設につながるわけだ。

　インペリアル・カレッジの研究室に所属するポスドクのオランダ人研究者メンデル・カレンは、雪の喩えをさらに拡大して説明する。「脳を雪に覆われた丘、思考をその丘を滑り下りる橇《そり》と考えてみてください。橇が次々に丘を滑り下りると雪に跡ができますが、その中に少数の主要路ができます。新しい橇が滑り下りるたび、まるで磁石のように、すでに存在している跡に引き寄せられていきます」この主要路が、脳内で最もよく使われる神経回路であり、その多くがデフォルトモード・ネットワークの中を通過する。「そのうち、丘を橇で下りるのに、ほかの通路を使ったり違う方向に向かったりするのがどんどん難しくなっていくのです。

幻覚剤が、一時的に雪をならすと考えてください。深くなっていた跡が消え、橇は急に違う方向にも滑れるようになり、新しい景色を開拓し、文字どおり今までにない通路が生まれます」新雪の状態であれば、それだけ心は感銘を受けやすくなり、歌を聞かせるとかセラピストが軽く促すとか、ほんの少し心をつつく程度で、そのあと進む方向が大きく左右されるのだ。

ロビン・カーハート＝ハリスの高エントロピー脳説は、この概念をより深める有望な理論で、ここまでに論じてきた三種類の精神障害を一気に説明する統一理論の初の試みである。幸福な脳はしなやかで柔軟性に富んでいると彼は考える。逆に、思考の通路や接続が過度に固まり、融通がきかなくなった脳、必要以上に秩序に縛られた脳の持ち主は、抑うつ、不安、執着、依存症による渇望を感じやすくなる。カーハート＝ハリスが高エントロピー脳の論文で描いている、「過度な秩序」から「過度なエントロピー」までの脳内スペクトラムで、うつ病、依存症、強迫性障害はすべて過度な秩序の最極端に位置する。妄想や幻覚をともなう精神病《サイコシス》はスペクトラムの過度なエントロピーの最極端に位置し、この疾患患者がサイケデリック療法には反応を示さないのはそのせいだろう。

カーハート＝ハリスの考えでは、幻覚剤の治療的価値は、それがシステムを大きく揺さぶってデフォルトのパターンを壊し、柔軟性をなくした脳のエントロピーを一時的に高める点にある。カーハート＝ハリスは冶金《やきん》における焼きなましを喩えとして使って説明する。幻覚剤は脳システムにエネルギーを送り込んで、形を変えるのに必要な柔軟性を与えるのである。ホプキンズ大の研究者たちも似たようなメタファーを使って同じことを説明している。「サイケデリック療法は、一定期間、脳の可塑性を最大限に高め、患者はその間に適切なガイド役のもと、新たな思考パターンや行動パターンを身につけることができる」

こうした脳活動のメタファーはあくまでメタファーで、活動そのものではない。それでも、インペリアル・カレッジでおこなわれた（そして、ほかの研究施設でもサイロシビンだけでなく、ＬＳＤやアヤワスカまで用いてくり返されてきた）トリップ中の脳神経画像化で、これらのメタファーが現実になるような、明らかな数値的変化が何度も観察されている。とくに、幻覚剤を摂取したときにデフォルトモード・ネットワークの活動や神経のつながりが変化する様子から、ある種の精神障害の症状の感覚と画像変化の相関が、今後もしかすると明らかにされるかもしれない。もしデフォルトモード・ネットワークが神経科学者の考えるとおりの働きをするなら、それをターゲットとする介入ができれば、幻覚剤研究者がこれまでに臨床試験をおこなってきたいくつかの精神障害を含む、複数の精神疾患が治療できる可能性がある。

余命宣告されたガン患者にしろ、依存症患者にしろ、うつ病患者にしろ、私が話を聞いた被験者の多くが、どうしても脱出できない反芻のループにとらわれ、精神的に「行き詰まっていた」と話していた。彼らは、「自己の監獄」について、他者や自然、かつての自分、いま現在という時制から彼らを分断する、取り憑かれたように内省してしまう負のスパイラルについて、語った。こうした考えや気持ちはすべて過活発化したデフォルトモード・ネットワークの産物であり、反芻や自己参照、メタ認知（考えるということについて考える）などにまつわる脳構造と密接につながっている可能性がある。だから、自分自身について考える、そして自分自身について考えることについて考える、脳内ネットワークを抑制すれば、雪面に刻まれた橇の跡から飛び出すことも、跡を消すこともできるかもしれない。

デフォルトモード・ネットワークは自我あるいは自己の存在する場所だが、心のタイムトラベル能力があるのもここだ。このふたつはもちろん密接に関係している。過去を思い出し、未来を想像することができなければ、一貫した自己の概念（自己同一性）を持つことはまず不可能だと言われている。私たちは、自分自身の歴史と未来の目標を参照しながら、自己を確立しているのだ（瞑想をしているとそのうち気づくのだが、過去や未来について考えるのをやめ、現在に没頭できるようになると、自己が消えるような気がする）。心のタイムトラベルは、つねに人を現在という最前線から遠ざける。それはとてもありがたい機能であり、そうすることで過去からじっくり学び、未来の計画を立てる余裕ができる。しかしタイムトラベルに取り憑かれると、後ろを振り返っては憂鬱になり、前に目を向けては不安になる。依存症も制御不能なタイムトラベルだといえる。依存症患者は自分の習慣を中心に時間割を決める。最後にヤクを打ったのはいつだった？　次はいつ打てる？

デフォルトモード・ネットワークが「自己」の存在する場所だと軽い気持ちで言いきるわけにはいかない。なにしろ自己というのは必ずしもリアルな存在ではないのだから。それでも、たとえば心のタイムトラベルのような、自己と密接に関わる一連の精神活動があることは確かだ。自己というのは単にこの一連の精神活動の中心地であり、そうした精神活動の多くはデフォルトモード・ネットワーク構造内を現場としていると考えればいいのかもしれない。

神経画像によってデフォルトモード・ネットワーク（とくに後帯状皮質）内に場所が特定された精神活動には、ほかに、いわゆる自伝的自己あるいは経験的自己の働きがある。一人称と周囲の世界とをつなげる物語を作る精神活動であり、自分を規定する役割を果たす。「私はこういう人間だ」「私には愛される資格はない」「私はこういう依存を断ち切る意志に欠けているたぐいの人間だ」こうした物語にすがりすぎ、本当はいくらでも改訂できるのに、それが真の自分でありもう変えられないと思い込んでしまうと、依存症やうつ病、不安障害に結びつく。サイケデリック療法がこの手の物語の力を弱めるのは、物語が作られるデフォルトモード・ネットワークを一時的に解体するからかもしれない。

そして最後に、そこには自我がある。私たちを内外の敵から守ることを第一義とする、おそらくデフォルトモード・ネットワーク最強の創造物。すべてがあるべき形で作動しているとき、自我は有機的システムが軌道からはずれないように見張り、生存競争と生殖活動のためであればとくに、目的の達成を支援し、必要なものを供給する。仕事は必ずやり遂げるが、基本的には保守的だ。マシュー・ジョンソンは言う。「自我はわれわれが轍から逸れないように注意しているんです」いい意味でも、ときには悪い意味でも。なぜなら自我は専制君主となり、われわれの残りの部分に対し絶対的な支配力を発揮するからだ。* おそらくこの点こそが、サイケデリック療法が力になれる、いくつかの精神疾病を結ぶ共通点だ。どれも、自我が高圧的だったり、罰したり、誤った指示をしたり、その命令《オーダー》が間違った方向にいったために起きる精神障害《ディスオーダー》である。*

作家のデヴィッド・フォスター・ウォレスは、自殺する三年前に大学の卒業式でしたスピーチで、聴衆にこう伝えた。「『心は優秀な執事だが、最悪な主人でもある』という古い陳腐な金言を考えてみてほしい。これはあまたの金言と同じように、表面上はひどく陳腐だが、じつは耳の痛い偉大な真実を伝えている。

火器で自殺をする人というのは、たいてい頭を撃ち抜くものだが、これはけっして偶然ではない。彼らはその最悪の主人を殺しているのだ」


幻覚剤試験を受けた人が報告する、あらゆる効果現象の中で、今のところ自我の溶解こそが最も重要で、治療にも役立っているように私には思える。インタビューするうちに、研究者たちの使う用語はほとんど統一されていないとわかったが、彼らのメタファーや語彙（スピリチュアルなもの、ヒューマニスティックなもの、精神分析学や神経学にまつわるものなど）を解読してみると、結局は自我あるいは自己の喪失（ユングの言う「精神の死」）こそがサイケデリック経験を促す主因だと示唆している。それこそが、私たちに神秘体験や死のリハーサル・プロセス、概観効果、心の再起動という概念、新しい意味性、畏怖の経験を与えるのである。

神秘体験について考えてみてほしい。超越感、神聖性、結合した意識、無限性、至福など、人々が報告する感覚は、個別の自己（を持っている）という感覚がふいになくなったと思えばどれも説明がつきそうだ。

いつもは自我が監視している自己と世界の境界が突然消えたら、宇宙とひとつになったと感じても不思議ではないのでは？　人は何にでも意味を見出す生き物なので、神秘体験のあいだ、脳はそこで起きていることを説明する新しい物語を作るのに必死になる。あまりにもとっぴな現象なので、普通の概念の範囲では整合性がとれず、超自然的あるいは「スピリチュアル」な物語に結局行き着く。事前に何でも予測しようとする脳だが、誤った信号をいくつも受け取るうちに、理解の範疇を超えた体験に対し、非常識的な解釈をせざるを得なくなるのだ。

だが、こういうすばらしい物語が、フロイトが信じるように魔術的思考への退行なのか、それともハクスリーが信じるように「偏在精神」みたいな個人を超えた場所に近づくことなのかは、要は解釈の問題だ。確かなことなど誰にも言えないのである。それでも、自我が縮んだりなくなったりすれば、誰もが「スピリチュアル」（この言葉をどう定義するにせよ）になりがちで、すると人はたいていい気分がよくなる。

普通、「スピリチュアル」の反意語は「物質的」だ。少なくとも今回の件を調べはじめた当初はそう信じていたし、スピリチュアリティにまつわることはすべて、形而上学の問題だと思っていた。だが今は、「スピリチュアル」の反意語としてもっと便利で適切なのは、「利己的」だと思うようになった。「自己」と「霊的存在《スピリット》」はスペクトラムの両端を規定するが、このスペクトラムは、天国に手が届かなかった人にとっても意味がある。地上に留まっている私のような人間にもスペクトラムは有効なのだ。自我が溶解するとき、凝り固まった自己だけでなく凝り固まった利己心も溶解する。そこに浮上するのは、紛れもなくより広大で寛容で利他的な、よりスピリチュアルな人生観、人生の優先順位である。とくに、何かとつながっているという感覚、あるいは愛の感覚（どう定義するかは人による）が顕著に現れるようだ。

少なからぬガイド役が私にこう警告したのが印象的だ。「サイケデリック・ジャーニーはあなたが求めるものを与えてくれるとは限りませんが、必要なものを与えてくれるでしょう」私の場合、まさにそのとおりだったと思える。ジャーニーは、私が期待していたものとはまったく違ったものだったかもしれないが、今では、やはりあれが私のスピリチュアリティを教育してくれたのだとわかる。

結び　自分のデフォルトモード・ネットワークに会いにいく

瞑想者の脳を研究している精神科医で神経科学者でもあるジャドソン・ブルワーにインタビューした直後、私は自分のデフォルトモード・ネットワークをのぞき見する（薬を介してではない）機会を得た。みなさんも覚えているかもしれないが、熟練の瞑想者の脳がサイロシビンを摂取した人の脳とよく似ていることを発見したのがブルワーだ。瞑想も幻覚剤も、どちらもデフォルトモード・ネットワークの活動を劇的に抑制するのである。

ブルワーは、ウースターにあるマサチューセッツ大学医学部のマインドフルネス・センターの研究室に私を招待してくれた。私自身のデフォルトモード・ネットワークについて、実験をするためである。彼の研究室には、デフォルトモード・ネットワークで主要な役割を果たす脳のある部位の活動を、研究者（と被験者）がリアルタイムで観察できるニューロフィードバック装置がある。その脳のある部位とは後帯状皮質である。

ここまで、脳の特定の部位の名前や機能はなるべく明記しないようにしてきたのだが、これは少し詳しく説明する必要があるだろう。後帯状皮質は、心の自己言及プロセスに関わる、デフォルトモード・ネットワーク内のノードのひとつである。脳の中央に位置する後帯状皮質は、計画したり思ったことを実行したりする実行機能のある前頭前皮質と、海馬の記憶および感情センターとを結びつける役割をする。後帯状皮質は経験的自己あるいはナラティブ・セルフが存在する場所と考えられている。私たちの身に起きる出来事と私たちが何者かという永続的感覚とをリンクさせる物語が作られているのである。この機能がうまく働かなくなると、依存症など一部の精神障害の原因になるのではないかとブルワーは考えている。

ブルワーの説明によれば、後帯状皮質は私たちの考えや気持ちそのものではなく、「私たちの考えや気持ちと私たちがどう関わるか」に関係しているという。「過去の経験に無意識に押されたり引かれたり」してしまうのがこの場所なのである（とくに依存症と関わりが深い。「渇望することと、渇望に振り回されることとは別問題だ」とブルワーは指摘する）。ときどき、起きた出来事を自分個人に引き寄せて受けとめることはないだろうか？　それこそが、後帯状皮質がおこなっている（自己中心的）作用なのである。ブルワーの話を聞くうちに、神経科学はついに脳の中の〈あんたの御託はもうたくさんだ〉センター、つまり自我の居場所を見つけたのではないか、と私は思った。

仏教では、あらゆる心の苦しみの根本にあるのは執着だと考えられている。もし神経科学が正しいなら、こうした執着の多くは後帯状皮質を本拠地として、そこで育ち、永らえている。瞑想や幻覚剤によってその活動を弱めれば、「煩悩や渇望と、それに振り回されることなく付き合っていく」方法がわかるとブルワーは考えている。煩悩、感情、欲望から距離を置く仏教（その他の伝統的な知恵）の教えを実行することが、人間が本来持つ苦しみから逃れる何より確実な方法なのだ。

ブルワーは暗くした小部屋に私を案内した。座り心地のよさそうな椅子の前にはコンピューターのモニターが置かれていた。研究室のアシスタントのひとりが妙な装置を持ってきた。赤いゴム製の水泳帽なのだが、表面に一センチ刻みの方眼が描かれていて、そこに一二八個のセンサーが並んでいる。各センサーにはケーブルが接続している。アシスタントはそのキャップを慎重に私の頭にかぶせたあと、脳の奥から発信されるかすかな電気信号が頭蓋骨越しに確実に伝わるよう、一二八個の各電極の下に少量の電導性ゲルを注入した。ブルワーが私の携帯電話でその様子を写真に撮ってくれた。私の頭からは、ハイテクドレッドロックがわさわさと生えていて、なんとも間が抜けていた。

私の後帯状皮質の活動の基準値を定めるため、ブルワーは画面上にいくつか形容詞を並べた。「勇敢な」「安っぽい」「愛国心の強い」「衝動的」などなど。ただリストを見るだけでは後帯状皮質は活発化しないので、形容詞が私自身にあてはまるか否か考えてほしいとブルワーに言われた。言い換えれば、自分のこととして考えろ、ということだ。後帯状皮質はまさにこういうことを考えるために存在し、思考や経験を自分という感覚と結びつける。

基準値が定まると、ブルワーは別室から私にいくつか課題を出した。いろいろと異なる思考をさせて、私の後帯状皮質の活動を変化させるためだ。数分で終わる各「ラン」が終了すると、私の前にある画面に棒グラフが表示された。各棒グラフの長さは、一〇秒刻みの測定で、後帯状皮質の活動が基準値よりどれくらい高かったか、または低かったかを示している。その活動の高低はモニターから聞こえる音の大小でも追うことができたが、かなりの集中力が必要だった。

まずは瞑想から始まった。じつは、幻覚剤影響下の意識について調べはじめた当初から、瞑想することが習慣になっていた。毎日短時間でも瞑想して、幻覚剤を摂取したときの心の状態を忘れないようにする努力をしたのだ。数回のサイケデリック・ジャーニーのおかげで、以前は手を伸ばしてもなかなかつかめなかった心の静寂に、今では簡単に滑り込めるようになっていた。目を閉じて、呼吸のリズムに身をまかせる。他人の前で瞑想するのは初めてだったので、なんとなく気恥ずかしかったが、画面にグラフが表示されたとき、自分の後帯状皮質をおとなしくさせることに成功したのがわかった。がくんと落ちたわけではないが、ほとんどの棒グラフが基準値を下回っていたからだ。それでもグラフにはやや凸凹があり、基準値を上回っている棒もいくつかあった。瞑想しようと頑張りすぎているんだ、自分の努力を意識しすぎるとこういう結果になる、とブルワーは言った。なるほど、はっきりと表れている。それは私の張りきりすぎと自己批判のグラフだった。

次にブルワーは「愛とやさしさの」瞑想をしてほしいと私に言った。まず目を閉じて、人を思い浮かべてやさしさと慈しみを注ぐのである。まず自分に、次に身近な人に、最後に知らない人たち、つまり人類全体に。棒グラフはきれいに基準値より下がった。それも先ほどより大きく。私はこれが得意らしい！（こんなふうに自画自賛したら、間違いなく棒がぐんと跳ね上がるに違いない。）

次が最後の「ラン」だった。私はブルワーに、ひとつやってみたいことがあるのだが、終わるまで内容を内緒にしておきたいと告げた。私は目を閉じ、サイケデリック・ジャーニーで見た風景を呼び起こそうとした。最初に頭に浮かんだのは牧場の景色で、ゆったりと起伏する牧草地、森、池が広がり、その上空に、金属製の巨大な四角い枠組みのようなものが浮かんでいた。何階か建ての建物ほどの高さはあるが、中はがらんどうで、送電線を支える鉄塔か、子どもがブロックで組み立てた建物（私が幼い頃大好きだった遊び）みたいに見えた。いずれにせよ、サイケデリック経験ならではの奇妙なロジックによって、それは自我であり、その下にある風景が残りの自分だと瞬時にわかった。

ここまでの描写では、その建造物は、頭上に浮かんだＵＦＯか何かみたいに不穏な感じがするかもしれないが、実際には、イメージが伝えてくる感情のトーンは無害なものだった。中身が空っぽな無用の長物に見え、地上への足場を、私とのつながりを失ってしまったようだった。この光景を眺めるうちに、私は一種の概観効果を味わっていた。おまえの自我を見よ、頑丈な灰色の建物は空っぽで、足場をなくした鉄塔みたいに宙にぷかぷか浮いている。あの邪魔がなかったら、景色はどれだけ美しいだろう？　「子どものおもちゃ」という言葉が頭の中でぐるぐる渦巻いていた。あの建造物は、子どもが思いのままに壊しては作り、作っては壊すことができる、おもちゃにすぎないのだ。トリップ中は、あの建造物がずっと宙に浮かび、風景に複雑な影を投げかけていたが、いま私の回想の中ではしだいに遠ざかっていき、私を置き去りにした。

この夢想のあいだ、私のデフォルトモード・ネットワークからいったいどんな電気信号が流れていたのだろう？　そして、あのイメージは何の象徴なのか？　ここまでこの章を読んできたみなさんには、私がどれだけ自我やそこに積もる不満について考えを巡らせてきたか、よくおわかりのはずだ。私のそういう思索のプロセスがイメージとしてはっきり表れたのだ。私は初めて、少なくとも空想の中では自我から自分を切り離すことに成功した。サイケデリック体験をする前は、そんなことができるなんて思いもしなかった。自我と自分は同一なのでは？　自我がなくなったら私に何が残るのか？　幻覚剤から教わったことも、瞑想から教わったことも同じだ。最初の疑問に対する答えは「ノー」で、二番目の疑問の答えは「充分以上のものが残る」だ。たとえばこの心の中の美しい風景。奇妙な金属製の建造物がその影とともに消え去ったとき、景色はいっそう美しくなった。

ブザーが鳴って、「ラン」の終了を知らせた。スピーカーからブルワーの声が響いた。「いったい何を考えてた？」どうやら基準値からがくっと値が落ちたらしい。私はざっと説明した。サイケデリック経験のことを思い出しただけで、脳内が実際のジャーニーのときと同じ状態になるという可能性に、ブルワーは興奮しているようだった。実際、同じことが起きていたのかもしれない。あるいは、あのイメージがそうさせたのか。自我が熱気球のようにふわふわと遠ざかっていくのを眺め、自我に別れを告げると考えたことが、デフォルトモード・ネットワークを黙らせる力を持っていたのかもしれない。

ブルワーはそれからとうとうと仮説を論じはじめた。今の時点では、それが科学にできる精一杯のことなのだ。直感による予測、理論化、もっとたくさんの実験。手がかりはたっぷりあるし、サイケデリック科学のルネッサンス以前に比べたらだいぶ増えた。とはいえ、化学物質や瞑想によって意識を変えたとき、そこで何が起きているのか正確に理解するには、まだ長い道のりが待っているだろう。しかし、目の前にある棒グラフを、サイケデリック・ジャーニーの記憶がありのままに描写されたヒエログリフを眺めていると、広大なフロンティアの縁に立ち、その向こうにある驚異を見極めようと目を細めているような気分になるのだ。

エピローグ　神経の多様性を讃えて

二〇一七年四月、世界じゅうの幻覚剤コミュニティが〈サイケデリック・サイエンス〉会議のためにオークランド・コンベンションセンターに集まった。科学的にも文化的にも一目置かれる地位に幻覚剤を引き戻すというありえない目標を掲げて、リック・ドブリンが一九八六年に設立した幻覚剤学際研究協会（ＭＡＰＳ）が、数年ごとに開催するイベントである。

二〇一六年、ドブリン自身、事態が予想外に迅速に進展し、今や勝利は目前だということに驚いていた。その年の初め、米食品医薬品局（ＦＤＡ）はＭＤＭＡの第三相試験を承認し、サイロシビンもすぐにそれに追随すると思われた。第三相試験についても第二相に近い結果が出れば、政府はその二種類の薬品の分類を再検討せざるを得なくなるはずで、そうなれば医師たちもＭＤＭＡとサイロシビンを処方できるようになる。「われわれはカウンターカルチャーではありません」会議の途中、ドブリンは記者に言った。「カルチャーなんです」

わずか七年前の二〇一〇年には、サイコノートたちと主流からはみだした一部の研究者が集まる小ぢんまりした会合だったものが、今では、二五ヵ国の研究者たちの業績発表を聞くために世界じゅうから三〇〇〇人以上の人々が集まる、六日間にわたる会議／大会に成長したのである。もちろんサイコノートや、幻覚剤に興味を持つ地元の人たちも大勢いる。講演やディスカッション、会議の合間に、人々は場内に広がるマーケットで幻覚剤関連の本や工芸品、ライブ演奏などを見てまわる。

私にとっては、このイベントは一種の同窓会となった。本書の登場人物の大部分が一堂に会したのである。文字どおり、インタビューした学者たち全員（残念ながらロビン・カーハート＝ハリスだけは、まもなく子どもが生まれるため欠席だった）に加え、私が作業をともにした地下ガイドたちにも何人か会うことができた。

誰もがここに集結しているように見えた。科学者がガイド役やシャーマン、ベテランのサイコノートたちと肩を並べ、セラピストの巨大代表団がセラピーに幻覚剤を熱心に取り入れようとし、さらには投資家や映画製作者、わずかながら企業家連中までもがビジネスチャンスを探してあたりを嗅ぎまわっていた。新任の司法長官が薬物戦争を再燃させようとしていることが私としてはやや心配ではあったが、全体としては間違いなく明るいムードだった。

どのセッションがいちばん印象的だったか参加者たちに尋ねると、だいたい口を揃えて、〈幻覚剤精神医学の未来〉と題した大会最大の討論会を挙げた。この討論会の何が注目に値するといって、それは錚々たるパネリストたちであり、幻覚剤学会という場にあって、それが会場内になんとなく漂っている違和感の原因になっていた。米精神医学会の元会長ポール・サマーグラッド医学博士が、国立精神衛生研究所の元所長トム・インセル医学博士の隣に座っていた。討論会を計画し、司会を務めたのは、アメリカ人の企業家で、ロンドンを拠点に健康保健産業コンサルタントをしているジョージ・ゴールドスミスだ。この数年、彼と、ロシア出身の医師である妻のエカテリーナ・マリエフスカイアは、EU内でサイロシビンを用いるセラピーを承認させることにかなりの努力と資金を注ぎ込んできた。

三人のパネリストが何を象徴しているかは、立ち見さえ出ているその会場の聴衆たちの誰の目にも明らかだった。すなわち、精神医学会の主流派がついにサイケデリック療法を認めたということである。インセルは、ほかの医学界がこんにちまでに挙げてきた成果と比べて、いかに精神医学界の業績がお粗末かについて訴えた。深刻な精神疾患患者の死亡率がいっこうに下がっていないことを指摘し、サイケデリック療法のようなメンタルヘルスにおける新たなモデルに期待がかかっていると語った。「このアプローチに私は心から感銘を受けています」と彼はパネリスト一堂に言った。「ところが、医療者たちはすんなり『幻覚剤を処方しましょう』とは言わず、幻覚剤補助療法などとぼかす……だが私としては、とても新しい画期的なアプローチだと感じています」しかし興奮してみせながらも、そういう新奇なパラダイムによって、規制者が新薬の承認に慣れてしまう恐れもあると、釘を刺すことは忘れなかった。

ジョージ・ゴールドスミスはふたりに、サイケデリック療法の開発に何年も尽力してきた、その会場にいる研究者たちに何かアドバイスを、と促した。インセルは聴衆のほうを向くと、躊躇なく言った。「どうかしくじらないでほしい！」

「幻覚剤には大きな将来性があります」インセルは言った。「だが、安全性、厳密性、世評にさらされる危険といった諸問題はつい忘れられがちです」一般の人々の頭にある幻覚剤のイメージをブランディングし直す必要があるかもしれない、そして何より、「娯楽のための使用」を匂わせるものにはいっさい近づかないことが大切だとした。彼もサマーグラッドも、ひとりでも杜撰な研究者や恐ろしい経験をする患者がいたら、それだけで全員の信用が失墜すると警告した。ここではティモシー・リアリーの名前を出す必要さえなかった。

サイケデリック療法が認可され、当たり前に利用されるような世の中は本当に間近なのだろうか？　そのとき世の中はどうなるのか？　国立精神衛生研究所元所長が「娯楽《レクリエーショナル》のための使用」を散々非難したとき、聴衆の中にいたというボブ・ジェスは、私自身はその瞬間を見たわけではないが、きっと顔をしかめたに違いない。「だが、自分自身を創り直すこと《レ・クリエーティング》の何が悪い？」ボブ・ジェスは、主流派たちが唱導するように、幻覚剤の「医療化」を唯一の方向性とするのは間違いだと考えている。

そうはいっても、医療化への道もそう簡単ではない。まずは厳しい規制のハードルをいくつか越えなければならない。第三相試験として、複数の場所で何百人という被験者を対象に試験をする必要があり、それには数千万ドルの費用がかかる。普通その手の試験は大手製薬会社が資金援助するものだが、今のところ幻覚剤にはどこもあまり関心を示していない。ひとつには、幻覚剤は、知的財産にはなるとしても、ほかにあまりうまみがないからだ。サイロシビンは自然界に存在するものだし、ＬＳＤの特許権は何十年も前に失効している。また、大手製薬会社が投資するのは定期的に使用される薬品、つまり毎日摂取しなければならない薬が大部分だ。一生に一度必要なだけの薬に投資しなければならない理由がどこにある？

精神医学界側にも同じようなジレンマがある。こちらでもやはり、たとえば毎日飲む抗うつ剤とか週に一度のカウンセリングとか、永続的な治療が主流なのだ。たしかにサイケデリック療法のセッションは何時間も続き、普通はふたりのセラピストがつかなければならないが、期待どおりにセッションがうまくいけば、何度もくり返す必要はない。どういうビジネスモデルを想定すればいいか、今はまだはっきりしない。

それでも私がインタビューした研究者やセラピストの中には、薬理学と心理療法が合体した新たな治療形態として、そう遠くない将来にサイケデリック療法が当たり前になり、広く利用できるようになるときが来ると期待している人たちもいる。ジョージ・ゴールドスミスは、自然に囲まれた魅力的な施設でガイド付きのセッションを受けられる、幻覚剤治療センターのネットワーク化を構想している。彼は〈コンパス・パスウェイ〉という会社を設立して、効果の面でも経済性の面でも満足のいく、一連の精神疾患治療がおこなえる医療センターを複数建設し、将来的にはヨーロッパ各国の保健サービス機関からの治療費補助を期待している。手始めに治療抵抗性うつ病患者を対象としたサイロシビン試験をヨーロッパ各地でおこなうべく、すでに三〇〇万ポンドの資金を集め、国際的デザイン会社ＩＤＥＯとともに、サイケデリック療法の全体的な再設計を試みている。会社の諮問委員会には、ポール・サマーグラッドとトム・インセルも加わっている。

ホプキンズ大の元研究者で、開放性に関する画期的な論文を書いた心理学者キャサリン・マクリーンは、いつか「サイケデリックホスピス」を設立することを夢見ている。余命宣告された患者だけでなく、その家族も幻覚剤を使うことができ、患者も家族もありのままを受け入れる手助けをする、自然環境の中の静養施設である。

「幻覚剤の使用を患者に限ってしまっては、旧態然とした医療モデルから一歩も踏み出せない。幻覚剤はもっと革命的な薬よ。処方するのは医師に限られるべきという意見を聞くと、違和感を覚える。もっと適用を広げたいと私は思っているわ」

マクリーンの言葉に潜む一九六〇年代の幻覚剤体験の響きに誰もが気づくだろう。病人だけでなくすべての人に幻覚剤が役立つ可能性に興奮している者の言葉だ。こういう考え方や意見に、体制派の中には眉をひそめる者もいる。総会でインセルやサマーグラッドが幻覚剤コミュニティに警告したのは、まさにこの手の意見だ。よい方向にいくことを祈るばかりだ。

「健常者の生活の向上」というのは、私がインタビューした研究者の大部分が考えてはいることだが、ボブ・ジェスやリック・ドブリン、キャサリン・マクリーンのように主流から飛び出した研究者たちのようには、表立ってその話をしたがらない者もいる。彼ら賛成派に言わせれば、まずは医学界で受け入れられることが、広く文化的に受け入れられるための第一歩だという。ただちに合法化するべきというのがドブリンの意見だが、マクリーンとジェスはもう少し慎重に規制をすることが大事だと考えている。ジェスによれば、幻覚剤は彼の言う「長期的かつ複数世代にわたって引き継がれた場」において、訓練を受けたガイドの手で管理されるべきだという。彼の表現は教会に近いという印象を受ける（儀式の場で、経験豊富な長老が集団に対してアヤワスカを使う教会をイメージしてほしい）。あるいは、一種の「メンタルヘルスクラブ」のようなものにときどき行き、サイケデリック体験ができる（精神衛生が目的にしろ、スピリチュアリティを求めるにしろ、単なる好奇心にしろ）時代の到来を空想する者もいる。これは、ベルヴュー医療センターでスティーヴン・ロスとともに勤務していた精神科医、ジュリー・ホーランドの意見だ。「スパ／静養施設とジムを足して二で割ったみたいな場所で、ガイドのいる安全な環境でサイケデリック体験ができるの*」

誰もが言うことだが、きちんと訓練を受けた「正式な」ガイド役と、人に手伝ってもらいながら強烈な体験をあとでまとめ、意味を考え、今後に役立つ形にすることは、どちらもとても重要だ。トニー・ボッシズは、聖金曜日実験に参加した神学部の学生ヒューストン・スミスの言葉をもじって、こう語った。「スピリチュアルな体験は、それだけではスピリチュアル・ライフにはならない」それが医療現場でおこなわれたにしろそうでないにしろ、体験の意味を考えるうえでまとめ作業は欠かせない。さもないと、ただのドラッグ体験のままだ。

ガイド役について言えば、すでに正式な教育がおこなわれており、資格も与えられている。二〇一六年末、カリフォルニア統合学研究所において、最初の四二人の正規サイケデリック・セラピストが卒業した（これを受けて、サイケデリック療法が合法化されたら自分たちは取り残されてしまう、と不安になっている非合法のセラピストたちがいる。だが、彼らのように経験豊富で技術力も高いセラピストが顧客を失うとは考えにくい。とくに、健康体の人々は彼らに頼るだろう）。

社会的非難の揺り返しについて不安はないのかとリック・ドブリンに尋ねると、彼はこう指摘した。一九六〇年代からすでに長い月日が経ち、当時生み出された数々のサブカルチャーは、今やすっかり消化されてしまった。われわれにも社会にもそれだけの咀嚼力があることを証明したのだ。

「今とはまったく違う時代だったんだ。ガンや死について話すことさえはばかられた。出産のとき女性は鎮静剤を与えられ、男は分娩室に入れなかったくらいだ。ヨガも瞑想も気味悪がられた。ところが今はマインドフルネスが社会の主流で、誰もがヨガをやり、出産センターもホスピスもいたる場所にある。われわれはそういうものをすべて文化に取り入れてきたんだ。そして今、幻覚剤を取り入れる準備もできたんだと思う」

現在、さまざまな機関のトップにいる人々の多くは、幻覚剤に慣れ親しんだ世代だとドブリンは指摘する。じつはこれこそがティモシー・リアリーの遺産なんだと彼は言う。こんにちの研究者たちが彼の「おふざけ」を軽蔑し、幻覚剤研究の第一波を頓挫させた元凶として非難するのは仕方のないことだが、「それでも」とドブリンは微笑んで言った。「リアリーがあの世代全体を興奮に巻き込まなかったら、第二波は起きなかったと思う」。なるほど、たしかに。ポール・サマーグラッドだってそうだ。彼は若い頃に幻覚剤を使ったことをおおやけに認めている。二〇一五年の米精神医学会で公開された、ラム・ダスとのインタビューを収めたビデオで、大学時代のアシッド・トリップが自分の知的成長を形作ったと同僚に語ったのだ。精神医学会の元会長であるジェフリー・リーバーマンも、若い頃のLSD体験から悟りを得たことについて書いている*。

それでも……ドブリンの言う明るい未来予想図を信じたくはあるが、やはり簡単に脱線してしまいそうでもある。トニー・ボッシズも同意見だが、同様に、いつの日か幻覚剤が緩和ケアの一般的な処置手段になることを願ってもいる。

「アメリカでは、人は思いどおりに死ねない。どこで死にたいか尋ねると、みな自宅で家族に囲まれて逝きたいと言うだろう。だがほとんどの人は病院のICUで死ぬ。アメリカで最大のタブーは死を話題にすることだ。もちろん、少しずつ改善されてはいる。今ではホスピスがあるが、つい最近まではそれも存在していなかった。だが医師にとっては、患者を黙って死なせることはいまだに恥ずべきことなんだ」ボッシズに言わせると、幻覚剤は死にまつわる難しい会話をするきっかけになるだけでなく、死の体験そのものを変える潜在力を持っている。あとは医学界さえ、幻覚剤の使用を認めてくれれば。

「アメリカ文化は死を恐れ、超越を恐れ、未知を恐れている。そのどれもがここに具現化されている」幻覚剤は、その性質を考えると、制度として容認するには破壊的すぎるのだ。一般に、医療の権威にしろスピリチュアリティの権威にしろ、とにかく権威と個人を仲介するのが制度の役割だが、一方で幻覚剤体験は個人にじかに啓示を与えてしまい、本質的にルールを無視するものだ。それでも一部の文化では、幻覚剤のディオニュソス的エネルギーを上手に抑制する儀式を考案している。古代ギリシアのエレウシスの密儀しかり、現代中南米でのペヨーテやアヤワスカを囲んだシャーマンによる儀式しかり。だから不可能ではないのだ。

健常者の生活の向上というジェスの考えを、初めてローランド・グリフィスと話題にしたとき、彼は椅子に座ったまま体をもぞもぞさせ、それから慎重に言葉を選んで言った。「今その考えを推し広めるのは社会文化的に危険だろう」それでも、私たちが対話を続けて三年という時間が経過するあいだに、グリフィスも、ガンやうつ病や依存症の患者だけでなくもっと多くの人が、この幻覚剤という類まれな化学物質の恩恵を受けるべきだと考えるようになったらしい。いや、化学物質そのものというより、未知の扉を開けてくれると彼の研究が実際に証明した神秘体験の恩恵を。

「われわれ誰もが死と関わりがある」初めて会ったとき、グリフィスは言った。「対象を病人に限定するのはもったいない」政治的地雷がまだ前方に埋まっていることを忘れない慎重な男なだけに、最後の文章に少しだけ変更を加え、未来形にして言い直した。「対象を病人に限定するのはもったいないことだろう」


私個人としては、自分が幻覚剤を使って経験したようなことは、病人に限定しないでほしいと心から思うし、いつかもっと誰もが体験しやすくなる日が来ることを願っている。では幻覚剤を単純に合法化すればいいと思っているかというと、必ずしもそうではない。サイロシビンを「娯楽的に」、つまりガイドのサポートなしにひとりで使ってみて、ポジティブな体験をしたし、一部の人はそうして問題なく使えるだろう。だが遅かれ早かれ、「バッドトリップ」のひと言ではとても片づけられない恐怖体験をしたという話が頻繁に聞こえてくるはずだ。私ならそういうとき、けっしてひとりではいたくない。私の場合、日常から離れ、安全な場所で、経験豊富なガイド役と一対一で試すのが、理想的なやり方だとわかった。だが、ほかにも方法はいろいろある。要は、幻覚剤の持つ圧倒的な潜在力を安全な範囲に抑えておける場所が提供されればよいのだ。アヤワスカやペヨーテは集団で使われるのが普通で、立ち会って監督役を務めるリーダーは、必要条件ではないがシャーマンである場合が多く、人々を神秘体験へと導き、内容の解釈を手伝う。だが、ひとりで使うにしろ集団で使うにしろ、(陳腐なニューエイジ風な言い回しを使うと)「場を整える《ホールド・ザ・スペース》」ことができる、訓練と経験を積んだ誰かがそばにいることが想像した以上に大事で、心地よく旅立つ鍵だった。

ガイド役は私がサイケデリック体験に安心して身をまかせられるセッティングを創ってくれただけでなく、あとで体験の意味を考える手助けもしてくれた。同じように重要なのは、そこには意味を汲み取る価値がある何かが潜んでいると教えてくれたことだ。これが、自分ではけっしてわからない。サイケデリック・ジャーニーのあいだに心の中で起きることを、単なる「ドラッグ経験」としてぞんざいに退けてしまうことは簡単で、世間の風潮はまさにそうするように焚きつけている。マシュー・ジョンソンは、初めて話をしたときにこの点を指摘した。「たとえば、パーティでマジックマッシュルームを食べた一九歳の若者が数人いるとしましょう。ひとりが強烈な神秘体験をして、神が何かわかったとか、宇宙とつながったとか訴えた。友人たちは何て言うと思いますか? 『おいおい、ゆうべやりすぎたな! おまえはもうマッシュルーム禁止!』

『酒でも飲んだのか、それともドラッグでもやったのか?』強い神秘体験をした人に対し、世間一般はそうして笑い者にする傾向があります」

だが、つかの間でも振り返ってみれば、サイケデリック体験の内容を「ドラッグ」のせいにしては、文字どおりまったく説明がつかないとわかる。イメージや物語や悟りは何もないところから湧いてきたわけではないし、もちろん薬が運んできたものでもない。それらは私たちの心の中から出てきたものであり、*いや、そうでなくても、私たちの心について何かしら教えてくれるはずだ。夢や空想や自由連想に解釈する価値があるなら、サイケデリック・ジャーニーがもたらすもっと鮮明で詳細な素材はなおさらだろう。それは人の心に開いた新しい扉なのだ。

そしてその点で、私のサイケデリック・ジャーニーは興味深いことをたくさん教えてくれた。その多くは、一般的なセラピーで明らかになる類のものかもしれない。重要な人間関係を悟らせる。普段は目に見えない恐怖や欲望。抑圧された記憶や感情。なかでも面白く、役に立ったのは、心の働き方を新たな視点から見られたことだ。

非日常的な意識の状態を探る意味はまさにここにあると私は思う。日常的な意識の背後に光を当て、その日常的な意識さえけっして奥まですべて見透かせるわけではないし、本当に日常的なわけでもないと思えるようになるのだ。ウィリアム・ジェイムズが結論づけたように、普段の覚醒意識は無数に存在する可能性がある意識(世界を感知し、組み立てる方法)のひとつにすぎず、その境界は「ごく薄い幕」で仕切られているだけだと知ることで、私たちの知る内的・

外的現実は完全ではないと認識することになる。普段の覚醒意識は現実という領域について信頼できるマップを提供し、そのマップがあるのはいろいろな面でありがたいが、所詮はマップのひとつであり、唯一のマップではない。ではなぜほかの意識モードが存在するのか、その理由は推測の域を出ない。たいていのときは、サバイバルという面で、通常の覚醒意識が最も役に立つし、適応力も高い。だが、個人あるいは共同体にとって、変性意識状態が提供する思いがけない新機軸が人生や文化を変革する、そういう瞬間があるのではないか。

私が自分の通常の意識の脆弱さや相対性を認識したのは、山の上にあるフリッツの庵で、速い呼吸パターンと太鼓のリズムだけでトランス状態に入る方法を教えてもらったときだ。生まれてこのかた、これはいったいどこに隠れていたんだ？　フロイトも、どんな心理学者も行動主義経済学者も、今まで教えてはくれなかったが、通常の意識はほとんどの領域が未知である巨大な心の氷山のごく先端にすぎないということを、今の私は単なる学説ではなく事実として実感している。

とはいえ、私はこの自我を超越した意識状態に完全に到達したわけではなく、ほんの一瞬翳ったただけだ。この経験は、少なくとも私の場合、長くは続かなかった。サイケデリック・セッションをするたび、そのあと数週間は明らかにいつもとは感覚が異なった。今という瞬間に留まって、将来のことをくよくよ考えなくなった。明らかに普段より感情的になり、すぐに涙があふれたり、にっこり笑ったりする自分に何度か驚かされた。何かというと死、時間、無限について考えていたが、それは不安からではなく、驚きや好奇心からだった（ふたつの何も存在しない永遠のあいだに挟まれた、今この場所に生きているありえないほどの幸運について、びっくりするほど時間をかけて考えつづけた)。ふいに思いがけず、共感や驚き、哀れみの感情がどっと湧き上がってきたりした。

だがせっかくそんな感受性豊かな状態になっても、残念ながら毎回それはしだいに消えていった。心のなじみ深い習慣の轍に戻らずにいるのは難しかった。仏教で言う「悪癖の力」の潮力に抵抗するのは簡単ではない。そのうえ、まわりの人たちからの期待もある。どんなにあなたが別の行動をとろうとしても、あなたらしさを何気なく強要されるのだ。一ヵ月もすると、たいていは基準値に戻っている。

だが完全にではない。サイケデリック体験をしたことで、うつ病という檻から一時的に仮出所して栄養を与えられ、インスピレーションさえもらったような感じだと、ロンドンでインタビューしたうつ病患者は表現した。そんなふうに、世界にはまったく別のありようがあるという経験は記憶に残り、可能性という希望になり、めざす場所になる。

私の場合、サイケデリック体験は特定の意識モードへの扉を開けてくれた。今でも瞑想をすると、ときにはその状態を取り戻すことができる。それはトリップの後半、あるいは軽いトリップの真っ最中に現れる、ある種の認知空間で、何も答えを出したり決めたりしないまま多種多様な考えやシナリオを楽しめる場所のことだ。眠りに入る直前に、さまざまなイメージや物語の断片が一時的に意識の表面に浮かび上がっては消えていくリミナルな状態、つまり入眠時意識とやや似ているが、この状態は継続し、そこに現れたイメージや考えははっきりと記憶に刻まれる。イメージや考えを直接コントロールすることはできず、勝手に現れたり消えたりするようだが、テレビのチャンネルのように、希望するトピックを投入したり、別のものに切り替えたりすることはできる。自我は完全にはなくなっていない。爆発してばらばらになる前なのか、一度はばらばらになってすでに回復したのかどちらかだろう。だが意識の流れはそれ自身の気まぐれでコースを取り、私はぷかぷか浮きながらそれに乗って流されていき、前も後ろも見ず、「する」のではなく「ある」状態にただ浸っている。それでもある種の精神活動はおこなわれていて、私は使えそうなアイデアやイメージ、メタファーを手にして、ときどき水面から顔を出す*。

サイケデリック・ジャーニーを体験したおかげで、私はこの心の領域を知り、いつもではないがときどき、毎日の瞑想のときに戻ることができる。瞑想をしたらこの状態に至ることこそが正解なのかどうか、私にはわからないが、この流れに浮かんでいる自分に気づくといつも嬉しくなる。サイケデリック体験をしなかったら、この領域を見つけることはできなかっただろう。こうして意識状態のレパートリーを広げられたことは、サイケデリック体験がくれた貴重な贈り物のひとつだと思う。

サイケデリック・ジャーニーは徹頭徹尾、心の中で起きることだが、だからといって現実ではないということにはならない。一部の人にとっては、生涯で最も深遠な経験でもある。だからそれは人生という風景の一要素となる。基準点としての役目を果たす場合もあれば、道しるべやアイデアの源泉になったり、なかにはそれをスピリチュアルな標識や神殿とみなす人もいる。私の場合、サイケデリック体験は一種の目印となって、私はそのまわりをぐるぐると巡っては、意味を探す――自分自身の意味はもちろん、世界の意味についても。サイケデリック・ジャーニーで現れたイメージのいくつかについては、いつも考えている。それは意味の贈り物みたいに思えて、私はその包装紙をなんとか解こうとしている。贈り物がどこから来たのか、正体は何なのか、誰から来たのかはわからない。たとえば自分の風景の上空に浮かんでいた金属製の柱のような建造物。あるいは、メアリーの家の鏡でこちらを見返していた祖父のしゃれこうべ。私にはそれが両親のように見えた、堂々としているが今は中が腐り、次に嵐が来たら倒れてしまいそうな樹木。温かく死を包むバッハを反響させる、ヨーヨー・マのチェロの真っ暗な内部。だがじつは、ひとつここにはまだ書いていない、私がずっと考えつづけているあるイメージがある。それは私を今も惑わすのだが、何か重要な教えが含まれていると思えてならない。

私の最後のサイケデリック・ジャーニーはアヤワスカを使ったものだった。レオ・ゼフの教えを受けた八〇代の伝説のガイドのもとに、三、四ヵ月ごとに集まっている女性たちのサークルに参加しないかと誘われたのだ（じつはこのガイドは私のサイロシビン・ジャーニーのガイド役だったメアリーを指導した）。このジャーニーがほかと違っていたのは、全員面識のない十数人のトラベラーがそばにいるところでおこなわれた点だ。二種類のアマゾン原産の植物（ひとつはツタ植物、もうひとつは葉）で煎じた茶であるこの幻覚剤にふさわしく、シャーマン風のさまざまな儀式が付随していた。伝統的な治療歌イカロをうたい、「グランドマザー」（別名「植物の師」、アヤワスカ）へ祈りやまじないを捧げ、鐘やガラガラやチャカパ（ペルー先住民の儀式用の楽器で、葉を束ねたものを振って音を鳴らす）を鳴らし、お香や煙が焚かれる。そのすべてが神秘的なムードを盛り上げ、不信感を払拭してくれたところはありがたかった。なにしろそこは、ジャングルから遠く離れたヨガスタジオなのだ。

　ジャーニーの前はいつもそうだったが、今回も前夜は眠れなかった。馬鹿なことはやめろと自分を説得しようとしている自分がいた。この説得しようとする自分とはもちろん自我で、トリップの前は必ず、ばらばらにされてたまるものかとばかりに猛烈に抵抗し、言葉たくみに疑念や、さすがの私も無視できないような最悪のシナリオを心に植えつけようとした。あんた、心臓は大丈夫なのか？　死んじまうかもしれないんだぞ！　昼食を吐いたり、もっと運が悪けりゃ、シモのほうを漏らしちまうかも。もし「グランドマザー」がおまえの子どものときのトラウマをほじくり返したら？　見ず知らずの他人の前で、それを暴露されたいのか？　その女性たちの前で（自我の力の一部は、人の推理力を上手に利用するところから来る）？　現場にたどり着く頃には、これからやろうとしていることは本当に賢明なのかと、何度も考え直し、すっかり神経が磨り減ってしまっていた。

　ところが、やはり毎回そうなのだが、薬を飲んで、もはや後戻りできないというところにくると、ふいに疑う声が聞こえなくなり、目の前で待ちかまえているものに身をまかせることになった。これまでのどのサイケデリック・セッションでも、二、三の例外を除いていつもそうだった。粘り気とえぐみがあるが、思いがけず甘いそのお茶の異物感を胃や腸に感じたせいか、アヤワスカはほかの幻覚物質より身体的な体験だった。気分が悪くなることはなかったが、濃厚な煎じ薬が自分の中を移動していくのがわかり、いざDMT（アヤワスカの有効成分）の効果が出はじめると、うねうねした腸の中をお茶がツタのように這っていき、私の体を少しずつ占領しつつ、くねりながらゆっくりと上昇して脳にたどり着いたような気がした。

ジャーニーには無数の記憶やイメージが伴い、恐ろしいものも美しいものもあったが、とくにひとつをここに書き記しておきたい。完全に理解したわけではないが、幻覚剤を体験してきて教わった、とても重要な何かがそこにとらえられていると思えたのだ。

儀式が始まったとき、室内はまだ少し明るかったので、私たちは全員アイマスクをつけたが、私のは少しきつく感じた。ジャーニーが始まった当初、頭にまわされた黒い紐に意識が向かい、それはやがて鉄格子に変化した。私の頭は檻に閉じ込められてしまった。やがて鉄格子の数がどんどん増えて、頭から体へ、さらに脚へと伸びた。今では頭から爪先まで黒い鉄の檻の中だった。鉄格子を押してみたが、びくともしない。どこにも出口はなかった。パニックが沸き起ころうとしたとき、檻の底にツタが小さな緑の芽を出したのに気づいた。それはすくすくと育ち、二本の鉄棒のあいだに身を滑らせ、巻きつきながら伸びていき、光のほうをめざした。「植物を檻に閉じ込めることはできない」そうつぶやいていた。「閉じ込められるのは動物だけだ」

この出来事に何か意味があったとしても、私にはわからない。ツタが私に脱出路を教えていたのか？　かもしれないが、あとを追うことはできそうにない。第一、私は動物だ。それでも、ツタは何かを教えようとしていたように見え、禅問答みたいなものを言葉ではなく視覚に訴えかけていたようだった。だから、それ以来ずっと考えつづけているのだ。敵に頭から突っ込んでいくのは愚かだ、力を使うのではなく問題の見方を変えることで、敵を倒さずに支配権を奪う。そういう教訓だったのかもしれない。どこか柔術に似ている気がする。ツタはただ檻から脱け出そうとしていたのではなく、檻の構造を上手に利用して、もっと光を浴びるためより高くにのぼったのだ。

あるいは、教えはもっと普遍的なことで、植物自身について、私たちが植物を過小評価していることについて伝えようとしたのかもしれない。私の「植物の師」（ヴィジョンに登場したツタのことをそんなふうに思いはじめていた）は自分自身について、それが代表する植物界すべてについて、何か言おうとしていた。今まで私の仕事やイマジネーションをおおいに刺激してきた、緑の王国。植物には知性があると、私はずっと考えてきた。それは必ずしも私たちが考えるような知性ではなく、彼らなりの知性である。私たちには、植物にはできないことがたくさんできるが、植物も私たちにできないことがたくさんできる。たとえば鋼鉄の檻から脱出するとか、日光を食べるとか。生きていくうえで現実が投げかける新たな問題を解決することが知性だとするなら、植物には間違いなくそれがある。かわりに何かをしてくれる媒介者を見つけ、環境の変化を察知し、ある種の主観も持っている（こういうことをしたいと望んでいるということは、主観的な視点を持っているということだ）。私はずっとそう信じてきたし、これからも主張を続けていくつもりだが、サイケデリック・ジャーニーのあと、これまで以上にそれが事実だと実感し、深く納得した。

檻に閉じ込めておけないツタは、私の最初のサイロシビン・トリップで、庭の草花がこちらを見返したように感じたことを思い出させた。こんなふうに世界を再活性化することも幻覚剤の恩恵のひとつだ。周囲の景色すべてにもっと広く、もっと公平に意識を行き渡らせて祝福し、私たち現代人が当然視している「主観を持つのは人間だけ」という考えを破壊していく。私たちとすれば、意識を持つ主体は人間だけであって、ほかの生きとし生けるものはすべて客体であり、もっと自己中心的な者は、他の人々さえ客体ととらえる。幻覚剤の影響下にある意識はそういう考え方を引っくり返す。より広角で、偏見にとらわれないレンズを与えられ、それを通せば、動植物はもちろん、無機物の主観性（魂《スピリット》！）さえ垣間見ることができ、そのすべてがこちらの視線をとらえ、見返しているのがわかる。ありとあらゆるところにスピリットはある。私たちと世界じゅうすべての「他者たち」とを結びつける新たな関係性の糸が生まれるのだ。

無機物の場合でさえ、現代物理学は、通常の意識だけでは、現実を形作る構造を理解しきれないかもしれないと示唆している。量子力学によれば、物質は、物質主義者が思うほど脳や心と無関係ではないらしいのだ。たとえば、亜原子粒子は同時に複数の場所に存在できるとされ、それは今のところ純粋な仮説である。あとは実測されること、つまり脳によって知覚されるそのときを待たなければならない。私たちが認識した瞬間に初めてそれは現実になり、それ以前はまだ現実ではない。つまり時空の座標に固定しなければならないのだ。ここで言いたいのは、知覚する主観がなければ、物質は物質として存在しないかもしれない、ということだ。

言うまでもなく、このことは物質主義者が意識をどう理解するかという、答えを出しにくい問題も提起することになる。私たちが立っている地面は、思うほど頑丈ではないのかもしれない。

これはけっしてサイコノートの考えではなく、量子物理学の考え方である——サイケデリック理論でもまさに同じような考え方をするのだが。私がここでこんな話をしたのは、科学界の権威筋の方々も、一見まったく常軌を逸しているように見えることでも、ちょっと考えを巡らせてみるきっかけになるかもしれないと思ったからだ。私は今も意識は脳内に収まるべきものとつい考えてしまうが、サイケデリック・ジャーニーに出発する前に比べると、信念が揺らいでいる。意識も檻の鉄格子のあいだから滑り出るのかもしれない。謎は残るが、これだけは確かだ。この探究を始める前の認識より、心は実際にもっと広大で、世界ははるかにいきいきしている。

用語集［五〇音順］

アヤワスカ　アマゾン流域原産の植物をいくつか組み合わせて煎じる幻覚性の茶。一般的な組み合わせはバニステリオプシス・カーピとサイコトリア・ウィリディス（別名チャクルーナ）で、中南米の先住民族が儀式でサクラメントとして使用する。チャクルーナは幻覚性物質DMT（N,N－ジメチルトリプタミン）を含むが、消化酵素によって不活性化される。ただし、バニステリオプシスのようなモノアミン酸化酵素阻害物質とともに摂取すれば作用する。二〇〇六年、連邦最高裁判所は、ブラジル発祥の宗教団体UDVがアヤワスカをサクラメントとして使う権利を認めた。

エサレンあるいはエサレン研究所　カリフォルニア州ビッグサーにある静養施設で、人間性回復運動の一環とされる、意識拡張のさまざまな方法を探求することを目的に、一九六二年に設立された。幻覚剤が禁止薬物に指定される前は、幻覚剤ムーブメントのひとつと見られていたが、その後は幻覚剤関連会議の開催地となり、幻覚剤の復権と研究の再開に向けた戦略が話し合われた。現在、地下活動しているサイケデリック・ガイドたちの多くがエサレンで学んだ。

MAPS（幻覚剤学際研究学会）　一九八六年に、幻覚剤の一般的な理解を高めること、治療薬としての科学的研究を支援することを目的に、リック・ドブリンが設立したNPO。カリフォルニア州サンタクルーズを本拠地とするMAPSは、PTSD患者へのMDMA（エクスタシー）の適用に注力を続けてきた。二〇一六年、PTSD治療薬としてMDMAの臨床試験を第三相に進める許可が食品医薬品局（FDA）から出された。二〇一七年には、FDAがMDMAをPTSDの「画期的な治療薬」と明言し、今後前向きな評価がいっそうしやすくなった。これまでドブリンとMAPSは、各種幻覚剤研究の復活に向け、中心的な役割を果たしてきた。MAPSは、ノースカリフォルニアで数年おきに開催されている幻覚剤研究の国際会議〈サイケデリック・サイエンス〉も主催している。

MKウルトラ　一九五三年に始まり、一九六三年あるいは一九六四年に中止された、CIAによる幻覚剤を使った秘密研究計画のコード名。CIAは、LSDやそれに近い化学物質のさまざまな利用法を探っていた。たとえば、マインドコントロール剤として、取調べの道具として（あるいは自白剤として）、生物兵器として（敵の共同体の水道水に混入させる）、政治的ツールとして（敵に与えて、馬鹿な失敗をさせる）。ときには四四の大学を巻き込み、一般市民や軍人も含めて、相手に知らせずに幻覚剤を投与することまでおこなわれ、最悪の結果を何度か招いた。MKウルトラについて初めて一般に知れ渡ったのは、一九七五年に上院チャーチ委員会がCIAを追及したことがきっかけだった。一九七七年には、この計画についてさらなる公聴会が開かれた。しかし、計画に関するCIAの資料は、当時のリチャード・ヘルムズ長官の命令によって大部分が破棄されていた。

MDMA（3,4-メチレンジオキシメタンフェタミン）　一九一二年にメルク社によって最初に合成されたが、製品化はされなかった。一九七〇年代にベイエリアの化学者アレクサンダー・"ザーシャ"・シュルギンが再合成すると、セラピーの補助剤として広く使われるようになった。MDMAのエンパソジェンとしての性質が、セラピストと患者のあいだに強い信頼を築くからである。一九八〇年代になると、MDMAがレイヴ・シーンに登場し、エクスタシー（あるいはE、その後モリー）の名で売られるようになった。一九八六年、アメリカ連邦政府は、MDMAには依存性があり、医療用としても認められないとして、規制物質法のスケジュール1に分類した。しかし、近年MAPSが支援する臨床試験によって、PTSDの治療に有効だということが示された。MDMAは、LSDやサイロシビンとは異なる脳の回路に作用すると考えられ、「従来型幻覚剤」とはみなされない。

LSD（リゼルグ酸ジエチルアミド）　別名アシッド。血液循環を促す薬を探していた、サンド社のスイス人化学者アルバート・ホフマンが、一九三八年に初めて合成した幻覚剤。穀物に発生する菌類である麦角のアルカロイドから合成された、二五番目の物質だった。薬としては効果がなかったことから、ホフマンはこの物質の研究を中止したが、五年後、ふと予感がして再合成した。このときうっかり少量を摂取した彼は、その強力な精神活性性に気づいた。一九四七年、サンド社は「デリシッド」という品名で精神医療薬として発売したが、一九六六年、闇取り引きがおこなわれるようになると、販売を中止した。

エンセオジェン　ギリシア語で「内なる神聖なるものを呼び起こす」という意味で、神秘体験を発生させる、あるいは容易にする、向精神薬のこと。エンセオジェンはシャーマンによって、あるいは宗教行為やスピリチュアル系儀式の一部として、何千年も前から多くの文化で使われてきたが、この用語自体は、一九七〇年代にR・ゴードン・ワッソン、リチャード・エヴァンス・スクルツ、ジョナサン・オット、カール・ラックらの研究者グループによる造語。一九六〇年代に始まった娯楽的利用と、太古からのスピリチュアルな役割とを区別し、幻覚剤の名誉を回復させようというのがそもそもの目的だった。

エンパソジェン　他者とのつながり、心の解放、共感といった感覚が高まる向精神薬。MDMA（エクスタシー）がそのひとつ。エンタクトジェン（内的つながりを促すという意味）と呼ばれることもある。

活性プラシーボ　医薬品の臨床試験において、試験対象の向精神薬を渡されたと被験者に思わせるために使われるプラシーボ。サイロシビン試験では、掻痒感を起こすナイアシンと、興奮剤のメチルフェニデート（リタリン）がこれまで使われてきた。

幻覚剤（サイケデリクス）　ギリシア語で「精神の出現」の意。意識の激変をもたらす、LSDやサイロシビンのような薬物を表す用語として、一九五六年にハンフリー・オズモンドが考案した。

減量バルブ　オルダス・ハクスリーが著書『知覚の扉』の中で、人が生存するうえで必要な「ほんの一滴の意識」だけを通す、心のフィルターを表現した言葉。幻覚剤の価値は、この減量バルブを開けて、経験や「偏在精神」を十全に味わえるようにすることだ、というのがハクスリーの考えである。

5-HT2A受容体　神経伝達物質セロトニンに対応する脳内受容体のひとつ。幻覚剤もこの受容体と結びつき、サイケデリック体験につながる一連の（まだほとんど解明が進んでいない）作用を引き起こす。ＬＳＤはその独特の分子形状から、とくにこの受容体と結合しやすい。そのうえ、受容体はＬＳＤ分子を抱え込むようにして内側に保持する。作用が強く現れ、長く続くのはそのためと考えられる。

5-MeO-DMT（5-メトキシ-N,N-ジメチルトリプタミン）　南米産のある種の植物やソノランデザートヒキガエル（インキリウス・アルワリウス）の毒に含まれる、作用時間が短い、強力な幻覚性物質。カエル毒は煙を吸って使うのが一般的。植物の場合は普通、嗅ぎタバコにする。南米では大昔からサクラメントとして使われてきたが、一九三六年に初めて合成され、二〇一一年までは合法薬物だった。

サイコリティック　心の抑制を緩め、無意識領域の内容を意識に表出させる薬物、あるいはその投与を意味する、一九六〇年代の造語。また、低用量の幻覚剤を使って、患者の自我を消すことなくリラックスさせるセラピーのことも指す。

サイロシビン　マジックマッシュルームの持つ主要精神活性物質で、これを含有するキノコ群を単にこう呼ぶこともある。

サイロシン　マジックマッシュルームに含まれる二種類の主要精神活性物質のひとつ。もうひとつはサイロシビンだが、特定の条件化にあるとサイロシンに分解される。どちらの物質も、一九五八年、アルバート・ホフマンがＲ・ゴードン・ワッソンから提供されたキノコから分離し、命名した。マジックマッシュルームを傷つけると青く変色するが、その原因がサイロシン。

シビレタケ属（シロシベ）　キノコの属のひとつで、一般に傘の裏に襞を持ち、約二〇〇種のうちおよそ半数がサイロシビンやサイロシンといった精神活性物質を生成する。シビレタケ属は世界じゅうに分布しているが、アメリカ国内ではほとんどの司法管轄区で所持は違法。最もよく知られている仲間として、ミナミシビレタケ（シロシベ・クベンシス）、シロシベ・キアネセンス、シロシベ・セミランケアタ、シロシベ・アズレセンスなどがある。

神秘体験質問票　一九六〇年代にウォルター・パンケとウィリアム・リチャーズが開発した、幻覚剤試験の被験者が神秘体験を経験したかどうかを確認するために使われる心理学的測定法。一から五までの尺度で、神秘体験の七つの特質をどの程度経験したか測定する。項目には内的一体感、外的一体感、時空の超越、体験の言語化の不可能性と矛盾性、神聖さの感覚、認識的性質、深いポジティブな気持ちなどがある。これまでに何度か改訂版が作られている。

スピリチュアル実践協議会（CSP）　一九九三年にボブ・ジェスが設立したNPOで、「より多くの人々に実際に聖なる体験をしてもらうために尽力している」。CSPはジョンズ・ホプキンズ大学での最初のサイケデリック試験に資金援助した。また、二〇〇六年に連邦最高裁判所がアヤワスカをUDVのサクラメントとして認めることにつながる訴訟を支援した。一九九五年には、「スピリチュアル・ガイドのための倫理規定」を編集発行し、非合法のサイケデリック・ガイドの多くがこれを採用している（csp.org）。

精神異常発現剤（サイコトミメティック）　精神病と似た効果を生む薬物の総称。一九五〇年代に、LSDや同様の薬物が精神医学に初めて導入されたときには、これが一般名称として使われていた。研究者たちは、これらの薬物が一時的に人の精神を錯乱させると信じ、精神病の本質を知り、狂気をじかに体験する機会をセラピストに与えると考えた。

セットとセッティング　ドラッグ経験が起きるときの内的および外的環境のこと。「セット」はドラッグ体験に対するその人の心構えや期待を指す。一方「セッティング」は、体験をするときの外的環境のこと。幻覚剤の場合とくに、セットとセッティングが体験を大きく左右する。この言葉を提唱したのは一般にティモシー・リアリーだとされているが、概念そのものはすでにアル・ハバードのような初期の研究者にも認識され、利用されていた。

DMT（N,N-ジメチルトリプタミン）　強烈な効果が急速に現れて、急速に消える幻覚剤。「ビジネスマンズ・トリップ」と呼ばれることもある。数多くの動植物で見つかるが、その理由ははっきりしない。

デフォルトモード・ネットワーク（DMN）　二〇〇一年にワシントン大学の神経科学者マーカス・レイクルが初めてその存在を明らかにした、脳の相互関係構造。脳が静止状態にあるときに最も活動が活発になるためそう呼ばれ、大脳皮質の各部分を、感情や記憶と関係する、進化上古い脳の深部にある構造とを結びつける働きがある。主要構造には後帯状皮質、前頭前皮質、海馬が含まれ、これらをリンクさせている。神経画像研究により、DMNは、内省、投影、心のタイムトラベル、心の理論（他者の心の動きを理解する能力）といった、高次の「メタ認知」行動と関わっていることがわかっている。DMNの活動は、サイケデリック体験のあいだは低下する。とくに活動が急低下したとき、自己感覚が消えたと多くの被験者が報告している。

トリプタミン　自然界に普通に存在する有機化合物で、幻覚剤のふたつの主要タイプのうちのひとつ。もう一方はフェネチルアミン。LSD、サイロシビン、DMTはトリプタミン系である。神経伝達物質セロトニンもトリプタミン系。

認識的性質　アメリカ人心理学者ウィリアム・ジェイムズが導入した用語で、神秘的状態は感覚としてだけでなく、真理として心に刻まれるという意味。神秘体験をした人は、重要な真理が開示されたという、永続的な確信を携えて日常に戻ってくる。ジェイムズによれば、認識的性質は、神秘体験の四つの要素——ほかは言語化が不可能であること、暫時的であること、受動性——のひとつとされる。

ハーヴァード・サイロシビン計画　一九六〇年にハーヴァード大学社会関係学部で、ティモシー・リアリーとリチャード・アルパート（のちにラム・ダスに改名）が計画した心理学研究プログラム。研究者たち（大学院生のラルフ・メッツナーを含む）は「自然なセッティングで」何百人という被験者にサイロシビンを投与したほか、コンコード州刑務所の囚人や、ボストン大学のマーシュ礼拝堂で神学生を対象にした実験もおこなった。のちに研究グループはLSDを使った実験も始めた。一九六二年、計画は議論の的となり、アルパートが大学側との約束を破って学部生にもサイロシビンを与えたことが報道されると、ついに中止に追い込まれた。リアリーとアルパートは、その後継組織として、学外ではあるがケンブリッジで〈精神的自由のための国際協会〉を設立した。

ハルシノジェン　幻覚を誘発する向精神薬の種類で、幻覚剤、解離性麻酔薬、譫妄誘発剤が含まれる。幻覚剤と同意語として使われることもあるが、幻覚剤は本格的な幻覚を起こすとはかぎらない。

フェネチルアミン　有機化合物の一種で、幻覚性化学物質のふたつの主要タイプのひとつ。もうひとつはトリプタミン。フェネチルアミン系の例としては、メスカリンとMDMAが挙げられる。

ベックリー財団　一九九八年、イングランドにてアマンダ・フィールディングが幻覚剤研究を支援し、薬物法の改正を国際的に求める目的で設立した団体。団体名は、フィールディングの実家が先祖代々受け継いできたオックスフォードシャーの地所にちなんだもの（BeckleyFoundation.org より）。

ヘフター研究所　一九九三年、パデュー大学の化学者で薬理学者のデヴィッド・E・ニコルズが、数人の同僚とともに、幻覚性物質の科学的研究を支援する目的で設立したNPO。団体名は、一八九〇年代に初めてペヨーテサボテンの精神活性成分としてメスカリンを単離したドイツ人化学者、薬理学者、医師のアーサー・ヘフターにちなんでいる。ヘフター研究所は、ジョンズ・ホプキンズ大学やニューヨーク大学でおこなわれている研究を含む、一九九〇年代末以降のアメリカ国内でのサイロシビン試験の大部分に資金援助し、幻覚性物質研究の復活にあまり目立たないが重要な役割を果たしてきた（Heffter.org より）。

ホロトロピック・ブレスワーク　LSDが違法薬物に指定されたあと、サイケデリック・セラピストのスタニスラフ・グロフと妻のクリスティーナによって一九七〇年代半ばに開発された呼吸法。速く深く呼吸することで過呼吸に近い状態となり、薬物を使わなくても変性意識状態に入る。この近似トランス状態になると、無意識領域に接近できる。「ホロトロピック」とは

「全体とひとつになる」という意味。

マイクロドージング　精神の健康を保つ、あるいは精神機能を向上させる目的で、作用閾値未満のごく微量の幻覚剤（普通はLSDかサイロシビン）を数日おきに摂取する活動。一般的なのは、四日ごとに一〇マイクログラム（中用量の一〇分の一）ずつ摂取するプログラム。最近になって提唱された活動で、効果はまだはっきりとは検証されていない。複数の臨床試験が現在実施されている。

メスカリン　ペヨーテやサンペドロなど、ある種のサボテンを原料とする幻覚性物質。一八九七年にドイツ人化学者アーサー・ヘフターが最初に発見し、命名した。『知覚の扉』は、オルダス・ハクスリーが初めてメスカリン体験をしたときのことを一人称で記録したもの。

謝辞

　人の意識を変えること、あるいは作家としてのテーマを変えることは、けっして簡単ではなく、まわりの人たちの支援と励ましがなければ、本書に取り組もうという気にはなれなかっただろうし、完成させるのはそれ以上に難しかっただろう。四〇年来の私の編集者アン・ゴドフは、幻覚剤に関する本を書きたいと話したとき、目をぱちくりすることもなければ、青ざめもしなかった。二人三脚で取り組む八冊目となる本書を書くあいだ、彼女の熱意と、頼りがいのある編集者としての指導が本当にありがたかった。アマンダ・アーバンも、さまざまな面でこの冒険を前進させる手助けをしてくれた。作家の仕事を始めてからというもの、彼女にどれだけ借りがあるか、もはや計算できない。両社の優秀なチームメンバーにも感謝したい。ペンギン社のサラ・ハットソン、キャシー・デニス、カレン・メイヤー。ＩＣＭのリズ・ファレル、マリス・ダイヤー、デイジー・メイリック、モリー・アトラス、ロン・バーンスタイン。

　ジャーナリストであることの最大の利点は、お金をもらいながら、大人としてまったく新しい分野を勉強できることだ。それでも、継続的に何かを教えてもらうとすれば、教師役をお願いした方々の忍耐力がなければ土台無理な話だろう。私の多岐にわたる長時間のインタビューや、馬鹿げた質問の数々に我慢してくれたみなさん——研究者、被験者、患者、セラピスト、求道者——に感謝したい。以下の方々には特別の感謝を。ボブ・ジェス、ローランド・グリフィス、マシュー・ジョンソン、メアリー・コシマーノ、ビル・リチャーズ、キャサリン・マクリーン、リック・ドブリン、ポール・スタメッツ、ジェイムズ・ファディマン、スティーヴン・ロス、トニー・ボッシズ、ジェフリー・ガス、ジョージ・ゴールドスミス、エカテリーナ・マリエフスカイア、チャールズ・グロブ、テリ・クレップス、ロビン・カーハート＝ハリス、デヴィッド・ナット、デヴィッド・ニコルズ、ジョージ・サーロ、ヴィッキー・デュライ、ジャドソン・ブルワー、ビア・ラバーテ、ガボル・マテ、リサ・キャラハン、アンドルー・ワイル。インタビューした方、全員の名前をここに並べることはできないが、みなすばらしい先生で、私の質問に辛抱し、答えてくれた寛大さに深謝したい。自分のことをあれこれ打ち明けてくれるだけで、かなりのリスクがあった方も少なからずいた。表立って謝意を述べることはできないが、躊躇なく時間や経験、知恵を分かち合ってくれた多くの地下ガイドのみなさんには感謝してもしきれない。少なくとも今のところ、彼らがヒーリング行為をするには、クライアントのほうにも法を破る勇気があるかどうかにかかっているというのが残念だ。

ハーヴァード大学ラドクリフ高等研究所でフェローとして過ごした一年間は、生産的で快適だった。おかげで、幻覚剤の歴史の重要な一ページとなる出来事が起きたケンブリッジという町で、幻覚剤研究の歴史を調べ、書く機会を持つことができた。本書のプロジェクトにはさまざまな学問分野が関わっており、その点で、この研究所は完璧な環境だった。なにしろ、廊下を少し歩きさえすれば、脳科学者、生物学者、人類学者、調査報道記者にあれこれ相談できるのだから。ラドクリフにいるあいだ、とても根気強い大学院生のリサーチアシスタントとともに作業をする僥倖を得た。彼の案内でハーヴァードの保管文書を調べ、埋もれた宝物を次々に掘り当てた。ありがとう、テディ・デルウィッチ。また、カリフォルニア大学バークレー校ジャーナリズム大学院の学部長、エド・ワッサーマンにも感謝したい。教員職を一年休んでケンブリッジに行き、そのあと本を完成させる許可をくれた。

バークレーに話を戻すと、ブリジェット・フーバーも、まずはリサーチアシスタントとして、その後ファクトチェッカーとして、見事な仕事をしてくれた。私の著書の中でもこれほど完璧に裏づけの取れたものはないと言いきれるのは、ひとえに彼女の勤勉さと調査スキルのおかげだ。神経科学と心理学についての知識は、バークレーの同僚たちに教えを乞うた部分が大きい。デヴィッド・プレスティ、ダチャー・ケルトナー、アリソン・ゴプニックは、この本を彼らが思う以上に豊かにしてくれたし、デヴィッドとそのパートナー、クリスティ・パニックは神経科学の章の草稿を読んで、大小の間違いを指摘してくれた（もしまだ間違いが残っていたとしても、その責任は彼らにはない）。マーク・エドムンドソンは、全体の流れを形作る初期の段階で、いくつか重要なアドバイスをくれた。マーク・ダナーは、いつものように、インスピレーションポイントでのハイキングに同行して貴重な相談役を務めてくれた。ジェリー・マルツォラティのような明敏で寛大な編集者を友人に持てたのは本当に幸運で、原稿に対する彼のコメントは何にもかえがたく、読者のみなさんも、何千語という不要な言葉を読まずに済んだことになる。

幻覚剤をテーマにした私の最初の記事は、二〇一五年、〈トリップ療法〉という題名で「ニューヨーカー」誌に掲載された。依頼してくれた才能ある編集者アラン・バーディックと、発表にふさわしい形にするべく作業してくれたデヴィッド・レムニックに感謝を。この記事があらゆる扉を開いてくれた。

非営利教育団体〈エロウィド〉を管理するアースとファイアー両氏に心からお礼を言いたい。〈エロウィド〉のサイトは執筆中に調べ物をする際の貴重な補佐役だったし、彼らのオンライン図書館はこの仕事になくてはならない存在だった。幻覚剤に関して、〈エロウィド〉のサイトほど重要な情報源はほかにひとつとしてない。のぞきに行ってみてほしい。

レイサム&ワトキンズ法律事務所に所属する、私の親友ハワード・ソーベル弁護士と同僚のマーヴィン・プットナム弁護士からは、法律面に関して賢明かつ心強い助言をもらった。彼らの後ろ盾があるとわかっていたからこそ、私も安心してぐっすり眠れた。

長期にわたる執筆プロジェクトは、家族の感情環境を左右するものだが、本書はこれまでで最もその傾向が強かったように思う。アイザック、私のジャーニーについて君とあれこれ話ができたことが、私にとっては何より有意義だった。君と話すたびに、何かしら思いがけない発見や鋭い洞察、役に立つ見解に出合えた。君のサポート、好奇心、励ましがあったおかげでとてもいい仕事ができた。

私がこの長く奇妙な旅に出発したとき、ジュディスは、三十有余年間ふたりで手を取り合って歩んできた道のりにどんな影響をもたらすのか、少し心配していた。戻ってきたとき、私が別人になっていたら？　まさかふたりの絆がこれまで以上に深まるとは思ってもみなかったのだが、そのとおりのことが起きた。新たな冒険に出ようとする私の背中を押してくれたこと、その間に疑問や答えを探してくれたこと、各章を細かく編集してくれたこと、そして何より、ジャーニーに同行してくれたことに感謝したい。ありがとう。

訳者あとがき

ドラッグ、麻薬と聞けば、連想するのは「危険」「乱用」「依存症」のような言葉だろう。常識人なら眉をひそめ、近づくまいとする。現に、大麻や覚醒剤を所持したり使用したりした芸能人は徹底的にバッシングされ、法的に裁かれる以上に厳しい社会的制裁を受ける。早ければ小学校、中学・高校では必ずドラッグの恐ろしさを叩き込まれ、見せられる啓発用ビデオたるや、トラウマになるレベルだという。日本の薬物事犯ではとくに覚醒剤の件数が多く、現在も「第三次覚醒剤乱用期」にあるとして取り締まりを強化しているほか、大麻や、ＭＤＭＡ（エクスタシー）などの錠剤型合成麻薬の増加も深刻な状況にある。厚生労働省では平成一五年に策定した「薬物乱用防止新五か年戦略」にもとづいて対策を進めている。

むろんこうした規制は日本に限ったことではなく、各国にさまざまな規制法があるのはもちろん、国連機関として国際麻薬統制委員会（ＩＮＣＢ）が存在するし、麻薬に関する単一条約や向精神薬に関する条約など、国際的に薬物乱用を抑止する努力がおこなわれている。

とはいえ、ドラッグ、麻薬、違法薬物という言葉でひとくくりにされるもの全体としてのイメージが固まりすぎて、薬物一つひとつの性質は意外と知られていないような気がする。本書が注目するのは、幻覚剤（サイケデリクス）である。代表的なのはＬＳＤ、マジックマッシュルームに含まれるサイロシビン、ペヨーテなどある種のサボテンで生成されるメスカリン、アマゾン川流域で生育する植物を煎じたアヤワスカ。ＭＤＭＡもその一種だが、前述した古典的な幻覚剤とは作用の仕方が異なる。本書を読んで私も初めて知ったのだが、じつは幻覚剤には依存性はなく、過剰摂取で死亡することもまずないという（むしろ連続摂取すると効果が薄れていく）。著者も強調するように、だからといって手放しに解禁するべきではないが（適切な幻覚剤体験を得るには、使用者の内外の環境を整えること、つまり正しい「セットとセッティング」が重要）、ほかのドラッグに比べれば比較的安全と言えそうだ。じつは今、さまざまな精神疾患に効く期待の治療薬として、幻覚剤に俄《にわ》かにスポットライトが向けられているのである。

本書のテーマはその幻覚剤ルネッサンスであり、幻覚剤の歴史と研究の最前線を追うと同時に、著者自身の体当たりの幻覚剤体験記、それを通じてみずからの心を掘り下げていく過程が赤裸々に語られている。なぜルネッサンスかといえば、じつは幻覚剤の精神疾患治療薬としての研究は、幻覚剤開発当初の一九五〇年代から六〇年代初めにかけて盛んにおこなわれていたという過去（幻覚剤研究の第一波）があり、一九九〇年代に入ってその埋もれていた貴重な遺物が発掘されたことが、忘れ去られていた古代ギリシア・ローマ文化を掘り起こした一六世紀ヨーロッパのルネッサンス運動と重なるからだ。

だが、なぜその第一波の研究は科学界から葬り去られてしまったのか？　原因は、一九六〇年代半ば以降、世界を席捲したカウンターカルチャーである。冷戦や核実験、そしてベトナム戦争といった不安定な社会情勢を背景に、初めはアメリカ西海岸の若者たちのあいだで反体制をめざす文化革命が始まり、それは瞬く間に全米へ、さらには世界各国へ広がっていった。精神の解放や自由を謳う若者たちが、当時はまだ合法だったＬＳＤをはじめとする幻覚剤に飛びつき、めくるめく神秘体験に酔ったのは、ある意味当然だったと言えるかもしれない。幻覚剤と、カウンターカルチャーやヒッピー文化は切っても切れない関係となり、アートや音楽、文学などに強烈な影響を与えた。〝サイケ〟といえば即、蛍光色の渦巻き模様が思い浮かぶように、イメージは今も人々の脳に刻印されている。

その象徴的存在だったのが、ハーヴァード大学心理学教授のティモシー・リアリーである。幻覚剤に無限の可能性を見た彼は、同僚のリチャード・アルパートとともに〈ハーヴァード・サイロシビン計画〉を立ち上げ、大学を解雇されてからも、幻覚剤の普及と意識改革をめざして突拍子もない行動をとってはスキャンダルを起こした。時を同じくして、幻覚剤によるバッドトリップや精神錯乱がメディアで派手に取り上げられ、社会を巻き込んで起きた倫理的パニックが幻覚剤に「危険薬物」のレッテルを貼った。一九六〇年代末にはほとんどの幻覚剤が禁止薬物に指定され、幻覚剤研究もすべて中止に追い込まれたのである。以降、精神疾患治療薬としてのそれまでの目覚しい研究結果そのものも、まるでなかったことのように、科学界から消し去られた。幻覚剤はタブーとなったのである。

それから三〇年近い月日が流れた。当時の幻覚剤セラピストたちは薬のパワーを信じて細々と地下活動を続けていたとはいえ、一部の精神科医や心理学者が過去の幻覚剤研究の存在に気づき、やっと発掘を始めたのはつい最近のことだ。彼らは現代の基準で再実験をおこなって、幻覚剤の持つ精神疾患治療薬としての可能性に驚愕し、最新の脳画像化装置を駆使して、幻覚剤が脳にどう働くのか調べはじめた。幻覚剤ルネッサンスである。

著者マイケル・ポーランはこの幻覚剤ルネッサンスに関する記事や論文を読み、俄然興味をそそられた。もともと植物や農、食をテーマとしたルポで多くの著作がある著名なジャーナリストで、マリファナやマジックマッシュルームなど、意識変性を引き起こす植物や菌類についても記事を書いている。だが、幻覚剤という化学物質や医療という分野にはほとんど足を踏み入れたことがなく、最初は躊躇があったという。その頃ポーランは、六〇歳を目前にして、順調かつ平穏に進む人生に物足りなさを感じていた。長年かけて培われた、そつはないが代わり映えのしない同じ思考の轍から逸れてみたい。それが、幻覚剤の開く新しい意識の扉に惹かれた理由だと本人も認めている。彼は、仕事の面でも自分の心の面でも、未開の地を切り拓くことにしたのだ。

本書の面白さは、彼が持ち前の好奇心を発揮して、医療関係者やセラピスト、地下ガイドらを徹底的に取材し、数多くの文献に目を通し、広く深く過去を掘り起こしていることのみならず、みずからさまざまな幻覚剤を体当たりで試し、実体験をありのままに記録している点だ。

これは彼独自の執筆スタイルでもあり、今までルポしてきた食や農、園芸についても、必ず自分で実践し、わが身に引き寄せてから著作にまとめている。だから読んでいてとても信頼できるうえ、客観的な記事に主観が入ることで内容に厚みが出る。なにしろサイケデリック体験は客観的に計測できない、まさに主観的経験そのものなのだから。

さて、神秘体験である。私も著者と同様、どちらかというと地に足をつけていないと不安な物質主義的人間なので、神を見たとか、宇宙と一体になったとか、その手の話が登場するとすぐに眉に唾をつけて話半分に聞いてしまうところがある。だが、幻覚剤がガン患者の実存的不安やうつ病、各種依存症の治療に効果を表すのは、まさにこの神秘体験ゆえなのだ（薬が直接症状を緩和するのではなく、それが引き起こす体験が治療に結びつくというところが幻覚剤が従来の薬と大きく異なる点であり、だからこそ画期的であると同時に、治療薬としての認可が難しい）。神秘体験記を読むのはそれだけで興味深いのだが、経験したことのない者としてはどうしても、いったいなぜそんなことが起きるのか、本当なのか、という疑問が湧く。だから、初めて本書を読んだとき何より関心を引かれたのは、神秘体験のメカニズムの科学的解明を試みている点だった。現在それが、幻覚剤研究の第一波当時にはまだなかった技術である脳画像化装置を使って、実現されつつあるのだ。

鍵となるのは、安静時ぼんやりしているときの脳で発動するデフォルトモード・ネットワーク（DMT）である。人間は、生存本能を第一義とするため、できるだけエネルギーを節約して効率的に活動しようとし、そのように進化してきた。このDMTこそ、脳の活動エネルギーを極力節約するためにできた、標準的思考回路だと言えるだろう。ほかの脳神経活動に対して極めて支配的で、おそらく自我や自己意識もここで構築されていると考えられる。日常的な活動では、これにまかせておけば効率よく物事が進むものの、不安やストレスが強くなってＤＭＴの支配が強化されすぎると、心がどんどん狭量になり、考え方が一方向に凝り固まって、うつ病や依存症などの精神疾患を引き起こす。つまりある種の精神障害《メンタル・ディスオーダー》は、脳の秩序《オーダー》が崩れるのではなく、強くなりすぎることが原因なのだ。

　機能的核磁気共鳴断層画像（ｆＭＲＩ）を使ってサイケデリック体験や瞑想中の脳を調べると、ＤＭＴの活動が急低下することがわかった。自我が消え、自他の境界が緩み、世界との一体感を覚えるのはそれが理由らしい。神秘体験の背景にあるのはこれなのだ。うつ病や依存症を患う人はＤＭＴの統制が強くなりすぎて、脳内エントロピーが低下している。だが幻覚剤を使えばＤＭＴの統制が緩み、脳内エントロピーが高まって、意識が解放される。それが症状の緩和につながるのである。本書にもあるように、アメリカではジョンズ・ホプキンズ大、ニューヨーク大を中心に臨床試験がおこなわれ、ＦＤＡも認可に前向きになっている。長らく停滞が見られる精神医療にとっては、希望の光と言えるだろう。

　ここで問題になってくるのが、医療用と嗜好用の区別である。たとえば医療大麻は今や世界的に合法化が進み、カナダやオランダ、ポルトガルをはじめ、アメリカでも大部分の州で利用可能だ。それがひいては嗜好用の合法化にもつながり、アメリカでは現在、カリフォルニア州など西海岸の各州を中心に嗜好目的でも使用できるようになった。同じような流れがはたして期待できるのだろうか？　本書にもあるように、一九六〇年代の悪夢の再来を懸念して、専門家のあいだでも医療用に限定すべきだという意見と、人類の新たな意識開発のために一般にも解禁すべきだという意見のふたつに大きく分かれるようだ。著者は、ガイド役の存在や「セットとセッティング」の重要性から、条件付きでなら一般化もありうると考えている。だが、一度でも幻覚剤による神秘体験を経験すれば、瞑想法や呼吸法（エントロピック・ブレスワーク）を使って、通常とは違う〝向こう側〟の意識状態を再現できるという。

では日本ではどうなのか？　もちろんＬＳＤやサイロシビンをはじめとする幻覚剤は麻薬および向精神薬取締法で規制されている（ただ、マジックマッシュルームが規制対象となったのは二〇〇二年だということに驚いた。某俳優が摂取して警察騒ぎを起こし、社会問題になったことがきっかけだという）。覚醒剤事犯数が高止まりしていることからも、ドラッグに関しては厳罰化の傾向が続くと見られ、医療大麻の解禁も当面は難しいだろう。ただ、治療薬としては、たとえばマジックマッシュルームの精神疾患治療への活用研究（高崎健康福祉大学）がおこなわれるなど、まったく門戸を閉ざしているわけではなさそうだ。たとえば、日本国内だけで五〇〇万人以上いるとされるうつ病患者――当初は画期的ともてはやされた選択的セロトニン再取り込み阻害薬（ＳＳＲＩ）の効果が疑問視されはじめている今、諸外国での研究が成果をあげていることを考えれば、幻覚剤をむやみにタブー視するのではなく、少なくとも治療研究の俎上には上げてみてもよいのではないだろうか。

いずれにしても、普段の意識状態以外にも意識の広がりがあること、普通の知覚ではわからないものを感じる隠れた能力を誰もが元来持っているかもしれないこと——これらについて心に留めておきたい。すぐれた宗教家や瞑想の達人でなくても、まったく別の内的世界を見られる日がいつか来るのかもしれない。

なお、作品中の引用では、エマソン「自然」は日本教文館『エマソン選集1』斎藤光訳、ホイットマン「ぼく自身の歌」は岩波文庫『草の葉』酒本雅文訳を参考にさせていただきました。

宮﨑真紀

二三頁　イヌイットがその例外だと思われるが、それは彼らの居住域に精神活性植物が（少なくとも今はまだ）分布していないからにすぎないのではないか。

二五頁　デヴィッド・J・ナット『*Drugs Without the Hot Air: Minimising the Harms of Legal and Illegal Drugs*』（Cambridge, U.K.: UIT, 2012）。幻覚剤の「マイクロドージング」をする人々が毎日連続で使わないのは、それが理由だろう。

二五頁　テレサ・M・カーボナロほか「Survey Study of Challenging Experiences After Ingesting Psilocybin Mushrooms: Acute and Enduring Positive and Negative Consequences」*Journal of Psychopharmacology* (2016)：1268-78。調査によると、回答者の七・六パーセントが、「つらいサイロシビン体験が原因だと本人たちが考える、ひとつ以上の精神症状について、医療機関で治療の相談をしていた」。

一一〇頁　専門的に言うと、キノコは菌類の〝実〟に当たる。いわば菌類の生殖器官である。キノコとは、完全に地下で成長する果実だ、と考えてほしい。菌組織の大部分は菌糸体の形で地下に存在し、普通は、土の中に広く張り巡らされた白い蜘蛛の巣のような単細胞の糸状体である。しかし、その繊細な地下構造物を観察し研究するのは難しく（掘り返すと必ず壊れてしまう）、目に見えるキノコにスポットライトが当たりがちだ。だが実際のところ、キノコは菌類という巨大氷山のほんの一角にすぎない。

一一二頁　さらに複雑なのは、スタメッツはまず息子に、シビレタケ属に傷をつけると「青色」に変わることにちなんだ名前をつけ、それからシビレタケ属の中でも最も青いものに息子にちなんだ名前をつけたことだ。

一一二頁　スタメッツは一九八四年に「ファンギ・ペルフェクティ」という会社を設立して、医療用キノコサプリメント、胞子、食用キノコの栽培キットなどキノコ関連品を販売し、大成功を収めている。

一一七頁　ブリティッシュコロンビア大学（UBC）の研究者たちは、森のモミの木に炭素の放射性同位体を注射し、ガイガーカウンターなどさまざまな検出手段を使って、同位体が森林コミュニティに広がる様子を追った。数日もすると、炭素の放射性同位体はあちこちの木で見つかり、各樹木が三〇メートル四方の樹木とネットワークでつながっていた。古木がハブとして機能し、中には四七本もの樹木とつながりを持っているものもあった。森のネットワーク図はインターネットのマップと似ていた。UBCの研究者のひとりが書いた論文では、スタメッツに軽く敬意を示す意味で、これをワールド・ワイド・

ウェッブならぬ「ウッド・ワイド・ウェッブ」と名づけていた。

一三六頁　もっと単純な説明もできるが、ワッソン夫妻はこれを却下したか、見過ごしたのだろう。つまり、人間とはとかく謎を求め礼賛するものであり、知識や状況によっておいしい栄養満点の食べ物にもなれば、苦痛に満ちた死にもつながる不思議な「植物」を見つけたら、つい採取したくなるのではないだろうか。

一四四頁　ワウトラへの別の旅では、ジェームズ・ムーアという男が旅のお供となった。ムーアは、製薬会社に勤務する化学者だと自己紹介したが、じつは、MKウルトラという幻覚剤研究計画のためにサイロシビンを手に入れようとしていた、CIAの工作員だった。

一四四頁　ワッソンは、マリア・サビーナの身元を隠すことについて、あまりに慎重さを欠いた。「ライフ」誌に記事が出た同じ週に、『*Mushrooms, Russia, and History*（マッシュルームとロシアと歴史）』という本を自費出版し、サビーナの話をそのまま収録しながら、名前を伏せもしなかった。

一五五頁　著者たちは「幻覚性植物は猟犬の意識を変化させ、無関係な電気信号を減らし、獲物を探し捕らえるのに直結するたぐいの知覚（たとえば嗅覚）能力を向上させる」と結論している。ブラッドリー・C・ベネット、ロシオ・アラルコン「Hunting and Hallucinogens: The Use Psychoactive and Other Plants to Improve the Hunting Ability of Dogs」*Journal of Ethnopharmacology* 171（2015）: 171-83.

一七三頁　一九六八年まではLSDの所持は連邦法違反に当たらなかったので、政府がカウンターカルチャー関係の人々を攻撃するには、マリファナ所持を追及するしかないケースが多かった。

一八三頁　オズモンドの人物像やカナダにおける幻覚剤研究の歴史については、エリカ・ダイク『*Psychedelic Psychiatry: LSD from Clinic to Campus*』（Baltimore: Johns Hopkins University Press, 2008）に詳しい。

一八七頁　ダンカン・C・ブリューエット、ニック・クウェロス『*Handbook for the Therapeutic Use of Lysergic Acid Diethlylamide-25: Individual and Group Procedures*』（1959）, http://www.maps.org/research-archive/ritesofpassage/lsdhandbook.pdf。ブリューエットとクウェロスはこのマニュアルのために、オズモンドとホッファーの事例報告を大量に引用している。

二〇五頁　マーティン・A・リー、ブルース・シュライン『*Acid Dreams: The Complete Social History of LSD*』（New York: Grove Press, 1992, 邦訳『アシッド・ドリームズ』第三書館）とジェイ・スティーヴンズ『*Storming Heaven: LSD and the American Dream*』（New York: Grove Press, 1987）を参照のこと。

二〇九頁　ハバードは、一九五七年にヴァンクーヴァーの高位の聖職者モンシニョール・ブラウンメジャーからもらった、彼の仕事ぶりを認める手紙を大事にしていた。「われわれは幻覚剤とそれが人の心に与える影響について研究し、幻覚剤にどんな特質があるか解明して、幻覚剤が神の秩序においてどう位置づけられるか謹んで評価したい」

二一二頁　ハバードの名前が著者として科学論文に載ったのは、ハリウッド病院の同僚たちと書いた一本だけ。「The Use of LSD-25 in the Treatment of Alcoholism and Other Psychiatric Problems」*Quarterly Journal of Studies on Alcohol* 22 (March 1961): 34-45.

二一三頁　MKウルトラ作戦担当だったCIA職員シドニー・ゴットリーブは、目的は「人にはわからない方法で個人の行動を変えることができないか、できるとしたらどうすればいいか調べること」だった、とのちに連邦議会で証言することになる。CIA長官リチャード・ヘルムズの命令で、ゴットリーブが記録の大部分を破棄したりしなければ、作戦内容がもっと明らかになっていただろう。

二二三頁　エンゲルバートはこのLSDセッションのあいだに、子どもの、あるいは少なくとも男の子のトイレット・トレーニング用〝おしっこ玩具〟を発明した。放尿の水流の力で回る、トイレに浮かべる水車である。彼はその後、さらに重要な業績を次々にあげた。コンピューターのマウス、グラフィカルユーザインターフェース、テキスト編集、ハイパーテキスト、コンピューターネットワーク、電子メール、ビデオ会議など、これらはどれも、一九六八年にサンフランシスコで開かれた「すべてのデモの母」と呼ばれる伝説の会議でデモンストレーションされた。

二二四頁　ハバードは「ストリート・アシッド」の存在とカウンターカルチャーがそれを使うことを毛嫌いしており、ドン・アレンによれば、少なくとも一度は違法にLSDを合成していたある大物の逮捕に一役買った。一九六七年、ハバードは、「純粋なLSD」を買いたがっているカナダ人バイヤーに扮したドン・アレンを、悪名高き違法LSD製造者（そしてグレイトフル・デッドの音響エンジニアでもある）オウズリー・スタンリー三世を含むベイエリアのグループとの会合に差し向けた。連邦捜査官が会合の参加者たちを尾行し、カリフォルニア州オリンダにあったスタンリーの秘密工場をつきとめた。その家宅捜索で、約三五万回分のLSDが発見されたという。

二二七頁　カウンターカルチャー（とそこで流行した幻覚剤）のコンピューター革命への影響について書いたすぐれた著書をふたつ挙げておく。フレッド・ターナー『*From Counterculture to Cyberculture: Stewart Brand, the Whole Earth Network, and the Rise of Digital Utopianism*』(Chicago: University of Chicago Press, 2006)、ジョン・マーコフ『*What the Dormous Said: How the Sixties Counterculture Shaped the Personal Computer Industry*』(New York: Penguin Books, 2005).

二三六頁　リアリーは自伝『フラッシュバックス』の中で、危険な犯罪者たちと一緒に刑務所内でサイロシビンを服用するのは、最初は怖かったと書いている。囚人のひとりにそのことを打ち明けたところ、その囚人は自分も怖いと言った。「どうして僕なんかが怖いんだ?」リアリーは怪訝に思って尋ねた。「だってあんたはくそったれなマッドサイエンティストだろ?」

二四五頁　一九九二年のベティ・アイズナーへの手紙の中で、ハンフリー・オズモンドはこう書いている。「アル［・ハバード］とオルダス［・ハクスリー］がティモシー・リアリーとそりが合わないのは、ティモシーの時間の尺度は間違っている、アメリカという国はリアリーが思うよりはるかにものぐさだと、ふたりとも考えているからだ。ふたりは、根拠はまったく違うが信念は共通していて、システムの中で目立たないように、しかし着実に働きかけることこそ、長い目で見れば変革につながると信じている。逆にティモシーは、世間を席捲して一気に変えるべし、と考えている」

二五〇頁　ドン・ラティン『*The Harvard Psychedelic Club*』(New York: HarperOne, 2010), 94 より。

二五五頁　LSDによるドロップアウト問題が始まったのはもっと前で、一九五〇年代だと主張する人もいるかもしれない。当時、優秀なエンジニアだったマイロン・スロラロフ、ウィリス・ハーマン、ドン・アレンのような人々がアンペックス社やスタンフォード大を次々に辞めて、幻覚剤にチューンインしたからだ。

二五九頁　こうした都市伝説の中には発生源がつきとめられて、間違った情報だということが証明されたものもある。たとえば、一九六七年に「ニューズウィーク」誌に掲載された、LSDでトリップした六人の大学生が太陽を直視して失明したという話は、ペンシルヴェニア州盲人協会会長、ノーマン・ヨダー博士による捏造だということがわかった。この捏造を見破った州知事によると、ヨダーは「子どものLSD使用に関する講演に出席し、心配のあまりかなり感情的になってしまった」のだという。それでも、いったん世間に広まると、この手の都市伝説はなかなか消えず、ときにはLSDでトリップした人が噂話の真似をして〝現実〟になってしまうこともある。この「太陽を直視する」話もその例のひとつ。デヴィッド・プレスティ、ジェローム・ベック「Strychnine and Other Enduring Myths: Expert and User Folklore Surrounding LSD」(トーマス・B・ロバーツ編『*Psychoactive Sacramentals: Essays on Entheogens and Religion*』San Francisco: Council on Spiritual Practices, 2001 より) を参照のこと。

二六二頁　この記事には、どんな編集者でも「ガセネタ探知機」を作動させそうな話が出てくる。「夫と私がトリップしたいと思ったときは」四人の子持ちの幻覚剤大好きママは言う。「朝、子どもたちのオレンジジュースにちょっとだけLSDを入れておくの。そうすると子どもたちは一日じゅう森の中で大はしゃぎしていてくれる」

二六三頁　最初に発表されたのは「ハーヴァード・レヴュー」(一九六三年夏号)だが、その後、ティモシー・リアリー、ジェイムズ・ペナー『*Timothy Leary, The Harvard Years: Early Writings on LSD and Psilocybin with Richard Alpert, Huston Smith, Ralph Metzner, and Others*』（Rochester, Vt.: Park Street Press, 2014）に再録された。同じ文言が、一九六六年、行政再編上院小委員会による、LSD連邦規制法に関する上院公聴会の議事録にも見つかる。

二八三頁　ガイドラインの別バージョンが、ジェイムズ・ファディマンの著書『*The Psychedelic Explorer's Guide: Safe, Therapeutic, and Sacred Journeys*』（Rochester, Vt.: Park Street Press, 2011）にも掲載されている。

三〇三頁　ブレスワークを機能させるのは過換気だが、この過換気が血液中の二酸化炭素レベルを変化させ、人によっては心臓のリズムが狂うという。生理学的には無害なMDMA代替品だと思っていたものが、じつはまったくそうではなかったのだ。ドラッグを使わなくても、血液生化学に変化を起こして鼓動のリズムに影響を与えることは可能なのである。

三一七頁　ドイツ人セラピスト、バート・ヘリンガーが始めたファミリー・コンステレーション療法は、私たちの人生の基礎を作る祖先たちの隠れた役割に注目し、幽霊のようなその存在と和解する手助けをする。

三四四頁　ハクスリーと同時代人のフランスの詩人アンリ・ミショーも幻覚剤体験について書き記したが、まったく異なる手法を取り、理解不能と思える現象を理解するのに、メタファーを使うのを拒んだ。著書『みじめな奇蹟』の中で、彼は「自分をもっと楽しませるために変形したり、実際とは異なる空想をしたりせずに、今起きていることをありのままの形で大切に」しようとした。あるいは、自分の作品の愛読者に配慮したとも言えるだろう。この本はところどころすばらしい部分もあるのだが、全体としては読むに堪えない。「私はもはや言葉に対して何の権限も持っていなかった。私はもはや言葉を支配することができなかった。書くという行為よ、さようなら！」彼があきらめるのはわかるが、私はなんとか抵抗を試みることにした。たとえ、言葉にすることで、経験を多少変形させてしまうとしても。

三四九頁　具体的には、改訂版神秘体験質問票（ＭＥＱ30）を使った。

三五五頁　「内竜骨」とは船舶の構造材のひとつを指す専門用語。

三五六頁　あるいは、「少なくとも五五年間」と言うべきかもしれない。というのも、次章で見るように、幼い子どもは神秘体験がいつでもできるらしいのだ。

三七一頁　二〇一二年に出版した自著『*Drugs Without the Hot Air*（たわ言ぬきのドラッグ話）』で、ナットはこう書いている。「一般に幻覚剤は、この世に存在するあらゆる薬の中で最も安全だ……オーバードーズで死ぬなんて事実上ありえないし、体にいっさい害を与えないうえ、何と言っても依存性がない」（254）

三七三頁　デフォルトモード・ネットワークを構成するおもな脳構造は、前頭前皮質、後帯状皮質、下頭頂小葉、外側頭葉、背内側前頭前野、海馬体などである。ランディ・L・バックナー、ジェシカ・R・アンドリューズ＝ハンナ、ダニエル・L・シャクター「The Brain's Default Network」*Annals of the New York Academy of Sciences* 1124, no.1 (2008) を参照のこと。脳神経画像によれば、これらの構造のあいだに強いつながりがあることがはっきりと示されているが、デフォルトモード・ネットワークという概念はまだ新しく、誰もが認めているわけではない。

三七三頁　fMRIをはじめとする神経画像技術にも限界があるということを頭に留めておく必要がある。そのほとんどは脳の活動をじかに計測しているわけではなく、血流量や酸素消費量といった代理データである。また、ごく微量の電気信号をとらえて劇的なイメージに変換する複雑なソフトウェアが頼みであり、近年ソフトウェアの正確さそのものに疑問の声もあがっている。私の経験からすると、脳に探針を挿入できる動物を実験対象とする研究者はfMRIに対し批判的で、人間を対象とする脳科学者は、今のところfMRIが最もすぐれたツールだと考えている。

三七五頁　ここではこのふたつの言葉をほぼ同じ意味で使っている。しかし一般には、フロイトの考えた精神構造モデルとの関連が深い「自我」の概念は、「自己」の代理として振る舞い、たとえば無意識（イド）のような心のほかの部分と動的に関係を持つ構造物を意味する。

三七六頁　こうした発見は、幻覚剤は脳内の血流量を増加させることで機能するとした、アマンダ・フィールディングの当初の仮説と一致しないようだ。

三七六頁　デヴィッド・ナットとアマンダ・フィールディングも共著者になっている。

三七六頁　ブルワーはその後マサチューセッツ大学医学部に移り、マインドフルネス・センターの研究部長を務めている。

三八六頁　幻覚剤がどうやってそういう状態を引き起こすのか、神経化学上、正確なところはまだはっきりしないが、カーハート＝ハリスの研究によって、説得力のあるモデルが提案されている。セロトニン2A受容体と特別に相性がいい幻覚剤は、この受容体を豊富に含む大脳皮質のニューロン（具体的に言うと「第五層錐体細胞」）を激しく興奮させ、脳の通常の振動と同期できなくしてしまう。脳活動の統合を助けるこの振動を、カーハート＝ハリスはコンサートの聴衆の同期した拍手に喩える。一部のつむじ曲がりが拍手のテンポをずらすと、全体のリズムがずれはじめ、さっきまで一体感のあった拍手が混沌としてしまう。同じように、この大脳皮質内のニューロンが興奮すると、特定の周波数の振動に混乱が生じると考えられる。この特定の周波数とはいわゆるアルファ波で、デフォルトモード・ネットワーク内の活動、とくに内省と相関関係がある。

三八八頁　この研究結果は二〇一七年に発表された。マシュー・M・ノアほか「Psychedelics, Personality, and Political Perspectives」*Journal of Psychoactive Drugs*。『最も強い』サイケデリック体験のあいだに起きる自我の溶解を経験した患者は、リベラルな政治観やオープンさ、自然との調和に好印象を持ち、逆に独裁的な政治観には悪い印象を持つ」

三九八頁　討論会の模様は録画され、ＹｏｕＴｕｂｅで観ることができる。https://www.youtube.com/watch?v=v2VzRMevUXg。

四一二頁　多くの薬品同様、一九八〇年代に導入されたＳＳＲＩ抗うつ剤も、発売当初、まだ目新しかった頃ははるかに効果があった。プラシーボ効果のためだと考えられる。こんにち、その効果はプラシーボよりわずかに高い程度である。

四三〇頁　この結果の統計的〝効果量〟（両試験で用いられたほとんどの評価項目で、一・〇あるいはそれ以上）は、精神科治療としてはめざましい数値である。比較対象として、たとえばＳＳＲＩ抗うつ剤を例に挙げると、最初の臨床試験のときの効果量はわずか〇・三だった。それでも認可に値する好結果だったのだ。

四三〇頁　批判の声も複数聞こえる。ジェームズ・コインはＰＬＯＳ社のブログへの二度の投稿で、患者グループの大きさと人員構成、診断の信頼性、プラシーボ対照、盲検法、論理的想定などの点について、方法論にのっとった反論をあげた。「実存的／スピリチュアル的幸福が、いつから精神医学の取り扱うべき問題になったのか？」http://blogs.plos.org/mindthebrain/2016/12/14/psilocybin-as-a-treatment-for-cancer-patients-who-are-not-depressed-the-nyu-study/。

四三二頁　ＮＹＵの複数のセラピストたちが、『夜と霧』の著者であるウィーンの精神分析医、ヴィクトール・Ｅ・フランクルの著作に言及した。アウシュヴィッツとダッハウの両収容所を生き抜いた彼は、人間を衝き動かすのは、彼の師フロイトが主張するような快楽ではなく、アルフレッド・アドラーが主張するような権力でもなく、意味であると信じた。「生きる理由を持つ者は、どんな生き方にもたいてい耐えられる」と書いたニーチェと考えが一致する。

四三四頁　カトリン・Ｈ・プレラーほか「The Fabric of Meaning and Subjective Effects in LSD-Induced States Depend on Serotonin 2A Receptor Activation」*Current Biology* 27, no.3（2017）：451-57。フランツ・フォーレンヴァイダーの研究室で実験がおこなわれた。セロトニン$5\text{-}HT_{2A}$受容体が薬（ケタンセリン）で遮断されると、「ＬＳＤに誘発されて、以前は無意味だった刺激に個人的な関係性を見出すこと」もやはりなくなった。このことから著者たちは、個人的な意味の発生には、この受容体が重要な役割を果たしていると結論した。

四四一頁　この経験がエドガー・ミッチェルのＮＡＳＡ後の仕事につながった。元エンジニアは、意識や超常現象について研究するノエティック・サイエンス研究所を設立したのである。

四五〇頁　「人間は、私たちが〝世界〟と呼ぶ全体の、時間的にも空間的にも限られた一部分である。人は自分自身を、自分の考えや気持ちを、ほかから分離されたものとして体験する。だがそれは意識による一種の目の錯覚だ。この錯覚は私たちにとっては監獄のようなもので、個人的な欲望やごく近い少数の人への愛情だけに、私たちを縛りつけてしまう。共感の輪を広げて、あらゆる生き物や独自の美しさを持つ自然全体を愛することで、この監獄から自由になること、それが私たちの務めだ」(ウォルター・サリヴァン「The Einstein Papers: A Man of Many Parts」*The New York Times*, March 29, 1972.

四五二頁 チャールズ・S・グロブ「Psychiatric Research with Hallucinogens: What Have We Learned?」*Heffter Review of Psychedelic Research* 1(1998)より引用。

四五三頁 アフリカ産の灌木の根から生成される幻覚剤イボガインは、非合法のセラピストだけでなくメキシコの診療所でもアヘン中毒の治療に使われている。アヤワスカも依存症の治療に効果があるという報告がある。

四六二頁 効果がなかった三人の被験者は、セッションそのものがあまりぱっとしなかった。理由は、彼らの体にSSRIの影響がまだ残っていたせいかもしれない(SSRIは幻覚剤の効果を遮断することがある)。だが、ごくわずかだが、幻覚剤に反応しない人もいるので、それが理由だった可能性もある。ホプキンズ大のチームでも、幻覚剤の効果が出ない「失敗トリップ」のケースがときどきあるという。

四六二頁 偶然だが、これは私が書いた記事「The Trip Treatment」*New Yorker*, Feb.9, 2015である。

四七五頁 これはフロイトによるうつ病(彼はメランコリアと呼んだ)の解釈である。欲望の対象を失うと自我がふたつに分裂し、失われた愛のあった場所をかわりに占領した片割れを、もう一方が罰する。フロイトの考えでは、うつ病とは、喪失に対する復讐が見当違いの対象に対しておこなわれることであり、誤って自分に向けられた懲罰だという。

四七五頁 国立精神衛生研究所(NIMH)を辞めたあとグーグル社の子会社である生命科学企業〈ヴェリリー〉に行き、その後、〈マインドストロング・ヘルス〉という新会社に加わった元NIMH所長、トム・インセルによれば、一人称の代名詞をどのくらいの頻度で、どんな文脈で使うかというデータから、うつ病を正しく診断できるアルゴリズムがあるという。

四九一頁 ただし、それができるのは高額の料金が支払える人のみである。サイケデリック療法が医療行為として認められることの利点のひとつは、健康保険に加入していれば誰でも利用できるようになることだろう。

四九三頁 リーバーマンは自分のLSD経験について自著『*Shrinks: The Untold Story of Psychiatry*』(New York: Little Brown, 2015)190-193で詳しく述べている。

四九六頁 どこかよそから来た可能性を捨てはしないが、ここでは説明を省くことにする。

四九九頁 一九六九年、ウォルター・パンケは「ハーヴァード・テオロジカル・レヴュー」誌に寄せたエッセーで、幻覚剤の影響下にある意識の特徴的モードについていくつか描写し、そのひとつを「認知的幻覚剤体験」と名づけた。そこでは「驚くほど明晰な思考がおこなわれ、問題を新たな観点から見ることができ、心の中の複雑な関係性をさまざまなレベルや次元から一度に見抜くことも可能だ。画期的な創造経験は、この種のサイケデリック経験と何か共通点があるのかもしれないが、その可能性については今後の研究の結果を待たなければならないだろう」。

マイケル・ポーラン
作家、ジャーナリスト、活動家。ハーヴァード大学英語学部でライティング、カリフォルニア大学バークレー校大学院でジャーナリズムを教える。著書に、世界的ベストセラーになった『雑食動物のジレンマ』（東洋経済新報社）、『人間は料理をする』（NTT 出版）、『欲望の植物誌』（八坂書房）など。『人間は料理をする』は Netflix でドキュメンタリー番組化され、好評を博す。卓抜したジャーナリズムの手法に、人類学、哲学、文化論、医学、自然史など多角的な視点を取り入れ、みずからの体験も盛り込みながら、植物、食、自然について重層的に論じることで知られる。2010 年、「Time」誌の「世界で最も影響力を持つ 100 人」に選出。受賞歴多数。

宮﨑真紀
英米文学・スペイン語文学翻訳家。東京外国語大学外国語学部スペイン語学科卒業。主な訳書に、ブライアン・スティーヴンソン『黒い司法』、ルイーズ・グレイ『生き物を殺して食べる』、メアリー・ビアード『SPQR ローマ帝国史』（以上、亜紀書房）、ニナ・マクローリン『彼女が大工になった理由』（エクスナレッジ）、メアリー・ビアード『舌を抜かれる女たち』（晶文社）など。

亜紀書房翻訳ノンフィクション・シリーズIII-10
幻覚剤は役に立つのか
2020年6月11日　第1版第1刷　発行
2023年2月19日　第1版第2刷　発行

著者　マイケル・ポーラン
訳者　宮﨑真紀
装幀　芦澤泰偉
本文デザイン　五十嵐 徹（芦澤泰偉事務所）

発行所　株式会社亜紀書房
〒101-0051
東京都千代田区神田神保町1-32
電話　(03) 5280-0261
http://www.akishobo.com
振替　00100-9-144037
印刷　株式会社トライ
http://www.try-sky.com

ISBN978-4-7505-1637-0